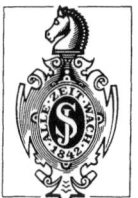

Johannes Petres, Ingo Lohrisch (Hrsg.)

Das Basaliom

Klinik und Therapie

Mit 101 Abbildungen und 23 Tabellen

Springer-Verlag
Berlin Heidelberg New York
London Paris Tokyo
Hong Kong Barcelona Budapest

Herausgeber

Prof. Dr. Johannes Petres
Dr. med. Ingo Lohrisch
Hautklinik, Städtische Kliniken
Mönchebergstraße 41–43
3500 Kassel, FRG

CIP-Kurztitelaufnahme der Deutschen Bibliothek

Das **Basaliom** : Klinik und Therapie ; mit 23 Tabellen / Johannes Petres ;
Ingo Lohrisch (Hrsg.). – Berlin ; Heidelberg ; New York ; London ;
Paris ; Tokyo ; Hong Kong ; Barcelona ; Budapest : Springer, 1993
ISBN-13: 978-3-642-77909-1   e-ISBN-13: 978-3-642-77908-4
DOI: 10.1007/ 978-3-642-77908-4
NE: Petres, Johannes [Hrsg.]

Dieses Werk ist urheberrechtlich geschützt. Die dadurch begründeten Rechte, insbesondere die der Übersetzung, des Nachdrucks, des Vortrags, der Entnahme von Abbildungen und Tabellen, der Funksendung, der Mikroverfilmung oder der Vervielfältigung auf anderen Wegen und der Speicherung in Datenverarbeitungsanlagen, bleiben, auch bei nur auszugsweiser Verwertung, vorbehalten. Eine Vervielfältigung dieses Werkes oder von Teilen dieses Werkes ist auch im Einzelfall nur in den Grenzen der gesetzlichen Bestimmungen des Urheberrechtsgesetzes der Bundesrepublik Deutschland vom 9. September 1965 in der Fassung vom 24. Juni 1985 zulässig. Sie ist grundsätzlich vergütungspflichtig. Zuwiderhandlungen unterliegen den Strafbestimmungen des Urheberrechtsgesetzes.

© Springer-Verlag Berlin Heidelberg 1993
Softcover reprint of the hardcover 1st edition 1993

Die Wiedergabe von Gebrauchsnamen, Handelsnamen, Warenbezeichnungen usw. in diesem Werk berechtigt auch ohne besondere Kennzeichnung nicht zu der Annahme, daß solche Namen im Sinne der Warenzeichen- und Markenschutz-Gesetzgebung als frei zu betrachten wären und daher von jedermann benutzt werden dürften.

Produkthaftung: Für Angaben über Dosierungsanweisungen und Applikationsformen kann vom Verlag keine Gewähr übernommen werden. Derartige Angaben müssen vom jeweiligen Anwender im Einzelfall anhand anderer Literaturstellen auf ihre Richtigkeit überprüft werden.

Satz: Fotosatz-Service Köhler, Würzburg;

23/3020-543210 – Gedruckt auf säurefreiem Papier.

Vorwort

Die Kenntnis von Ätiopathogenese, Klinik und Differentialdiagnostik des Basalioms als dem häufigsten malignen Hauttumor beim Menschen ist für den behandelnden Arzt und den Patienten gleichermaßen von größter Bedeutung, da mit der Früherkennung des Tumors bereits die Weichen für eine erfolgreiche kurative Therapie gestellt werden.

Fachübergreifend geben kompetente Vertreter der mit dem „Problem" Basaliom befaßten Disziplinen in dem vorliegenden Buch eine Bestandsaufnahme des aktuellen Wissens um diese experimentellen Befunde und Neoplasie. Die Beiträge umfassen sowohl die Morphologie des klinisch äußerst variantenreichen Tumors als auch die Darstellung der Möglichkeiten zu seiner effizienten Therapie. Davon ausgehend werden neben den operativen Methoden Indikationen und Chancen alternativer Behandlungsmöglichkeiten aufgezeigt, wie Röntgen-, Laser-, Immun- und Kryotherapie.

Der Dank der Herausgeber gilt in besonderem Maße den Mitautoren, die durch Einbringen ihrer großen Erfahrungen zum Gelingen dieses Buches wesentlich beigetragen haben. Darüber hinaus danken wir dem Springer-Verlag für die verlegerische Betreuung und die hervorragende Ausstattung des Werks.

Kassel, im Dezember 1992   J. Petres
                                                                                                    I. Lohrisch

Mitarbeiterverzeichnis

Alexandrakis, E.
Pathologisches Institut, Städtische Kliniken Kassel,
Mönchebergstraße 41–43, 3500 Kassel, FRG

Altmeyer, P.
Dermatologische Klinik der Ruhr-Universität Bochum, St. Josef-Hospital,
Gudrunstraße 56, 4630 Bochum, FRG

Audring, H.
Universitätshautklinik (Charité), Schumannstraße 20/21, 1040 Berlin, FRG

Aygen, S.
Institut für Zentrale Analytik und Strukturanalyse,
Universität Witten/Herdecke, 5810 Witten, FRG

Bauermann, T.
Institut für Zentrale Analytik und Strukturanalyse,
Universität Witten/Herdecke, 5810 Witten, FRG

Baumann, H.
Praxis, Straße der Jugend 11, O-2355 Saßnitz a. Rügen

Breuninger, H.
Universitätshautklinik, Liebermeisterstraße 25, 7400 Tübingen, FRG

Brock, A.
Universitätsklinik für Radiologie, Liebigstraße 21, 7000 Leipzig, FRG

Brzoska, J.
Bioferon GmbH, Erwin-Rentschler-Straße 21, 7958 Laupheim 1, FRG

Cerroni, L.
Universitätsklinik für Dermatologie und Venerologie,
Auenbruggerplatz 8, 8036 Graz, Österreich

Christophers, E.
Universitätshautklinik der Universität Kiel, Schittenhelmsttraße 7,
2300 Kiel, FRG

el-Gammal, S.
Dermatologische Klinik der Ruhr-Universität Bochum, St. Josef-Hospital,
Gudrunstraße 56, 4630 Bochum, FRG

Ernst, K.
Fachklinik Hornheide an der Westfälischen Wilhelms-Universität Münster,
Dorbaumstraße 300, 4400 Münster, FRG

Fietze-Fischer, B.
Hautklinik der Städtischen Kliniken Kassel, Mönchebergstraße 41–43,
3500 Kassel, FRG

Frank, R.
Universität Leipzig, Bereich Medizin, Klinik für Hautkrankheiten,
Liebigstraße 21, 7010 Leipzig, FRG

Geißler, Ch.
Universität Leipzig, Bereich Medizin, Klinik für Hautkrankheiten,
Liebigstraße 21, 7010 Leipzig, FRG

Gitt, H.-A.
Universität Leipzig, Bereich Medizin, Klinik für Hautkrankheiten,
Liebigstraße 21, 7010 Leipzig, FRG

Haneke, E.
Hautklinik, Ferdinand-Sauerbruch-Klinikum, Arrenbergerstraße 20–56,
5600 Wuppertal-Elberfeld, FRG

Hartwig, R.
Dermatologische Klinik der Ruhr-Universität Bochum, St. Josef-Hospital,
Gudrunstraße 56, 4630 Bochum, FRG

Haustein, U.-F.
Universität Leipzig, Bereich Medizin, Klinik für Hautkrankheiten,
Liebigstraße 21, 7010 Leipzig, FRG

Hoffmann, A.
Dermatologische Klinik der Ruhr-Universität Bochum, St. Josef-Hospital,
Gudrunstraße 56, 4630 Bochum, FRG

Hoffmann, K.
Dermatologische Klinik der Ruhr-Universität Bochum, St. Josef-Hospital,
Gudrunstraße 56, 4630 Bochum, FRG

Hofmann, S.
Anatomisches Institut der Universität, Österbergstraße 3,
7400 Tübingen, FRG

Hohenleutner, M.
Dermatologische Klinik der Ludwig-Maximilians-Universität,
Frauenlobstraße 9–11, 8000 München 2, FRG

Hundeiker, M.
Fachklinik Hornheide an der Westfälischen Wilhelms-Universität Münster,
Dorbaumstraße 300, 4400 Münster, FRG

Katsch, J.
Dermatologische Klinik Lemgo, Rintelnerstraße 85, 4920 Lemgo, FRG

Kaufmann, R.
Dermatologische Klinik der Universität, Oberer Eselsberg 40, 7900 Ulm, FRG

Kerl, H.
Universitätsklinik für Dermatologie und Venerologie,
Auenbruggerplatz 8, 8036 Graz, Österreich

Kimmig, W.
Universitätshautklinik, Martinistraße 52, 2000 Hamburg 20, FRG

Klessen, C.
Anatomisches Institut der Universität, Österbergstraße 3,
7400 Tübingen, FRG

Kowalzick, L.
Universitätshautklinik, Martinistraße 52, 2000 Hamburg 20, FRG

Krauße, S.
Dermatologische Klinik Lemgo, Rintelnerstraße 85, 4920 Lemgo, FRG

Krokowski, M.
Hautklinik der Städtischen Kliniken Kassel, Mönchebergstraße 41–43,
3500 Kassel, FRG

Landthaler, M.
Dermatologische Klinik der Ludwig-Maximilians-Universität,
Frauenlobstraße 9–11, 8000 München 2, FRG

Linß, G.
Hautklinik am Klinikum Frankfurt (Oder), Müllroser Chaussee 7,
1200 Frankfurt/Oder, FRG

Lippold, A.
Fachklinik Hornheide an der Westfälischen Wilhelms-Universität, Münster,
Dorbaumstraße 300, 4400 Münster, FRG

Lohrisch, I.
Hautklinik der Städtischen Kliniken Kassel, Möncheberstraße 41–43,

3500 Kassel, FRG
Mahrle, G.

Universitätshautklinik, Joseph-Stelzmann-Straße 8, 5000 Köln 41, FRG
Manske, U.

Kaiserplatz 14, 5300 Bonn 1, FRG
Mensing, H.
Universitätshautklinik, Martinistraße 52, 2000 Hamburg 20, FRG

Mentz, P.
Universität Leipzig, Bereich Medizin, Klinik für Hautkrankheiten,
Liebigstraße 21, 7010 Leipzig, FRG

Mielke, V.
Universitätshautklinik der Universität Kiel, Schittenhelmstraße 7,

2300 Kiel, FRG
Müller, R.P.A.
Dermatologische Klinik Lemgo, Rintelnerstraße 85, 4920 Lemgo, FRG

Neukam, D.
Hautklinik-Linden der Medizinischen Hochschule Hannover,
Ricklinger Straße 5, 3000 Hannover 91, FRG

Nilles, M.
Zentrum für Dermatologie und Andrologie, Universität Gießen,
Gaffkystraße 14, 6300 Gießen, FRG

Panizzon, R.
Dermatologische Klinik, Universitätsspital Zürich, Gloriastraße 31,
8091 Zürich, Schweiz

Petres, J.
Hautklinik der Städtischen Kliniken Kassel, Möncheberstraße 41–43,
3500 Kassel, FRG

Pyzara, A.
Universität Leipzig, Bereich Medizin, Klinik für Hautkrankheiten,
Liebigstraße 21, 7010 Leipzig, FRG

Rassner, G.
Universitätshautklinik, Calwerstraße 7, 7400 Tübingen, FRG

Reusch, M.
Universitätshautklinik der Universität Kiel, Schittenhelmstraße 7,
2300 Kiel, FRG

Ring, J.
Universitätshautklinik, Martinistraße 52, 2000 Hamburg 20, FRG

Rompel, R.
Hautklinik der Städtischen Kliniken Kassel, Mönchebergstraße 41–43,
3500 Kassel, FRG

Rünger, Th. M.
Universitätsklinik und Poliklinik für Hautkrankheiten
der Universität Würzburg, Joseph-Schneider-Straße 2, 8700 Würzburg, FRG

Schill, W.-B.
Zentrum für Dermatologie und Andrologie, Universität Gießen,
Gaffkystraße 14, 6300 Gießen, FRG

Schlagenhauff, B.
Universitätshautklinik, Calwerstraße 7, 7400 Tübingen, FRG

Scholz, A.
Klinik für Hautkrankheiten, Medizinische Akademie „Carl Gustav Carus",
Fetscherstraße 74, 8019 Dresden, FRG

Sebastian, G.
Klinik für Hautkrankheiten, Medizinische Akademie „Carl Gustav Carus",
Fetscherstraße 74, 8019 Dresden, FRG

Sönnichsen, N.
Universitätshautklinik (Charité), Schumannstraße 20/21, O-1040 Berlin, FRG

Soyer, H. P.
Universitätsklinik für Dermatologie und Venerologie, Auenbruggerplatz 8,
8036 Graz, Österreich

Staindl, O.
Hals-Nasen-Ohrenabteilung des Landeskrankenhauses Salzburg,
Müllner Hauptstraße 48, 5020 Salzburg, Österreich

Sticherling, M.
Universitätshautklinik der Universität Kiel, Schittenhelmstraße 7,
2300 Kiel, FRG

Stücker, M.
Dermatologische Klinik der Ruhr-Universität Bochum, St. Josef-Hospital,
Gudrunstraße 56, 4630 Bochum, FRG

Walther, Th.
Universität Leipzig, Bereich Medizin, Klinik für Hautkrankheiten,
Liebigstraße 21, 7010 Leipzig, FRG

Weyer, U.
Universitätshautklinik, Martinistraße 52, 2000 Hamburg 20, FRG

Winter, H.
Universitätshautklinik (Charité), Schumannstraße 20/21, O-1040 Berlin, FRG

Inhaltsverzeichnis

Klinik

Der klinische Variantenreichtum der Basaliome und seine Bedeutung
G. Rassner, B. Schlagenhauff und H. Breuninger 3

Das pigmentierte Basaliom
R. P. A. Müller, S. Krauße und J. Katsch 13

Das Rumpfhautbasaliom, seine Differentialdiagnose und Therapie
D. Neukam 19

Basaliom und Metastasen
H. P. Soyer, L. Cerroni und H. Kerl 25

Das Basalzellkarzinom – ein Basaliom mit maligner Entartung?
H. Winter, H. Audring und N. Sönnichsen 31

Fibroepitheliom Pinkus
E. Haneke 41

Das Basalzellnaevus-Syndrom (Gorlin-Goltz-Syndrom).
Bewertung alternativer Behandlungsmethoden zur Exzision
G. Linß 49

Pilomatricome: Entwicklung und Therapie
M. Hundeiker und A. Lippold 53

Ätiopathogenese und Morphologie

Molekulargenetische Aspekte der Basaliomentstehung
Th. M. Rünger 59

Dermo-Epidermale Interaktionen in einem neuen Licht
M. Reusch, V. Mielke, M. Sticherling und E. Christophers 63

Bestimmung von Prostanoiden bei Basaliomen
H.-A. Gitt, R. Frank, Th. Walther, U.-F. Haustein, P. Mentz,
Ch. Gießler und A. Pyzara 67

Tumorolyse durch Proteasen-Aktivierung mittels harnstoffhaltiger
Pufferlösungen. Eine histologische Studie am Basaliom
S. Hofmann, C. Klessen, B. Schlagenhauff, H. Breuninger
und G. Rassner 73

Die Histopathologie des Basalioms
G. Mahrle 81

Feingewebliches Bild und biologisches Verhalten
des „metatypischen" Basalioms
E. Alexandrakis und I. Lohrisch 91

NMR-Mikroskopie und Gewebsdifferenzierung von Hauttumoren
am Beispiel des Basalioms
S. el-Gammal, R. Hartwig, S. Aygen, T. Bauermann, K. Hoffmann
und P. Altmeyer 99

Hochfrequente Sonographie des Basalioms
K. Hoffmann, M. Stücker, A. Hoffmann und P. Altmeyer 115

Dermatoskopie pigmentierter Basaliome und anderer Pigmenttumoren
M. Nilles und W.-B. Schill 127

Operative Therapie

Operative Therapie des Basalioms – Erfahrungen und Ergebnisse
J. Petres und R. Rompel 133

Regionale Lappen und freie Transplantate zur Defekt-Rekonstruktion
der Nase nach Basaliomresektion
O. Staindl 145

Mikrografische Chirurgie: Die Therapie, die dem lokalen
Infiltrationsverhalten des Basalioms gerecht wird
H. Breuninger 157

Möglichkeiten der Defektrekonstruktion im Nasenbereich
B. Fietze-Fischer und J. Petres 169

Die operative Versorgung von Basaliomen der Nase
mittels RIEGER-Plastik und Plastik nach SCHMID
H. Baumann 175

Defektrekonstruktion der äußeren Ohrregion
M. Krokowski und J. Petres 181

Inhaltsverzeichnis XV

Konservative Therapie

Die Röntgenweichstrahlentherapie des Basalioms
R. Panizzon 189

Die Afterloading-(HDR-)Therapie des Basalioms im Kopfbereich
H.-A. Gitt und A. Brock 193

Laser-Therapie von Basaliomen
M. Landthaler und U. Hohenleutner 199

Ergebnisse und Erfahrungen nach 15 Jahren Kryochirurgie
des Basalioms
G. Sebastian und A. Scholz 203

Indikationen der kryochirurgischen Behandlung
bei Basaliomen der Kopf- und Halsregion
K. Ernst und M. Hundeiker 207

Chemotherapie beim Basaliom?
R. Kaufmann 213

Intraläsionale Therapie von Basaliomen
mit rekombiniertem Beta-Interferon
L. Kowalzick, U. Manske, U. Weyer, J. Brzoska, W. Kimmig,
H. Mensing und J. Ring 221

Sachverzeichnis 225

Klinik

Der klinische Variantenreichtum der Basaliome und seine Bedeutung

G. Rassner, B. Schlagenhauff und H. Breuninger

Einleitung

Das Basaliom ist nicht nur der häufigste maligne Hauttumor, sondern zeigt auch darüber hinaus eine deutliche Häufigkeitszunahme (mit Ausnahme schwarz- und dunkelhäutiger Rassen). Die Inzidenz in Schweden betrug 1980 ca. 50 Neuerkrankungen /100 000/ Jahr mit einer Inzidenzverdopplung ca. alle 10 Jahre [21]. Im Saarländischen Krebsregister [20] finden sich Hinweise für entsprechende Inzidenzen und Inzidenzsteigerungen. In Australien wurde 1985 eine Basaliom-Inzidenz von 657 /100 000/ Jahr festgestellt [5].

Neben diesen epidemiologischen Besonderheiten besitzt das Basaliom – verglichen mit anderen malignen Hauttumoren – eine ungewöhnlich große klinische Formenvielfalt und Variationsbreite.

In diesem Beitrag sollen zwei Fragen behandelt werden:

1. Wie groß ist die klinische Formenvielfalt der Basaliome und wie läßt sie sich sinnvoll ordnen?
2. Besitzt diese klinische Vielfalt eine Bedeutung, oder ist sie mehr zufälliger Natur und ohne praktische Relevanz?

Der klinische Formen- und Variantenreichtum der Basaliome

Zur ersten groben Orientierung ist es zweckmäßig, für die Basaliome allgemeine Ordnungsprinzipien anzuwenden, die sich auch bei anderen Tumorerkrankungen bewährt haben, nämlich die Einteilung nach dem Krankheitsstadium und nach Krankheitsgrundformen. Dies bedeutet, daß man bei den Basaliomen zunächst Primär-Basaliome, Rezidiv-Basaliome und metastasierende Basaliome unterscheiden sollte sowie außerdem Basaliome im engeren Sinn und Basaliom-Sonderformen (Tabelle 1).

Da Rezidiv-Basaliome, metastasierende Basaliome und Basaliom-Sonderformen in jeweils eigenen Beiträgen behandelt werden, beschränkt sich diese Übersicht im wesentlichen auf die häufigsten Basaliome, nämlich die erworbenen Primär-Basaliome.

Tabelle 1. Basaliome und Sonderformen

Basaliome
- Primär-Basaliome
- Rezidiv-Basaliome
- Metastasierende Basaliome

Basaliom-Sonderformen
u.a. Basaliom-Syndrome

Wichtige Komponenten des klinischen Bildes sind die Herdmorphologie, Herdlokalisation und Herdzahl.

Herdmorphologie und Klassifizierung

Seit der Erstbeschreibung (Jakob, 1827) wurden unter Anwendung morphologischer Kriterien eine Reihe verschiedener Basaliomtypen herausgearbeitet und verschiedene Klassifikationen vorgeschlagen. Das heute meist verwendete Klassifikationsschema geht auf Ehlers [3] und Holubar [7, 8] zurück. Es teilt die Basaliome nach klinisch-morphologischen Aspekten in die Gruppen der [I] knotigen, häufiger ulzerierenden Basaliome, [II] planen, seltener ulzerierenden Basaliome und [III] Sonderformen ein. Innerhalb dieser Gruppen werden verschiedene Formen bzw. Typen unterschieden (Tabelle 2). Auf eine weitere Darstellung dieser einzelnen Basaliomformen bzw. -typen wird verzichtet, da diese allgemein bekannt sind.

Tabelle 2. Primär-Basaliome: klinische Einteilung (nach Ehlers 1965 und Holubar 1975)

I. Knotige, häufiger ulzerierende Basaliome
(nicht pigmentiert/pigmentiert)
- Knotiges Basaliom
- Knotig-ulzerierendes Basaliom
- Ulcus terebrans
- vegetierendes Basaliom

II. Plane, seltener ulzerierende Basaliome
(nicht pigmentiert/pigmentiert)
- oberflächlich-vernarbendes Basaliom
- erythematoides Basaliom
- sklerodermiformes Basaliom

III. Sonderformen
(nicht pigmentiert/pigmentiert)
u.a. Fibroepitheliom (Pinkus)
Basalzellnaevus-Syndrom

Tabelle 3. Lokalisation von Basaliomen
(nach Kopf 1979)

Kopf, Hals		85%
u.a. Nase	30%	
Gesicht	21%	
Stirn	15%	
Ohr	7%	
Rumpf, Extremitäten		15%

Lokalisation

Zur Lokalisation der Basaliome liegen eine Reihe älterer und neuerer Statistiken mit zum Teil etwas abweichenden Ergebnissen vor. Allen gemeinsam ist jedoch die ganz überwiegende Bevorzugung der Kopf-/Halsregion (circa 85%). Als Beispiel seien die von Kopf [13] usw. an einem großen Krankengut von ca. 3500 Basaliomen erhobenen Befunde erwähnt (Tabelle 3). Dieses Befallsmuster hängt zweifellos mit der UV-Induktion der meisten Basaliome zusammen, obwohl im Gegensatz zu solaren Keratosen und UV-induzierten spinozellulären Karzinomen die Basaliomlokalisation nicht streng mit den Bezirken stärkster UV-Exposition übereinstimmt.

Der schwerpunktmäßige Kopf-/Halsbefall führt dazu, daß Basaliome mit anderer, seltener Lokalisation und Form häufig verkannt werden wie zum Beispiel Basaliome in intertriginösen Regionen, im Anogenitalbereich oder an Händen und Füßen bzw. großknotige Rumpfbasaliome.

Zahl

Da die meisten Basaliome UV-induziert sind, ist ihr multiples Auftreten nicht erstaunlich. Patienten mit Basaliom zeigen in ca. 30% gleichzeitig zwei oder mehrere Basaliome, bei weiteren ca. 30% kommen im Lauf der Jahre weitere Basaliome hinzu.

Insgesamt wird deutlich, daß das klinische Bild der Basaliome hinsichtlich Herdmorphologie/Basaliomtyp, Lokalisation und Zahl vielfältig ist.

Bedeutung des klinischen Bildes

Ist diese klinische Vielfalt nun mehr zufälliger Natur, oder besitzt sie klinische Relevanz? Sind zum Beispiel Rückschlüsse auf die Natur der jeweiligen Herde und ihre biologischen Eigenschaften möglich?

Unter Berücksichtigung von Herdmorphologie und -lokalisation soll auf zwei Aspekte eingegangen werden:

1. Die Bedeutung für die Diagnose und Differentialdiagnose.
2. Die Bedeutung für die prognostische/therapeutische Beurteilung.

Tabelle 4. Diagnose und Differentialdiagnose

Basaliom-Typ	Differentialdiagnose
knotig	u.a. Naevuszell-Naevus Dermatofibrom malignes Melanom
ulzerierend	u.a. spinozelluläres Ca. Pyodermie
vegetierend	u.a. Granuloma pyog. spinozelluläres Ca. malignes Melanom
flach-vernarbend	u.a. Narben Lupus vulgaris Syphilid (III)
superfiziell	u.a. Mb. Paget Mb. Bowen Ekzem Psoriasis malignes Melanom
sklerodermiform	u.a. Narbe

Diagnose und Differentialdiagnose

Dieser Aspekt dürfte unumstritten sein. Die klinische Morphologie des Herdes stellt die Basis für die Verdachtsdiagnose eines Basalioms bzw. eines bestimmten Basaliomtyps und die jeweiligen differentialdiagnostischen Überlegungen dar. Die klinische Basaliomeinteilung von Ehlers und Holubar (s.o.) ist hierfür eine gute Basis. Entsprechend der Vielfalt der Basaliome mit ihren verschiedenen klinischen Typen ist auch die Differentialdiagnose vielgestaltig und erfordert im besonderen Maße die Kunst und das Können des Dermatologen. Tabelle 4 zeigt einige ausgewählte Differentialdiagnosen.

Prognostische/therapeutische Beurteilung

Schon lange ist bekannt, daß Basaliome prognostisch und therapeutisch sehr unterschiedlich einzuschätzen sind. Ein Basaliom kann relativ gutartig und wenig aggressiv sein (langsames, verdrängendes Wachstum, geringe Gewebszerstörung, hohe Heilungschance). Es kann sich aber auch relativ bösartig und aggressiv verhalten (schnelles, infiltrierendes Wachstum, erhebliche Gewebszerstörung, hohes Rezidivrisiko). Kann das klinische Bild nun Hinweise geben, ob ein solches „low risk-Basaliom" oder ein „high risk-Basaliom" vorliegt. Drei Aspekte sind von Bedeutung: Herdmorphologie, Herdgröße und Herdlokalisation.

Zur Herdmorphologie:

Legt man die Klassifizierung bzw. Typisierung von Ehlers und Holubar zugrunde, so besitzt das klinisch-makromorphologische Bild des Herdes nur eine begrenzte Aussagefähigkeit. Zweifellos sind tief ulzerierende Basaliome (Typ Ulcus terebrans) und sklerodermiforme bzw. morpheaartige Basaliome Risikobasaliome. Aber gerade der häufige Typ des nodulären Basalioms ist inhomogen und umfaßt sowohl wenig aggressive wie auch aggressive Subtypen. Bessere bzw. zusätzliche Informationen über die biologischen Eigenschaften des jeweiligen Basalioms erhoffte man sich von der Basaliom-Histologie bzw. -Mikromorphologie [9, 10, 15]. Während sich diese früher hauptsächlich mit der Differenzierung der Basaliomzellen beschäftigt hat (die ebenfalls nur teilweise prognostische Aussagen erlaubt), ist neuerdings die ergänzende Analyse des Wachstumsmusters hinzugekommen; dabei werden „zircumskript" wachsende Basaliome von „diffus" wachsenden Basaliomen unterschieden [4, 11, 14, 16].

Zirkumskript wachsende (nicht aggressive) Basaliome bieten folgendes histologisches Wachstumsmuster: Kompakter, gut abgegrenzter, von Stroma zusammengehaltener Tumor, verdrängendes Wachstum, keine Infiltration, wenn vorhanden, gut ausgebildete Palisaden.

Diffus wachsende, aggressive Basaliome: schlecht abgegrenzter, diffus infiltrativ zur Seite und/oder Tiefe wachsender Tumor, ausgeprägtes subklinisches Wachstum, mangelhafte oder fehlende Palisadenbildung.

Es wird darüber hinaus versucht, Wachstumsmuster und Differenzierungsart in Beziehung zu setzen [11, 16].

Nach neueren Untersuchungen scheinen diesen histologischen Unterschieden auch zellbiologische Unterschiede zu entsprechen bzw. zugrunde zu liegen [17, 18].

Insgesamt ist festzustellen, daß klinischer Basaliomtyp und histologisches Wachstumsmuster nur begrenzt korrellierbar sind. Noduläre Basaliome wachsen zwar überwiegend zirkumskript, zum Teil aber auch diffus-infiltrierend, sklerodermiforme Basaliome häufig diffus-infiltrierend, zum Teil aber auch zirkumskript.

Zur Herdgröße:

Auch anfangs umschrieben horizontal wachsende nicht aggressive Basaliome (z. B. kleine noduläre Basaliome) können bei zunehmender Tumorgröße infiltrierendes Seiten- und Tiefenwachstum entwickeln. Lang und Maize [14] gehen davon aus, daß ab einer Basaliomgröße von 1 cm grundsätzlich mit invasivem Wachstum zu rechnen ist. Breuninger [1] konnte in sorgfältigen und umfangreichen Untersuchungen zeigen, daß mit der Basaliomgröße das Risiko des subklinischen Wachstums zunimmt und damit eine Vergrößerung des Sicherheitsabstandes erforderlich wird.

Zur Herdlokalisation:

Unter prognostisch-therapeutischen Aspekten ist es weiterhin nicht gleichgültig, wo Basaliome lokalisiert sind. Mit dem Risiko infiltrierenden Wachstums (und damit auch einem entsprechenden Rezidivrisiko) ist bei folgenden Basaliomlokalisationen zu rechnen: Nase und Perinasal-Region, Auge und Periorbital-Region, Ohren und Ohrenumgebung sowie Capillitium. Mögliche Erklärungen sind: Gehäuftes Auftreten diffus-infiltrierender Basaliome, Tiefenwachstum (entlang anatomischer und funktioneller Leitschienen wie Knorpel, Haarfollikel, Embryonalspalten), möglicherweise auch zu geringe Sicherheitsabstände in operativ etwas schwierigeren Regionen.

Neue Klassifizierungsversuche

Unter Berücksichtigung der klinischen Herdmorphologie, des histologischen Wachstumsmusters, der Basaliomgröße und der Basaliomlokalisation gibt es nun neuere Versuche, die bisherige Basaliomklassifikation neu zu gestalten, um eine bessere Basis für prognostisch-therapeutische Schlußfolgerungen zu gewinnen [4, 11, 14, 18]. Als Beispiel wird die von Emmet [4] vorgeschlagene Basaliomklassifikation angeführt.

Klinisch-histopathologische Basaliomklassifikation nach Emmet

1. Papulo-noduläres Basaliom:
Regelmäßiger, gut abgegrenzter Knoten, später mit zentraler Regression bzw. Ulzeration. Histologisch meist solide oder zystisch. Flächenhaftes Wachstum möglich. Größe: < 1 cm – meist umschriebenes Wachstumsmuster, > 1 cm – Risiko des Übergangs in sekundär-infiltrierendes Wachstum.

2. Infiltrierende Basaliome:
Klinisches Bild uneinheitlich (rötlich schuppend, leicht infiltriert, narbenartig, ulzeriert), histologische Diagnosestellung (primär-infiltrierendes Wachstum). Daneben aber auch sekundär-infiltrierend wachsende andere Basaliomtypen.

3. Multifokale Basaliome:
Klinisch unregelmäßig-multifokale Herde (im Gegensatz zum regelmäßigen Bild nodulärer Basaliome), u. a. superfizieller Typ, vernarbender Typ. Risiko eines ausgedehnteren subklinischen Wachstums sowie späteren sekundär-infiltrierenden Wachstums.

4. Morphea-artige Basaliome:
Klinisch morphea-artiges Bild, histologisch fibrosierend bzw. sklerosierend, meist diffuses Wachstumsmuster, aber auch umschriebenes Wachstumsmuster möglich.

5. Metatypische Basaliome:
Klinisches Bild mehr einem spinozellulären Karzinom ähnelnd. Histologisch metatypisch-basosquamöses Bild. Risiko des infiltrierenden Wachstums, Metastasierungsrisiko.

Solche neueren, klinisch-histologischen Klassifizierungsvorschläge erfordern eine präoperative histologische Bestimmung sowohl des histologischen Typs (Differenzierung) wie auch des Wachstumsmusters einschließlich der Tumortiefe. Dabei ist jedoch zu berücksichtigen, daß eine präoperative Histologie (Probebiopsie) nicht unbedingt repräsentativ sein muß und eine postoperative Nachklassifizierung erforderlich werden kann.

Ziel solcher klinisch-histologischer Klassifikationen ist, low risk-Basaliome und high risk-Basaliome als Basis für die spätere Therapieplanung zu definieren.

Therapeutische Schlußfolgerungen

Ziel jeder kurativ geplanten Basaliomtherapie ist die radikale, vollständige Entfernung des Tumors. Mit hoher Sicherheit (Rezidivquote unterhalb 1%) läßt sich dies bereits heute durch die Anwendung von Operationsverfahren mit vollständiger histologischer Kontrolle (mikrographische Chirurgie) erreichen. Solche Verfahren bedeuten zweifellos einen erhöhten Aufwand, vereinfachen aber auch die Therapieplanung ganz wesentlich.

Werden allerdings nicht kontrollierte, sogenannte blinde Therapieverfahren herangezogen, so stellt sich die Frage, bei welchen Basaliomtypen dies möglich ist und wie die jeweiligen Sicherheitsabstände zu wählen sind. Die genannten neueren Basaliomklassifikationen versuchen, hierfür eine rationale Basis zu liefern und entsprechende differenzierte Therapieempfehlungen zu geben.

So hält Emmet bei kleinen papulo-nodulären Basaliomen einen Sicherheitsabstand von 2–3 mm für ausreichend, während bei größeren papulo-nodulären Basaliomen, infiltrierenden Basaliomen, multifokalen Basaliomen, morphea-artigen Basaliomen und metatypischen Basaliomen jeweils typbezogene größere Sicherheitsabstände angegeben werden [5].

In dem ebenfalls sehr differenzierten Therapieschema von Lang und Maize [14] werden die Parameter klinisch-histologischer Basaliomtyp, Basaliomgröße und Basaliomlokalisation berücksichtigt und jeweils entsprechende Empfehlungen hinsichtlich Therapiemodalität und Sicherheitsabstand gegeben. Diese sehr differenzierten und komplizierten Therapieempfehlungen sind bisher durch keine Therapiestudien überprüft. Grundsätzlich ist allerdings festzustellen, daß ein solchermaßen differenziertes therapeutisches Vorgehen zwar die Ergebnisse nicht kontrollierter Therapiemaßnahmen verbessern wird, keinesfalls aber die Heilungsraten einer mikrographischen Chirurgie erreichen kann. Wie Breuninger gezeigt hat [1], ist das subklinische Wachstum der Basaliome irregulär und läßt sich zuverlässig nur mit kompletter histologischer Kontrolle erfassen.

Sonstige Basaliome

Auf die sonstigen Basaliome soll nur kurz eingegangen werden, da diese ausführlich in eigenen Beiträgen behandelt werden. Auch hier stellt sich die Frage der klinischen Vielfalt und ihrer möglichen Bedeutung.

Rezidiv-Basaliome

Rezidiv-Basaliome sind per se Problembasaliome und high risk-Basaliome. Das klinische Bild ist insgesamt noch vielfältiger als das der Primär-Basaliome. Zum Teil ähnelt es den vorangegangenen Primär-Basaliomen, zum Teil ist es völlig uncharakteristisch. Sein Informationsgehalt ist infolgedessen gering. Dies bedeutet: Vergrößerte Probleme der Diagnose und Differentialdiagnose, schwierige Abgrenzung der klinischen Herdgrenzen und insbesondere der subklinischen Ausbreitung, histologisch häufiger aggressiv-diffus infiltrierender Wachstumstyp. Rezidiv-Basaliome finden sich gehäuft in den bereits genannten Risikolokalisationen (Nase, Augen, Ohren, Capillitium), die Prognose ist verschlechtert (quo ad sanationem, zum Teil auch quo ad vitam), in der Behandlung sind kontrollierte Therapieverfahren (mikrographische Chirurgie) erforderlich.

Metastasierende Basaliome

Metastasierende Basaliome [2, 12] sind außerordentlich selten, ihre Häufigkeit wird unterschiedlich angegeben (z. B. 1:50000). Ihr klinisches Bild soll mehr einem spinozellulärem Karzinom ähneln, es kommen aber auch die üblichen Basaliom-Typen vor. Die meisten metastasierenden Basaliome waren groß, ulzerierend, lang bestehend, rezidivierend und vielfach vorbehandelt (u. a. mit Röntgenstrahlen). Histologisch fanden sich gehäuft Metatypie oder andere histologisch-zytologische Auffälligkeiten. Liegen also solche klinisch-histologischen Kriterien vor, ist mit einem Metastasierungsrisiko zu rechnen.

Unklar ist weiterhin, ob Basaliome bei natürlichem Verlauf in einem, wenn auch sehr kleinen Prozentsatz metastasieren können oder ob Basaliome primär nicht metastasierungsfähige Neubildungen sind und erst durch zusätzliche Einwirkungen (z. B. Röntgenstrahlen) in ihren biologischen Eigenschaften verändert werden.

Multiple Basaliome

Beim Auftreten zahlreicher Basaliome ist einerseits an das Vorliegen eines genetisch bedingten Basaliomsyndroms [6] zu denken, das dann auch mit anderen kutanen und extrakutanen Veränderungen assoziiert sein kann. Andererseits ist aber auch eine multizentrische Basaliominduktion durch systemische Faktoren (z. B. Arsen) oder großflächige Einwirkung ionisierender Strahlen in Betracht zu ziehen.

Literatur

1. Breuninger H (1989) Behandlungskonzept maligner epithelialer Hauttumoren unter Berücksichtigung des Infiltrationsverhaltens und Metastasierungsrisikos. In: Breuninger H, Rassner G (Hrsg) Fortschritte der operativen Dermatologie Bd. 5. Operationsplanung und Erfolgskontrolle. Springer, Berlin Heidelberg New York, S 111–124
2. Domarus H, Stevens P (1984) Metastatic basal cell carcinoma. J Am Acad Dermatol 10:1043–1060
3. Ehlers G (1965) Zur Klinik der Basalzellepitheliome unter Berücksichtigung statistischer Untersuchungen. Z Hautkr 41:226–238
4. Emmett A (1991) Basal Cell Carcinoma – Clinical presentation. In: Emmett A, O'Rourke M (Hrsg). Malignant Skin Tumours. Churchill Livingstone, Edinburgh London Melbourne New York, S 109–127
5. Giles G, Marks R, Foley P (1988) Incidence of non-melanocytic skin cancer treated in Australia. Br Med J 296:13–17
6. Happle R (1981) Genetik der Basaliome. In: Eichmann F, Schnyder U (Hrsg) Das Basaliom. Springer, Heidelberg New York, S 17–28
7. Holubar K (1975) Das Basaliom. In: Gottron H, Korting G (Hrsg). Handbuch der Haut- und Geschlechtskrankheiten, Erg. Werk Bd. III/3A. Springer, Berlin Heidelberg New York, S 235–390
8. Holubar K (1981) Basaliome. In: Korting G (Hrsg). Dermatologie in Praxis und Klinik, Bd. 5. Thieme, Stuttgart New York, S 41.21–41.40
9. Hornstein O, Weidner F (1979) Tumoren der Haut. In: Doerr W, Seifert G, Uehlinger E (Hrsg). Spezielle pathologische Anatomie, Bd. 7, Teil 2. Springer, Berlin Heidelberg New York, S 93–278
10. Hundeiker M (1983) Die Basaliome – Aus der Sicht der Histologie. Zbl Haut 149:227–237
11. Jacobs GH, Rippey JJ, Altini M (1982) Prediction of Aggressive Behavior in Basal Cell Carcinoma. Cancer 49:533–537
12. Kerl H (1981) Können Basaliome metastasieren? In: Eichmann F, Schnyder U (Hrsg). Das Basaliom, S 29–40. Springer, Berlin Heidelberg New York
13. Kopf A (1979) Computer Analysis of 3531 Basal-Cell Carcinomas of the Skin. J Derm 6:267–281
14. Lang PG Jr, Maize JG (1991) Basal Cell Carcinoma. In: Friedman R, Rigel D, Kopf A, Matthew N, Baker D (Hrsg). Cancer of the Skin, S 35–73. Saunders Company, Philadelphia London Toronto Montreal Sydney Tokyo
15. Lever W (1990) Tumors of the Epidermal Appendages – Basal Cell Epithelioma. In: Lever W, Schaumburg-Lever G (Hrsg) Histopathology of the Skin, S 622–634. Lippincott Company, Philadelphia
16. Metcalf J, Maize J (1989) Histopathologic Considerations in the Management of Basal Cell Carcinoma. Seminars in Dermatology Vol. 8:259–265
17. Miller S (1991) Biology of basal cell carcinoma (Part I). J Am Acad Dermatol 24:1–13
18. Miller S (1991) Biology of basal cell carcinoma (Part II). J Am Acad Dermatol 24:161–175
19. Salfeld K (1981) Die klinische Vielfalt der Basaliome. In: Eichmann F, Schnyder U (Hrsg) Das Basaliom, S 1–15. Springer, Heidelberg New York
20. Schön D, Bertz J, Hoffmeister H (1989) Bevölkerungsbezogene Krebsregister in der Bundesrepublik Deutschland – bga Schriften Band 2:448–449. MMV Medizin Verlag München
21. Wallberg P, Skog E (1991) The Incidence of Basal Cell Carcinoma in an Area of Stockholm County during the Period 1971–1980. Acta Derm Venereol (Stockh) 71:134–137

Das pigmentierte Basaliom

R. P. A. Müller, S. Krauße und J. Katsch

Einleitung

Der Begriff „Basaliom" geht auf Nékám (1901) zurück. Bei diesen Tumoren handelt es sich um semimaligne, fibroepitheliale Tumoren mit Adnexcharakter (Pinkus 1965). Die Tumoren zeichnen sich durch proliferatives sowie lokal destruktives Wachstum aus, wobei ihnen allerdings die Fähigkeit zur Metastasierung praktisch fehlt (Tritsch 1977). Bereits 1941 erkannte Madsen, daß die Basaliome von einer Zelle ihren Ausgang nehmen, klinisch wie histologisch jedoch aber eine multilocoläre Entstehung vortäuschen können. Nach Braun-Falco (1975) entstammt die „Basaliom-Mutterzelle" den Basalzellarten der Epidermis, der Talgdrüsen sowie der Haarfollikel. Histogenetisch handelt es sich um unreife, pluripotente Epithelzellen, die sich erst im Laufe des Lebens durch verschiedene Noxen zu Basaliomzellen entwickeln.

In den Tumorzellverbänden imponieren verschiedene Zelltypen:

1. Randständige, palisadenförmig angeordnete Zellen,
2. Zentrale rundliche, sich mehr oder weniger ungeordnet darstellende Zellen,
3. Fibrozytoide Zellformen,
4. Melanozyten und Melanophagen.

Holubar (1981) diskutiert die Entstehung der Basaliome aus Zellen des Stratum germinativums. Zellen also, die pluripotent sind und somit die Fähigkeit besitzen, Differenzierungs- und Regressionsvorgänge durchzumachen. Die Induktion zur Basaliomentstehung sieht er vom Bindegewebe ausgehend, wie dies auch für die normalen Haarkeime angenommen wird und experimentell für das Basaliom beim Tier nachgewiesen wurde. Deutlich wird sowohl der induktive wie konduktive Einfluß des Bindegewebes durch die Transplantationsversuche von van Scott und Reinertson (1961). Tumorparenchym war nicht mehr nach Transplantation allein proliferationsfähig, nur wenn umgebendes Stromagewebe mittransplantiert wurde, konnten Basaliome erfolgreich transplantiert werden.

Unter den morphologisch verschiedenartigen Basaliomen nimmt das pigmentierte Basaliom hinsichtlich seiner klinischen Ansprechbarkeit eine Sonderstellung ein. Grundsätzlich können alle Basaliom-Typen auch als pigmentierte Variante klinisch imponieren. Diese Tumoren enthalten Pigment,

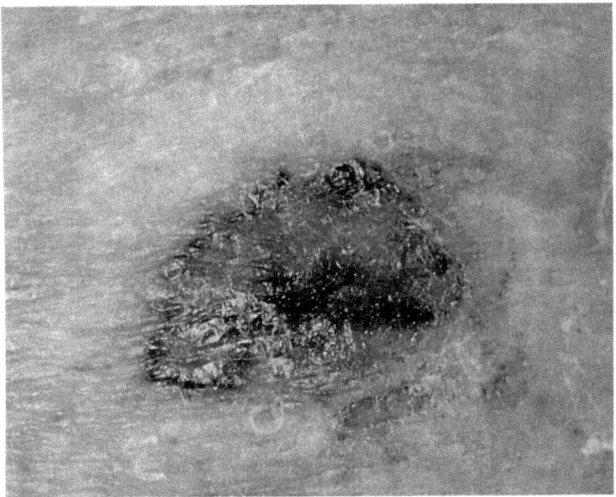

Abb. 1. Planes, pigmentiertes Basaliom bei einem 69jährigen Patienten. Die braunschwarze Pigmentation imponiert am perlschnurartigen Randsaum des Basalioms. Im Tumorzentrum findet sich eine flache Ulzeration mit brauner, krustiger Hämorrhagie

entweder als Melanin und damit als echte melanozytäre Leistung oder als Residuen von Haemorrhagien (s. Abb. 1 u. 2).

Die Einlagerung des Pigments läßt dann klinisch Tumoren imponieren, welche zu verschiedenen Differentialdiagnosen Anlaß geben können. Nach Zelickson (1962) ist der Pigmentgehalt in pigmentierten Basaliomen stark variierend, und dies ist daher bedingt, daß sowohl Melanozyten im Tumorparenchym als auch Melanophagen im Tumorstroma in unterschiedlicher Quantität auftreten können.

War in der „Vor-Antibiotika-Aera" das Ulcus eine klinische „Crux Medicorum", man denke dabei nur an Erkrankungen, wie Lupus vulgaris, Lepra und Syphilis, und liest bei Ziegler und Jacobi (1924):

„Es kommt leider immer noch vor, daß syphilitische Primäraffekte als Sarkom oder Karzinom chirurgisch entfernt werden...",

dann erhält heute im „Pigment-Zeitalter" das pigmentierte Basaliom einen ganz besonderen Stellenwert.

Beim pigmentierten Basaliom ergibt sich logischerweise am häufigsten die klinische Fehldiagnose eines malignen Melanoms. Somit kann die Pigmentation, dieses makromorphologische Signal, eine höherwertigere Malignität vortäuschen. Diese Signaltäuschung kann einerseits ein therapeutisches Fehlverhalten nach sich ziehen oder andererseits in ihrer Schreckwirkung beim Tumorträger eventuell eine längere Bestandsdauer implizieren. Diese täuschende Nachahmung mit dem konsekutiven Muster soll als „Tumor-Mimikry" bezeichnet und dem Begriff „Differentialdiagnose" gegenübergestellt werden.

Das pigmentierte Basaliom

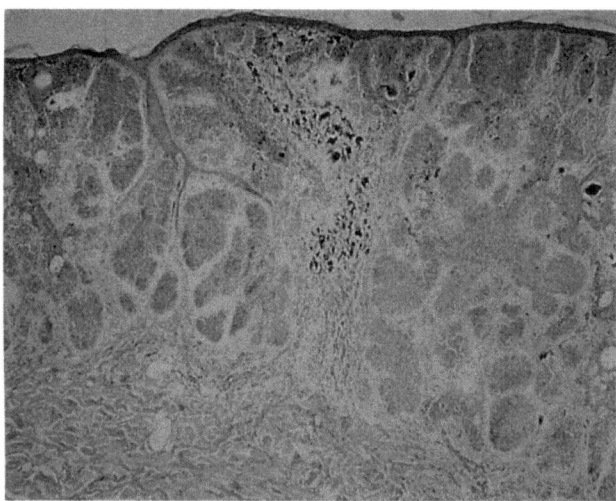

Abb. 2. Histologische Übersicht eines pigmentierten Basalioms (HE). Das Pigment findet sich ausschließlich im Tumorstroma. Das Tumorparenchym erscheint nahezu unpigmentiert

Epidemiologische Zahlen

Aus epidemiologischen Studien lassen sich Schätzungen ableiten, wonach in den USA 400 000 bis 420 000 und in Deutschland 100 000 bis 150 000 Basaliome jährlich diagnostiziert werden. Nach Hundeiker (1982) ist in 2,5% der Basaliome die Melanin-Pigmentierung so augenfällig, daß sie im Befund vermerkt wird. Im eigenen Zahlenmaterial der Jahre 1987–1991 wurden dagegen 3,6% pigmentierte Basaliome eruiert. Legt man diese Prozentzahlen zugrunde, dann können in Deutschland jährlich 4000–5000 pigmentierte Basaliome beobachtet werden.

In der Regel können Basaliome klinisch gut angesprochen werden. Entweder imponieren sie als knotige, häufiger ulcerierende oder aber als plane, seltener ulcerierende Tumoren. Die Basaliome vom Typ des Ulcus rodens oder Ulcus terebrans zeichnen sich durch einen Gewebezerfall und durch ein lokal destruierendes Wachstum aus.

Alle diese Basaliom-Typen können auch in partieller oder vollständiger Pigmentations-Variante auftreten.

In 20–30% der Fälle sind diese pigmentierten Basaliome klinisch sehr schwer von malignen Melanomen abzugrenzen. Somit dürften 800–1000 pigmentierte Basaliome jährlich erst durch die histologische Begutachtung identifiziert werden. Den ca. 7000–8000 malignen Melanomen, welche jährlich in Deutschland neu auftreten, stehen ca. 1000 pigmentierte Basaliome gegenüber, die klinisch kaum von den Melanomen differenziert werden können. Die restlichen 70–80% pigmentierte Basaliome lassen sich in der Regel auch klinisch gut ansprechen.

Tumor-Mimikry

Der Begriff „Mimikry" ist ein Terminus der Verhaltensbiologie und bezeichnet die täuschende Nachahmung gefährlicher Formen durch harmlosere Lebewesen.

Solch eine Signalfälschung kann einerseits eine Schreckwirkung mit Fehlverhalten nach sich ziehen, und andererseits kann der Nachahmer durch diese Täuschung unerkannt bleiben und daraus seinen Nutzen ziehen.

Mimikry ist in der Biologie mit auffälligen Farben und Formen verbunden. So ahmen zum Beispiel harmlose Schwebfliegen stechende Insekten nach, und ungiftige Schlangen schützen sich durch ein ähnliches Farbmuster, wie es giftige Exemplare aufweisen (Abb. 3).

Die pigmentierten Basaliome eignen sich in ganz besonderer Weise, den Begriff „Tumor-Mimikry" für die Medizin zu veranschaulichen und zu definieren.

Hauttumoren imponieren nahezu immer primär durch ihre Form und Farbe. Das pigmentierte Basaliom kann einen Tumor mit höherwertiger Malignität, in diesem Fall ein malignes Melanom vortäuschen.

Diese Signaltäuschung kann wiederum beim Tumorträger und beim Therapeuten ein Fehlverhalten nach sich ziehen. Von seiten des Tumorträgers sind dies in erster Linie Ängste. Im klinischen Alltag begegnet man immer häufiger dem sogenannten „informierten Patienten", welcher primär pigmentierte Hautveränderungen mit malignen Melanomen in Zusammenhang bringt. Und nicht selten wird dann ein zurückhaltendes ärztliches Urteil von solchen Patienten verworfen, um an anderer Stelle weitere Information einzuholen. Die klinisch evidente Ähnlichkeit mancher pigmentierter Basaliome zu malignen Melanomen kann andererseits auch auf Seiten des Therapeuten zum Fehlverhalten führen. Gerade in der Onkologie der Haut kommt spezifischen Signalen sehr große Bedeutung zu, da sich in Abhängigkeit des Erkennens dieser Signale spezielle therapeutische Rituale anschließen. Dies beginnt in solch gelagerten Fällen schon mit der Aufklärung des Patienten durch den Arzt.

Einerseits ist das Dignitätsspektrum pigmentierter Hautveränderungen sehr breit gefächert, und andererseits richten sich die therapeutischen Maßnahmen nach dem jeweiligen histologischen Befund solcher Veränderungen. Somit muß ein Patient gelegentlich auf Therapiemaßnahmen vorbereitet werden, die von einer einfachen dermatologischen Kurettage bis zum mehrzeitigen plastisch-rekonstruktiven Eingriff reichen können.

Bei der Planung des operativen Eingriffs lauern dann die nächsten Gefahren. Die Wahl des Sicherheitsabstandes hängt sehr vom klinisch erkennbaren Befund ab. Ein pigmentiertes Basaliom mit 1 cm Sicherheitsabstand zu exzidieren, ist sicher unangemessen, wogegen ein malignes Melanom die Einhaltung eines solchen Sicherheitsabstandes rechtfertigt. Gehen manchmal die Diskussionen dahingehend auseinander, ob man jedes Exzidat der Haut histologisch kontrollieren muß, so sollten doch alle Exzidate pigmentierter Hautveränderungen unbedingt histologisch untersucht werden. Ergibt sich

Das pigmentierte Basaliom 17

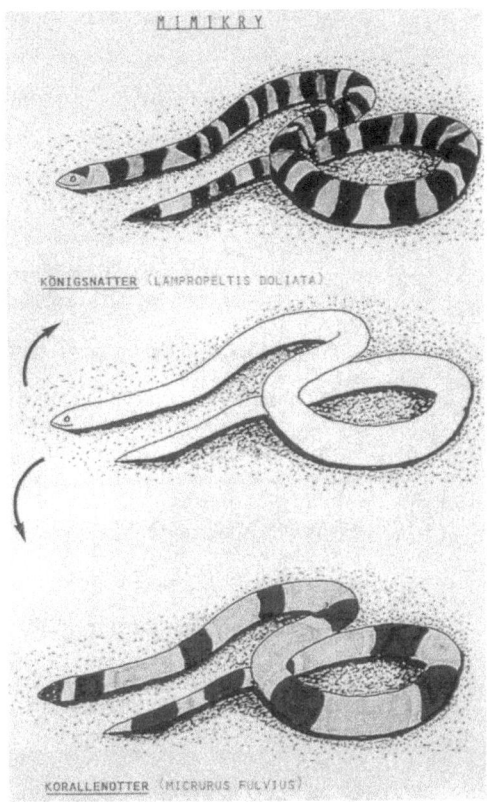

Abb. 3. Mimikry: Sowohl die ungiftige Königsnatter (Lampropeltis doliata) als auch die äußerst giftige Korallenotter (Micruris fulvius) zeigen ein 3farbiges Hautmuster mit den Farben schwarz-rot-gelb. Nur die Reihenfolge der Farbsequenzen variiert. Merkregel: black and yellow-danger follow. Beide Arten sind in der gleichen geographischen Breite vorkommend

histologisch bei einem klinisch nicht einschätzbaren Befund nun die Diagnose „nur" eines pigmentierten Basalioms statt eines malignen Melanoms, dann sind solche Eröffnungen beziehungsweise Korrekturen in der Regel leicht mit dem Patienten zu besprechen.

Im umgekehrten Falle erlebten wir aber immer wieder, welch tiefgreifende Wirkung solch eine Eröffnung für die Patienten darstellen kann.

In der dermatologischen Onkologie gibt es eine weitere Vielzahl ähnlich gelagerter Probleme.

Bis dato wurde dann von den „Differentialdiagnosen" gesprochen. Der Terminus „Tumor-Mimikry" definiert aber eine spezielle Situation, in welcher die täuschende Nachahmung ein konsekutives Fehlverhalten implizieren kann.

Literatur

Nèkàm L (1901) Basaliome adenoides cysticum esete. Orvosi Hetilap Nr. 2, Wissenschaftl Beilage 1–10

Pinkus H (1965) Epithelial und fibroepithelial tumors. Bull NY Acad Med 41, 176–189

Tritsch H (1977) Häufigste Hautgeschwulst: Das Basaliom. Diagnostik und Therapie. Dtsch Ärzteblatt 74:573–578

Madsen A (1941) De l'epithelioma baso-cellulaire superficiel. Acta Dermato-Venerol 22/7:1–161

Braun-Falco O (1975) Maligne epitheliale Tumoren im Gesichtsbereich. In: H. Bohmert (Hrsg). Plastische Chirurgie des Kopf- und Halsbereichs und der weiblichen Brust. G. Thieme, Stuttgart

Holubar H (1981) Basaliome. In: G. Korting (Hrsg). Dermatologie in Praxis und Klinik, pp 41.21–41.40. G. Thieme, Stuttgart New York

Van Scott EG, Reinertson RP (1961) The modulating influence of stromal environment on epithelial cells studied in human autotransplants. J Invest Derm 36:107–117

Zelickson AS (1962) An electron microscopic study of the basal cell epithelioma. J Invest Derm 39:183–187

Hundeiker M (1982) Systematik der Basaliome. Pathologe 3:90–98

Kutzner H, Hügel H (1988) Basaliome in seborrhoischen Warzen. Akt Dermatol 14:271–274

Winer LH, Levin GH (1981) Pigmented basal cell carcinoma in verrucous nevi. Arch Dermatol 83:960–964

Fergin PE, Chu HC, Mac Donald DM (1981) Basal cell carcinoma complicating naevus sebaceous. Clin Exp Dermatol 6:111–115

Müller RPA (1984) Operative Therapie der Basaliome und Karzinome. In: J. Petres, J. Kunze und R. P. A. Müller (Hrsg). Onkologie der Haut, pp 23–42. Grosse Verlag, Berlin

Melczer N (1961) Präcancerosen und primäre Krebse der Haut, pp 196. Akademiai Kiadó, Verlag der Ungar. Akademie der Wissenschaften Budapest

Schwartz RA (1988) Skin Cancer. Basal cell epithelioma, pp 57–70. Springer-Verlag, New York Berlin Heidelberg London Paris Tokyo

Das Rumpfhautbasaliom, seine Differentialdiagnose und Therapie

D. Neukam

Beim Rumpfhautbasaliom, einer Formvariante der Grundform des Basalioms, handelt es sich um ein solid oberflächliches sog. multizentrisches Basaliom. Es ist uns unter zahlreichen Synonyma bekannt: Erythematoides Basaliom (Little), B. pagetoides Darier, Arningsche Carcinoide, Rumpfhautepitheliom Jadassohn, Ekzematoides Epitheliom nach Ehrmann, Superfizielle Epitheliomatose Ormbsby-Montgomery (Holubar 1975).

Klinik

„Die typischen Basaliomherde sind rundlich oder ovalär, häufig in der Mehr- oder Vielzahl und vorzugsweise an den bedeckt getragenen Körperstellen lokalisiert („Rumpfhautepitheliom"). Die Farbe ist gelbbraun bis rötlichbraun, die Oberfläche schuppend und vereinzelt von kleinen Krüstchen bedeckt, der Herd wenig über die Umgebung eleviert, der Rand nur durch kleinste aneinandergereihte Basaliomknötchen markiert, die mit bloßem Auge oft gar nicht auszumachen sind. Ulzeration, Knotenbildung oder Tiefenwachstum werden kaum jemals beobachtet" (Holubar 1975) (Abb. 1).

Differentialdiagnostisch müssen der M. Bowen, Psoriasisherde, umschriebene kleinflächige Eytheme und auch schon mal der M. Paget sowie der Kutane chronische Erythematodes in Erwägung gezogen werden.

Ätiopathologisch werden die chronische Lichtexposition (vorwiegendes, aber nicht ausschließliches Auftreten an lichtexponierter Haut), helle lichtempfindliche Haut, genetische Faktoren aber auch eine längere Zeit zurückliegende Arseneinnahme diskutiert (Braun-Falco et al. 1984, Schmoeckel 1986). Die Altersprädilektion liegt im 6.–8. Lebensdezennium, wobei der Literatur eine eindeutige Geschlechtsdominanz nicht zu entnehmen ist.

Histologisches Charakteristikum sind die soliden an der Epidermisunterseite wie angeklebt hängende, pilzartig gegen das Corium vorspringende Tumorknospen, die regelmäßig eine deutliche Palisadenstellung der peripheren Zellage zeigen (Holubar 1975) (Abb. 2).

Bei dieser Spielart des Basalioms handelt es sich um einen sehr langsam wachsenden und in der Regel keine Beschwerden verursachenden Hauttumor. Vielfältig sind daher auch die Therapiekonzepte. Der schnellste, vielleicht auch

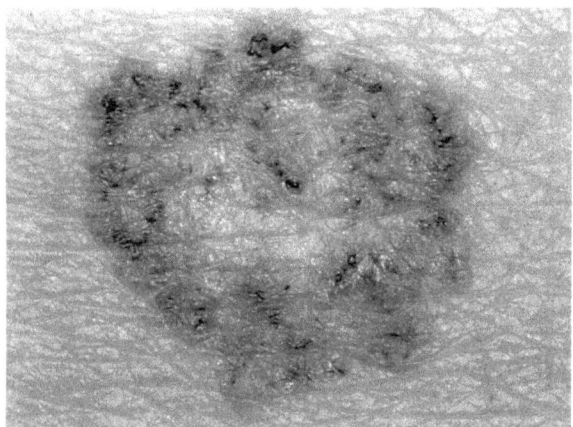

Abb. 1. Rumpfhautbasaliom

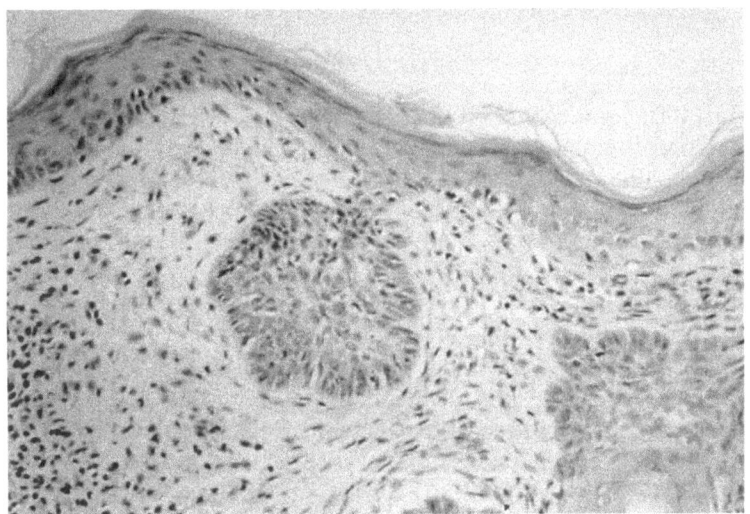

Abb. 2. Histologisches Bild des Rumpfhautbasalioms. Basaliomknospen an der Unterseite der Epidermis. Vergr. 40fach, HE

aufwendigste, aber histologisch sicherste Weg ist die chirurgische Intervention. Die Herde sind in der Regel durch einfache ovaläre Exzision mit anschließendem primären Wundverschluß zu entfernen. Bei größeren Herden bietet sich eine doppelte – M-Plastik an. Der Heilungsprozeß ist nach 7–14 Tagen abgeschlossen. Aufwendig sind dabei, um ein kosmetisch-ästhetisch gutes Ergebnis zu erlangen, die am Rumpf in der Regel erforderlichen subkutanen und fortlaufenden Intrakutannähte.

Im Rahmen der chirurgischen Behandlungsweise sollen zur Vervollständigung die in der Literatur angegebenen Praktiken: Abtragung mit der Kürette, Fräse sowie Dermatom genannt werden. Bei diesen Vorgehen sollte stets bedacht werden, daß ein zu tiefes Vordringen in das Corium eine häßliche und belastende Narbenbildung zur Folge haben kann (Konz 1975, McDaniel 1983).

Einfacher und schneller ist die Durchführung der Kryotherapie. Wir benutzen dazu das offene Sprühsystem mit flüssigem Stickstoff. Die superfiziellen Basaliome werden dabei nur flach, d.h. = 2 mm eingefroren. Intradermale Temperaturmessungen sind bei diesem Prozedere nicht erforderlich. Es empfiehlt sich eine Düse von 0,8 mm zu wählen und einen ausreichend großen Sicherheitsabstand zur Vermeidung von Randresiduen zu berücksichtigen. Wichtig ist das gleichmäßige Einfrieren des Tumors. Bei größeren Tumoren ab ca. 30 cm^2 sollte das Behandlungsareal aufgeteilt werden (Alexander 1984).

Wir konnten gute Erfolge bei Anwendung eines doppelten Gefrierzyklus, variierend zwischen 10–20 sec., beobachten. Nachteilig ist der von den Patienten nicht selten als unangenehm empfundene verzögerte Heilungsprozeß, der je nach Größe zwischen 3–6 Wochen dauern kann und natürlich das Fehlen der histologischen Aussage hinsichtlich der Radikalität des therapeutischen Prozedere (Breitbart 1983, Kuflik 1983).

Gleichermaßen verhält es sich mit der Lasertherapie. Zur Entfernung von Rumpfhautbasaliomen setzen wir den CO_2-Laser ein. Der Tumor wird oberflächlich vaporisiert. An die Vaporisationszone grenzt eine dünne bis zu 0,3 mm dicke Koagulationszone, so daß ein präzises Abtragen von Tumorgewebe im Gegensatz zur Elektrotherapie, bei der die Koagulationszone tiefer reicht, möglich ist. Da auch Blut- und Lymphgefäße bis zu einem Durchmesser von 1 mm verschlossen werden, ist das Operationsgebiet trocken und übersichtlich. Auch die Enden sensibler Nerven werden versiegelt, so daß die postoperativen Schmerzen deutlich reduziert werden (Landthaler et al. 1988).

Unterschiedlich beurteilt wird der Einsatz des Neodym-Yag Lasers, bei dem das Tumorgewebe koaguliert wird. Wegen der möglichen Gefahr der Überdosierung an Stellen mit dünner Epidermis und den damit verbundenen schlecht heilenden Fettgewebsnekrosen bedarf es sicher einer ausreichenden Erfahrung (Brunner et al. 1984, Bahmer 1988).

Zur Behandlung der Rumpfhautbasaliome wird auch die Radiotherapie eingesetzt. Es handelt sich dabei vorwiegend um die Röntgenweichstrahltherapie, die fraktioniert verabreicht wird und sich in Größenordnungen von 30–60 Gy und Einzeldosen von 4–10 Gy bewegt. Diesbezüglich sei auf die Fachliteratur verwiesen (Braun-Falco et al. 1973). Da es sich bei Patienten mit Rumpfhautbasaliomen vorwiegend um eine Population im 6.–8. Lebensdezennium handelt, ist hinsichtlich der Berücksichtigung eines Zweitkarzinoms auf der bestrahlten Haut weniger Zurückhaltung geboten. Die Behandlung sollte aber dennoch größeren Arealen vorbehalten sein.

Zur Vervollständigung seien noch folgende seltener zur Anwendung kommende Alternativbehandlungen genannt.

Im Rahmen der Elektrotherapie die Elektrodesikkation (Epstein 1977). Hierbei wird nur mit einer aktiven Elektrode unter Einsatz einer hohen Spannung und niederen Stromstärke gearbeitet. Die Elektrode wird in das zu behandelnde Gewebe eingestochen. Es kommt dabei zur Austrocknung bzw. Verkochung des Gewebes (Eichmann 1984).

Im Rahmen der Chemochirurgie die sog. Therapie nach Mohs oder Schreus, die ihre größte Verbreitung in den Vereinigten Staaten hat.

Das Procedere erfolgt in Lokalanästhesie. Der Tumor wird zunächst so weit wie möglich vom Zentrum zum Rande kürettiert. Daraufhin erfolgt eine lokale Applikation von Di-(Tri)-chloressigsäure, die blutstillend wirkt. Nach einem anderen Verfahren wird der Tumor im geschätzten Ausdehnungsbereich mit Dichloressigsäure vorbehandelt, um die Hornschicht für die anschließend aufgetragene ca. 40% Zinkchloridpaste durchlässig zu machen. Bei letzterem Verfahren wird eine Applikationsdicke von 1–2 mm und eine Applikationszeit von 3–5 Stunden gewählt. Das Gewebe mit den darin enthaltenen Nerven und Gefäßen wird dabei bis zu einer Tiefe von 2–3 mm fixiert und kann anschließend unblutig exzidiert werden. Wird nicht exzidiert, wird die Prozedur nach 1–2 Tagen wiederholt. Der entstehende Schorf wird mit dem Skapell abgetragen und die Demarkation und Abstoßung des nekrotischen Gewebes unter einem Trockenverband abgewartet (Holubar 1973, Burg 1977). Die kosmetischen Resultate sollen befriedigend sein (Robbins 1981, Cottel et al. 1982).

Im Rahmen der lokalen Behandlung mit Zytostatika ist die topische Anwendung von 5%–10% – Fluorouracil (Efudix, Effluderm) zu erwähnen. Hingewiesen sei jedoch auf den langwierigen und z.T. auch schmerzhaften Therapieverlauf, so daß die Indikation sorgfältig relativiert werden sollte.

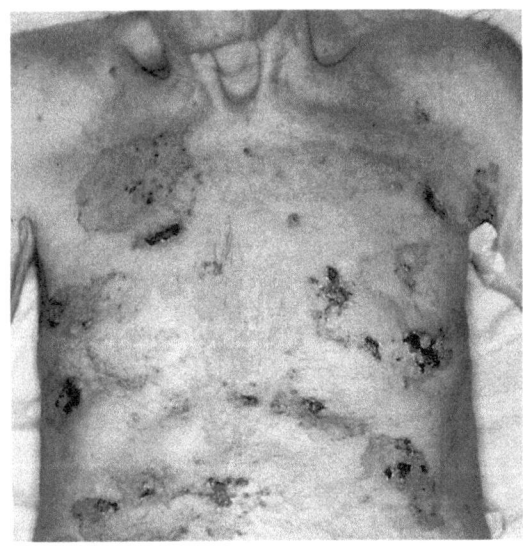

Abb. 3. Generalisierte Rumpfhautbasaliome

In letzter Zeit werden auch immunmodulierende Therapien in Form der intraläsionalen Gabe von Interferonen speziell Interferon α und Interferon β eingesetzt (Remy 1991). Eine lokale Applikation, wie man sie sich für das Rumpfhautbasaliom wünschen würde, existiert zur Zeit nach Aussagen der Pharmazeutischen Industrie noch nicht (Information der Firma Rentschler hinsichtlich des Fiblaferons).

Zur Vervollständigung sei die systemische Behandlung mit aromatischen Retinoiden (Tigason) erwähnt, deren Indikation nach sorgfältiger Abschätzung der begleitenden Nebenwirkungen, ausgeprägten Befunden, bei denen die o.g. Therapien nicht ausreichen, gestellt werden sollte (Abb. 3).

Zusammenfassend gibt es beim Rumpfhautbasaliom keine Therapie der Wahl. Das therapeutische Procedere sollte von der Größe des Befundes abhängig gemacht werden. Dabei ist aber den Wünschen des Patienten Rechnung zu tragen, auch wenn diese häufig von den eigenen Vorstellungen abweichen und nicht selten dennoch eher zum Erfolg führen.

Literatur

Alexander W (1984) Kryochirurgie. In: Petres I, I Kunze, RPM Müller (Hrsg). Onkologie der Haut. Grosse, Berlin, S 51–58
Bahmer FA (1988) Neodym: YAG-Laser in der Dermatologie. In: Haneke E (Hrsg). Gegenwärtiger Stand der operativen Dermatologie. Fortschritte der operativen Dermatologie, Bd. 4. Springer, Berlin, S 25–32
Braun-Falco O, Lukacs S (1973) Dermatologische Röntgentherapie. Ein Leitfaden für die Praxis. Springer, Berlin
Braun-Falco O, Plewig G, Wolff HH (1984) Dermatologie und Venerologie. Springer, Berlin, S 881–888
Breitbart EW (1983) Kryochirurgie: Methodik und Ergebnisse. Hautarzt 34:612–619
Brunner R, Landthaler M, Haina D, Frank F, Waidelich W, Braun-Falco O (1984) Laser – Behandlung von nicht vaskulären Veränderungen im Kopfbereich. In: Müller RPA, Friedrich HC, Petres I (Hrsg). Operative Dermatologie im Kopf-Hals-Bereich. Fortschritte der operativen Dermatologie, Bd. 1. Springer, Berlin, S 270–273
Burg G (1977) Mikroskopisch kontrollierte (histographische) Chirurgie. In: Konz B, Burg G (Hrsg). Dermatochirurgie in Klinik und Praxis. Springer, Berlin, S 72–82
Cottel W, Proper S (1982) Mosh surgery, fresh-tissue technique. Our technique with a review. J Dermatol Surg Oncol 8:576–587
Eichmann F (1984) Gefahren und Komplikationen der Elektrochirurgie. In: Konz B, Braun-Falco O (Hrsg). Komplikationen in der operativen Dermatologie. Springer, Berlin, S 19–22
Epstein E (1977) Curettage – Elektrodesiccation vs surgical excision. Arch Dermatol 113:1729–1730
Holubar K (1975) Das Basaliom. In: Jadassohn J (Hrsg). Handbuch der Haut- und Geschlechtskrankheiten, Bd. III/3A. Springer, Berlin, S 235–390
Konz B (1975) Dermatomexzision multipler Rumpfhautbasaliome. Hautarzt 26: 647–650
Kuflik EG (1983) Cryosurgical treatment of large basal-cell-carcinomas on the trunk. J Dermatol Surg Oncol 9:226–230
Landthaler M, Haina D, Hohenleutner U, Seipp W, Waidelich W, Braun-Falco O (1988) Der CO_2-Laser in der Dermatotherapie – Anwendung und Indikation. Hautarzt 39:198–204

McDaniel WE (1983) Therapie for basal cell epitheliomas by curettage only. Further study. Arch Dermatol 119:901–903
Remy W, Schober C (1991) Intratumorale Applikation von Interferon bei Basaliomen. Zbl Haut 158:854
Robins W (1981) Chemosurgery: My 15 years of experience. J Dermatol Surg Oncol 9:779–789
Schmoeckel Ch (1986) Diagnostisches und Differentialdiagnostisches Lexikon der Dermatologie und Venerologie. Cita, Bonn

Basaliom und Metastasen

H. P. Soyer, L. Cerroni und H. Kerl

Einleitung

Basaliome werden als fakultativ maligne, zur lokalen Destruktion befähigte, meist aus zwei geweblichen Komponenten aufgebaute („fibro-epitheliale") Hauttumoren mit Adnexcharakter definiert [10]. Zahlreiche erfahrene Pathologen und Dermatologen bezweifeln eine Metastasierungspotenz des Basalioms, und es hat sich vielfach die Meinung durchgesetzt, daß das „klassische" Basaliom nicht metastasiert bzw. daß es sich bei den metastasierenden Basaliomen um metatypische Epitheliome, „verwilderte Basaliome", basosquamöse Karzinome [15] oder sogar um Fehldiagnosen handelt. Andererseits wurden seit der Erstbeschreibung eines Ulcus rodens mit Lymphknotenmetastasen bei einem 46jährigen Mann durch Beadles [3] im Jahre 1894 bisher etwa 300 einschlägige Beobachtungen mitgeteilt.

Im Krankengut der Univ.-Klinik für Dermatologie und Venerologie in Graz fanden wir unter etwa 12000 in den letzten Jahren untersuchten Basaliomen zwei Patienten mit metastasierenden Basaliomen. Analysiert man die bisher publizierten Fälle und die eigenen Beobachtungen, so möchten wir den Schluß ziehen, daß Basaliome – allerdings sehr selten – metastasieren können.

Klinische Aspekte

Exakte Angaben über die tatsächliche Häufigkeit metastasierender Basaliome können nicht gemacht werden. Entsprechende Mitteilungen in der einschlägigen Literatur – bezogen auf die Gesamtzahl der Basaliome – variieren zwischen 0,0028% und 0,1% [1, 6, 7, 17, 19]. Männer sind anscheinend viel häufiger betroffen als Frauen. Farmer und Helwig [8] untersuchten am Armed Forces Institute of Pathology eine Serie von 17 Patienten und fanden darunter 16 Männer und eine Frau.

Die Primärtumoren werden besonders zwischen dem 30. und 60. Lebensjahr beobachtet und sind vorwiegend im Kopf-Halsbereich lokalisiert [5, 7, 14]. Andere Lokalisationen betreffen den Rücken, die Extremitäten (eigene Beobachtungen) und sogar die Vulva.

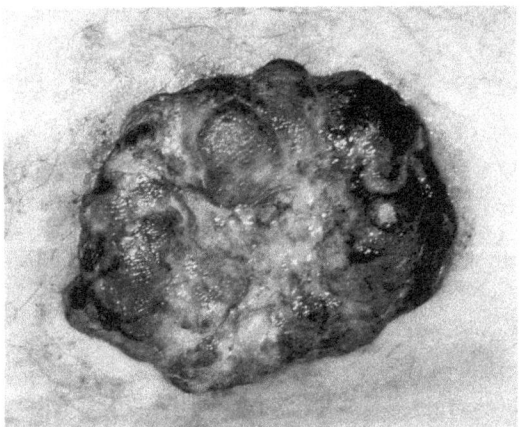

Abb. 1. Großes, knotiges-ulzeriertes Basaliom am linken Oberschenkel mit Lymphknotenmetastasen in der linken Leiste

Das klinische Bild der Primärtumoren ist meist durch lange bestehende, sehr große ulzerierte Basaliome (Abb. 1) mit ausgedehnter lokaler Invasion („horrifying basal cell carcinoma") charakterisiert. Von einigen Autoren wurde auch das multiple Auftreten der Primärläsionen verzeichnet. Sogar beim Basalzellnaevus-Syndrom wurde Metastasierung beobachtet (Lungenmetastasen).

Besonders hervorzuheben ist der Umstand, daß metastasierende Basaliome häufig durch sehr lange (jahre- bis jahrzehntelange) Krankheitsdauer vor dem Auftreten der Metastasen gekennzeichnet sind und daß verschiedene Therapieversuche (chirurgische Eingriffe, Röntgenbestrahlung) erfolglos waren. Metastasen wurden 1 bis 45 Jahre (Median von 9 Jahren) nach Auftreten des Primärtumors beobachtet [7].

Histologische Befunde

Die histologischen Bilder des Primärtumors können alle Varianten des Basalioms aufweisen. So wurden Metastasen häufig beim soliden (Abb. 2a) und verhornenden, darüber hinaus auch bei adenoid-zystischen und morphaea-ähnlichen Basaliomen und bei solchen mit ekkriner und follikulärer Differenzierung beobachtet [19, 21]. Es ist allerdings besonders herauszustellen, daß die meisten Fälle in den Primärtumoren, Rezidiven und Metastasen ein metatypisches Muster aufweisen [8]. Leider lassen sich aus den histomorphologischen Befunden keine Rückschlüsse auf das biologische Verhalten des Tumors ziehen.

Betrachtet man die Abbildungen der publizierten Fälle metastasierender Basaliome, so sind einige Berichte nur mit Vorbehalt zu akzeptieren [13]. Bei einigen Darstellungen sind diagnostische Fehldeutungen in Betracht zu ziehen.

Basaliom und Metastasen

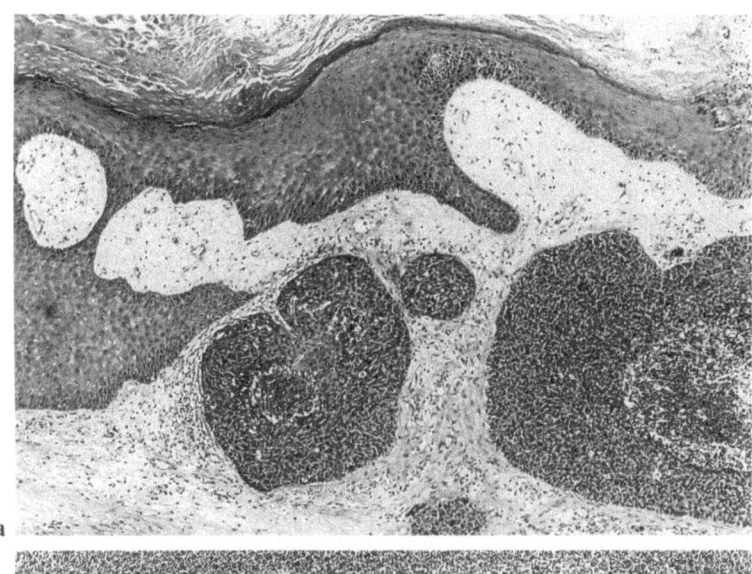

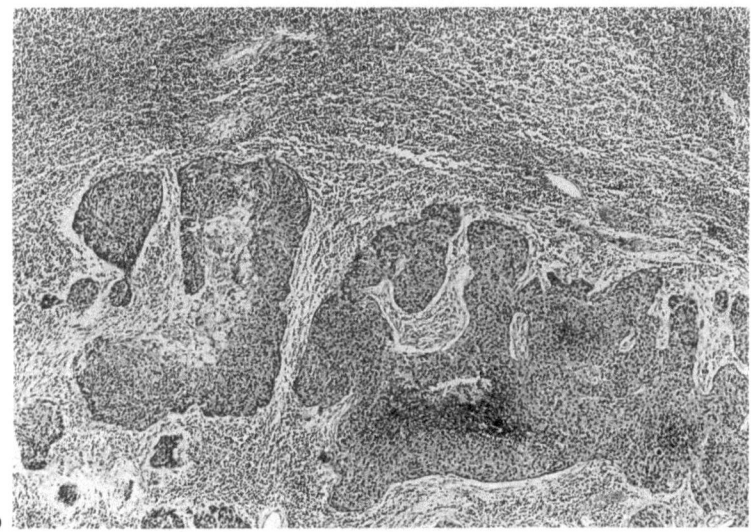

Abb. 2a, b. a Komplexe eines soliden Basalioms. Histologisches Präparat des in Abbildung 1 gezeigten Tumors. **b** Lymphknoten-Metastase

Von den möglichen Irrtümern sind Kollisionstumoren (gemeinsame Entwicklung eines Basalioms und eines spinocellulären Karzinoms), Adnexkarzinome (z. B. primäres mucinöses bzw. adenoid-zystisches Karzinom der Haut), der Merkelzelltumor und Hautmetastasen anzuführen.

Ein Problem betrifft die große Zahl der verwendeten Bezeichnungen wie metatypisches Epitheliom bzw. Karzinom, basosquamöses Karzinom, Übergangsmischformen, Basalzellkarzinom, verwildertes Basaliom usw. Von allen diesen Bezeichnungen sollte heute Abstand genommen werden. Der Begriff

„Basalzellkarzinom" ist nicht zuletzt deshalb zu vermeiden, weil in der englischen Terminologie „basal cell carcinoma" dem Basaliom klassischer Prägung entspricht [17, 18]. Die meisten Fälle von basosquamösen Karzinomen können heute als Basaliome mit fokaler Keratinisierung oder abortiver organoider Differenzierung zu Haarfollikeln (z. B. verhornendes Basaliom, trichoepitheliomatöses Basaliom) identifiziert werden. Vielfach liegt auch nur eine Umwachsung von Follikelanteilen durch Basaliomnester vor, oder handelt es sich um Basaliomnester zusammen mit hyperplastischen Epithelzapfen (z. B. Pseudorezidive nach Röntgenstrahlung im Randgebiet des Bestrahlungsfeldes). Streng abzutrennen sind hier auch die bereits erwähnten Kollisionstumoren. Nach genauer Durchsicht unseres Basaliomkrankengutes möchten wir festhalten, daß eine eindeutige histologische Basaliom-Klassifikation nicht immer möglich ist.

In der Regel entsprechen auch die Metastasen morphologisch dem Primärtumor (Abb. 2b). In einzelnen Fällen fällt jedoch auf, daß z. B. in der Haut ein solides oder metatypisches Basaliom vorliegt, wohingegen im Lymphknoten ein adenoides Muster diagnostiziert wird. Knochenmetastasen von Basaliomen können gelegentlich Pilomatrixome mit charakteristischen Schattenzellen imitieren [8].

Die Stromareaktion verleiht dem Basaliom bekanntlich diagnostische Züge und zeigt eine große Variabilität. Auch bei den metastasierenden Formen werden fibröse bzw. desmoplastische, ödematöse und mucinöse Veränderungen gefunden. Die gegenseitige Abhängigkeit (Interdependenz) und Wechselwirkung von Basaliomparenchym und Stroma dürfte die hauptsächliche Ursache dafür sein, daß Basaliome nur extrem selten metastasieren. Van Scott und Reinertson [20] konnten dies im Tierversuch eindrucksvoll nachweisen. Bei Transplantation von Basaliomen gelang eine Verpflanzung nur, wenn Parenchym und Tumorbett gemeinsam übertragen wurden; rein epitheliale Basaliomanteile ohne umhüllendes Stroma zeigten dagegen eine fehlende Nidation. Wahrscheinlich muß die gesamte Tumoreinheit an Lymph- bzw. Blutgefäße Anschluß finden, bevor sich einige Fragmente ablösen und an den zukünftigen Metastasierungsort gelangen.

Metastasierungswege und Lokalisation der Metastasen

Die Metastasierung erfolgt hauptsächlich über die Lymphwege (Lymphknoten) und die Blutbahn (z. B. Lunge, Knochen) [7, 14, 16]. Eine weitere Ausbreitungsroute des Basalioms findet man nach Aspiration von lebenden Tumorzellen über den Respirationstrakt mit Verschleppung in die Bronchien und nachfolgender Proliferation in den Lungen (Aspirations-Metastasen) [9]. Diese Fälle werden bei großen in der Nähe der Nase bzw. des Oro-pharyngeal-Bereiches lokalisierten Basaliomen beobachtet, wo durch Gesichtszerstörung, Mißbildungen, Fisteln oder chirurgische Eingriffe eine Verbindung mit dem Respirationstrakt besteht.

Die häufigsten Lokalisationen der Basaliom-Metastasen finden sich in den regionären Lymphknoten (68%), in Lunge und Pleura (20%) sowie in der Leber (18%) und im Skelettsystem (17%) [7]. Fernabsiedelungen in anderen Organen werden seltener beobachtet. In der Mehrzahl der Fälle fanden sich solitäre Metastasen, vielfach wurde jedoch auch über eine generalisierte Metastasierung berichtet.

Faktoren, welche die Metastasierungen von Basaliomen beeinflussen können

Die Metastasierungspotenz von Basaliomen steht offensichtlich in engem Zusammenhang mit den verschiedenen durchgeführten Therapiemaßnahmen. Dafür spricht vor allem, daß bei mehr als 50% der Patienten mit metastasierenden Basaliomen der Primärtumor bestrahlt wurde. Bei zahlreichen anderen Patienten wurden wiederholte chirurgische Maßnahmen durchgeführt. Es gibt genügende Hinweise (vor allem tierexperimenteller Natur), daß eine Strahlentherapie ein „enhancement" im Hinblick auf das Wachstum und die Ausbreitung eines Tumors auslösen kann. Dies wird auch bei Tumoren mit primär niedriger Metastasierungsrate, die mit nicht kurativen Röntgendosen behandelt wurden, beobachtet. Ein Beispiel stellt das verrucöse Karzinom dar, wo es nach inadäquater Bestrahlung zu einem bei diesem Tumor eher ungewöhnlichen Auftreten von Metastasen kommen kann.

Wichtige Aufschlüsse über das Metastasierungsverhalten des Basalioms sind wahrscheinlich durch das Studium der Adhäsionsmoleküle (Zell-Stroma/Matrix-Interaktion) zu erwarten [11].

Prognose und Therapie

Die Prognose metastasierender Basaliome ist sehr ungünstig, und die durchschnittliche Überlebenszeit nach dem Auftreten der Metastasen beträgt nur 10 bis 16 Monate [7, 8, 19].

Mit den heute verfügbaren Therapiemaßnahmen ist wahrscheinlich eine Verbesserung der Prognose zu erwarten. In den letzten Jahren wurde mehrmals über z. T. erfolgreiche chemotherapeutische Behandlung von metastasierenden Basaliomen berichtet [2, 4, 12, 22].

Eine einheitliche Empfehlung hinsichtlich der Therapie von Basaliomen mit Metastasen kann nicht gegeben werden, weil wegen der Seltenheit des Krankenbildes verständlicherweise noch zu geringe Erfahrungen vorliegen. Bei großen, vernachlässigten, vorbehandelten oder nach einer langen Latenzperiode rezidivierenden Basaliomen sollte der Kliniker wachsam sein und an die Möglichkeit der Metastasierung denken. Kurzfristige Kontrolluntersuchungen, sorgfältige Palpation der regionären Lymphknoten, Lungenröntgen, eventuell Knochenröntgen und Laboruntersuchungen (Leberfunktion, u.a.)

sind hier indiziert. Die Exzision des Primärtumors mittels mikroskopisch kontrollierter Schnittrandkontrolle ist die Therapie der Wahl.

Literatur

1. Amonette RA, Salasche SJ, Chesney TMcC, Clarendon CCD, Dilawari RA (1981) Metastatic basal-cell carcinoma. J Dermatol Surg Oncol 7:397–400
2. Bason MM, Grant-Kels JM, Govil M (1990) Metastatic basal cell carcinoma: Response to chemotherapy. J Am Acad Dermatol 22:905–908
3. Beadles CF (1894) Rodent ulcer. Trans Pathol Soc (Lond) 45:176–181
4. Coker DD, Elias EG, Viravathana T, McCrea E, Hafiz M (1983) Chemotherapy for metastatic basal cell carcinoma. Arch Dermatol 119:44–50
5. Costanza ME, Dayal Y, Binder S, Nathanson L (1974) Metastatic basal cell carcinoma: Review, report of a case, and chemotherapy. Cancer 34:230–235
6. Cotran RS (1961) Metastasizing basal cell carcinomas. Cancer 14:1036–1040
7. v. Domarus H, Stevens PJ (1984) Metastatic basal cell carcinoma. Report of five cases and review of 170 cases in the literature. J Am Acad Dermatol 10:1043–1060
8. Farmer ER, Helwig EB (1980) Metastatic basal cell carcinoma: A clinicopathologic study of seventeen cases. Cancer 46:748–757
9. Guillan RA, Johnson RP (1978) Aspiration metastases from basal cell carcinoma. The 92nd known case. Arch Dermatol 114:589–590
10. Holubar K (1975) Das Basaliom. In: Gottron HA, Korting GW (eds) Nicht entzündliche Dermatosen. Handbuch der Haut- und Geschlechtskrankheiten, Bd. III/3A. Springer, Berlin Heidelberg New York, pp 235–390
11. Kaufmann R, Weber L, Klein CE (1990) Integrine – neue Rezeptormoleküle: ihre Bedeutung für die Differenzierung, Regeneration und Immunantwort der Haut. Hautarzt 41:256–261
12. Khandekar JD (1990) Complete response of metastatic basal cell carcinoma to Cisplatin chemotherapy: A report on two patients. Arch Dermatol 126:1660
13. Lattes R, Kessler RW (1951) Metastasizing basal-cell epithelioma of the skin. Report of two cases. Cancer 4:866–878
14. Lo JS, Snow SN, Reizner GT, Mohs FE, Larson PO, Hruza GJ (1991) Metastatic basal cell carcinoma: Report of twelve cases with a review of the literature. J Am Acad Dermatol 24:715–719
15. Lopes de Faria J, Nunes PHF (1988) Basosquamous cell carcinoma of the skin with metastases. Histopathology 12:85–94
16. Mikhail GR, Nims LP, Kelly AP, Ditmars DM, Eyler WR (1977) Metastatic basal cell carcinoma. Review, pathogenesis, and report of two cases. Arch Dermatol 113:1261–1269
17. Miller SJ (1991) Biology of basal cell carcinoma (part I). J Am Acad Dermatol 24:1–13
18. Miller SJ (1991) Biology of basal cell carcinoma (part II). J Am Acad Dermatol 24:161–175
19. Safai B, Good RA (1977) Basal cell carcinoma with metastasis. Review of literature. Arch Pathol Lab Med 101:327–331
20. van Scott EJ, Reinertson RP (1961) The modulating influence of stromal environment on epithelial cells studied in human autotransplants. J Invest Dermatol 36:109–131
21. Wermuth BM, Fajardo LF (1970) Metastatic basal cell carcinoma. A review. Arch Pathol 90:458–462
22. Wieman TJ, Shively EH, Woodcock TM (1983) Responsiveness of metastatic basal-cell carcinoma to chemotherapy. A case report. Cancer 52:1583–1585

Das Basalzellkarzinom – ein Basaliom mit maligner Entartung?

H. Winter, H. Audring und N. Sönnichsen

Schon bei der Themenwahl waren wir uns der noch heute aktuellen Problematik einer derartigen Fragestellung bewußt, obgleich seit der klassischen Beschreibung dieser Hauttumoren durch Krompecher inzwischen mehr als 90 Jahre vergangen sind. Unterschiedliche, teilweise divergierende Aussagen im Schrifttum mußten kritisch gewertet werden, um eigene Beobachtungen entsprechend einordnen zu können. Als erschwerend erwies sich das Fehlen einer einheitlichen Nomenklatur. So werden je nach Sprachgebrauch und dermatologischer Schule die Bezeichnungen „Basaliom", „Basalzellepitheliom", „basal cell epithelioma", „Epithelioma basocellulare", „Basalzellkarzinom", „basal cell carcinoma" bzw. „Carcinoma basocellulare" vielfach noch als synonyme Begriffe verwendet. Gerade diese Tatsache führt zwangsläufig zur sprachlichen Verwirrung und schafft schwer lösbare Definitionsprobleme [5, 12]. Während in der angelsächsischen Literatur einheitlich die Bezeichnung „basal cell carcinoma" benutzt wird, hat sich im deutschsprachigen Schrifttum der Begriff „Basaliom" allgemein durchgesetzt [10]. Der Terminus „Basaliom", der 1901 von Nekam geprägt wurde, ist von Vorteil, da er nach Holubar gleichsam neutral ist und keine Präjudizierung hinsichtlich des biologischen Charakters dieser Geschwulst darstellt.

Bekanntlich handelt es sich bei den Basaliomen, die zu den häufigsten Neubildungen des Hautorgans zählen, um eine heterogene Tumorgruppe mit zahlreichen Varianten. Diese unterscheiden sich nicht nur in ihrem klinischen und histopathologischen Bild, sondern auch in ihrem biologischen Verhalten wesentlich voneinander.

Das gewöhnliche *Basaliom* zählt mit seinen unterschiedlichen morphologischen Erscheinungsformen und seinem typischen Wachstumsverhalten definitionsgemäß zur Gruppe der semimalignen Tumoren. Die Heilungsergebnisse sind bei adäquater Therapie hoch, und die Rezidivquote ist dementsprechend gering. Demgegenüber gibt es relativ selten aggressive Wachstumsformen, die erhebliche therapeutische Probleme bereiten. Trotz anscheinend radikaler Tumorexzision mit histigraphischer dreidimensionaler Schnittrandkontrolle wird durch immer wieder auftretende Rezidive ein ständig fortschreitender, lokal destruierender Wachstumsprozeß beobachtet. Schließlich kann dieses aggressive Wachstumsverhalten auch unter Bildung von lymphogenen und/oder hämatogenen Metastasen unaufhaltsam zum Tode führen [3, 4, 5, 6, 9, 13].

Aufgrund derartiger klinischer Verlaufsformen verbunden mit Besonderheiten im histopathologischen Erscheinungsbild finden sich im Schrifttum schon frühzeitig Bemühungen, diese Tumoren als Sondergruppe herauszustellen [4, 5]. In diesem Zusammenhang soll nur an die metatypischen Epitheliome nach Darier und Ferrand und auch an die Gruppe der atypischen verwilderten Basaliome nach Miescher sowie Gottron erinnert werden.

Als *Basalzellkarzinome* sollten nur die basaloiden Tumoren bezeichnet werden, die aufgrund ihres aggressiven biologischen Verhaltens und ihres atypischen feingeweblichen Erscheinungsbildes Merkmale maligner Tumoren zeigen [4, 5]. Schon lange geht der Streit um die Möglichkeit einer Prognosevorhersage aus dem pathohistologisch erkennbaren Wachstumsmuster. Ohne auf histologische Aspekte im Detail eingehen zu wollen – dies soll im Rahmen einer speziellen Publikation geschehen – hier nur wenige Bemerkungen zu dieser Problematik. Die Assoziation des Basalioms zum Haarfollikel ist eine schon lange bekannte Tatsache. Interessant erscheint in diesem Zusammenhang eine Mitteilung auf dem 2. Meeting der Deutsch-Japanischen Gesellschaft für Dermatologie 1990 in Hakone/Japan [1]. Mittels Immunhistochemie konnte nachgewiesen werden, daß das Zytokeratin im Basaliom nicht mit dem in den epidermalen Keratinozyten, sondern mit dem in der äußeren Haarwurzelscheide identisch ist. So ist es unschwer vorstellbar, daß ein aus dieser Follikelregion hervorgegangener Tumor die Potenz des Haarfollikels nachahmt und mit Hilfe seiner bindegewebigen Haarscheide progressiv in die Tiefe des Koriums oder sogar bis in die Subkutis vordringen kann. In Übereinstimmung mit Berichten des Schrifttums zeigen Basaliome mit ausgeprägtem fibrösen Stroma eine höhere Rezidivneigung wie auch ein stärkeres lokal aggressives Wachstum [2, 4, 5]. Gleiches trifft für Basaliome zu, die in ihrem Zellbild Ähnlichkeit mit Strukturen der „Haarfollikel-Talgdrüse-apokrine Drüse-Einheit" erkennen lassen. – Neben einer relativ langen Bestandsdauer der Primärtumoren scheinen auch exogene Faktoren, wie z. B. chronische Reizzustände, unradikale operative Behandlungsversuche, besonders aber insuffiziente strahlentherapeutische Bemühungen von wesentlicher ätiopathogenetischer Bedeutung zu sein [2, 3, 4, 5, 6, 9].

Metastasierende Basalzellkarzinome sind wegen ihrer außerordentlichen Seltenheit schon immer von besonderem Interesse gewesen. So finden sich im Schrifttum eine Vielzahl kasuistischer Beiträge [3, 4, 5, 6, 9]. Insgesamt sind bisher etwa 250 Fälle eindeutig dokumentiert worden [9]. Die Häufigkeit des Auftretens, bezogen auf die Gesamtzahl der Basaliome, wird mit 0,0028 bis 0,55% angegeben. Meist handelt es sich um Tumoren der Kopf-Nackenregion. Überwiegend, in 80–90% der Fälle, erfolgt die Metastasierung in die regionären Lymphknoten. Darüber hinaus konnten Fernmetastasen in den verschiedensten Organen nachgewiesen werden [3, 4, 5, 9].

Patienten

In einer 10-Jahres-Analyse (1981–1990) wurden insgesamt 1313 Primärtumoren ausgewertet. Dabei handelt es sich um 1167 Patienten, darunter auch Patienten mit mehreren Primärtumoren, die in diesem Zeitabschnitt an der Universitäts-Hautklinik der Charité behandelt wurden. Die Erstrezidivrate nach operativer Therapie liegt bei 2,7%. 6 Patienten – 3 Männer und 3 Frauen – zeigen Basaliomformen, die nach unserer Auffassung der Gruppe der Basalzellkarzinome zuzuordnen sind. Die Altersgrenzen schwanken zum Zeitpunkt der Erstbehandlung zwischen 49 und 80 Jahren. Der Anteil dieser Basalzellkarzinome an der Gesamtzahl der Basaliomformen beträgt 0,5%.

Kasuistiken

1. G., Charlotte, 53 Jahre
Tumorentwicklung: 11 Jahre. *Lokalisation:* Behaarter Kopf. *Erstbehandlung:* 1980 Radiatio. 2 Jahre später multiple Tumorbildungen im Bestrahlungsfeld (Abb. 1a). 1983 großflächige histographisch kontrollierte Exzision des Tumorfeldes mit Nachexzision. Nach Konditionierung Spalthauttransplantation (Mesh-graft-Technik). *Verlauf:* 2 Jahre nach Exzisionsbehandlung Rezidiv occipital später auch temporal und frontal. 1985–1990 insgesamt 27 (!) histographisch kontrollierte Rezidivtumorentfernungen mit nachfolgenden plastischen Deckungen. Seit 1987 mehrfach zusätzliche Exstirpation von Lymphknotenmetastasen prae- und retroauriculär, cervical und nuchal. Im Frühjahr 1991 erneute Tumorrezidive occipital (Abb. 1b) mit Ausbildung einer linksseitigen Facialisparese. Schädel CT und MRT: Knochendestruktion occipital links mit intrakraniellem und infratentoriellen Tumoreinbruch. 30.5.91: Entfernung der befallenen Schädelknochenanteile, partielle Resektion der Felsenbeinpyramide links sowie Exstirpation des bis zum Kleinhirn durchgebrochenen Tumorgewebes. Plastische Defektdeckung (Neurochirurgische Klinik, Charité). Anschließend (29.8.91) erneute histographisch kontrollierte Rezidivtumorexzision links temporal. – Gegenwärtig subjektives Wohlbefinden ohne Anhalt für Rezidiv oder Metastasen. *Histologie:* Follikulärer, stark fibrosierender Basaliomtyp, z. T. verhornend (Abb. 1c). Tumoreinbrüche in die benachbarte Muskulatur und in das Knochengewebe. Lymphknotenmetastasen (Abb. 1d).

2. S., Karl-Heinz, 49 Jahre
Tumorentwicklung: 3 Jahre. *Lokalisation:* Rechte Axilla. *Erstbehandlung:* 1980 Tumorexzision mit axillärer Lymphknotenentfernung. *Verlauf:* 1 Jahr später Rezidivbildung. 1981–1984 insgesamt 4 Rezidivoperationen ohne Erfolg. 1984 Amputatio interthoracoscapularis rechts sowie Segmentresektion (Chirurgische Klinik, Charité) wegen erneutem Tumorrezidiv mit Infiltration in die Muskulatur der seitlichen Brustwand und Ummauerung des Plexus brachialis sowie Lungenmetastasen im rechten Oberlappen. – 1986 generalisierte Meta-

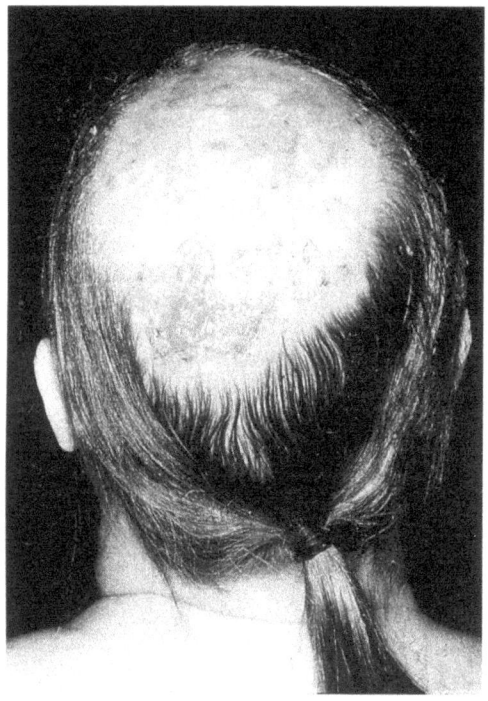

Abb. 1a. 53jährige Patientin mit multiplen Basalzellkarzinomrezidiven am behaarten Kopf 2 Jahre nach strahlentherapeutischer Behandlung

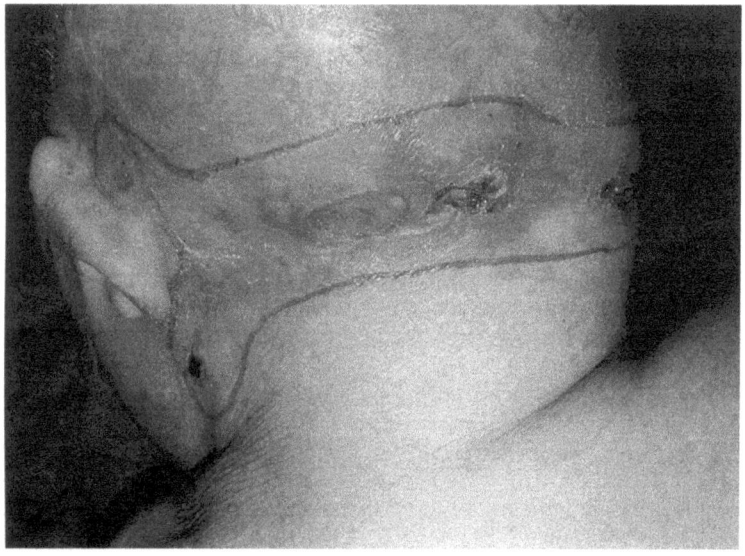

Abb. 1b. Erneute Tumorrezidive occipital 7 Jahre nach der Primäroperation. Eingezeichnete Exzisionsgrenzen (histographisch kontrollierte Chirurgie)

Das Basalzellkarzinom – ein Basaliom mit maligner Entartung? 35

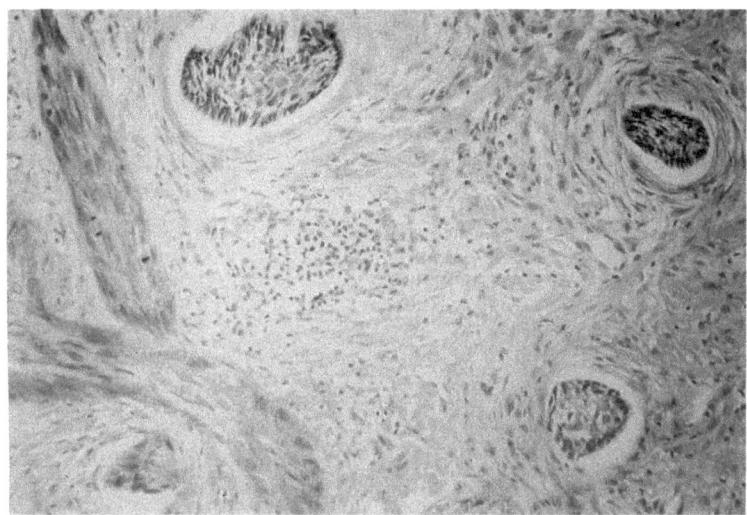

Abb. 1 c. Weit auseinanderliegende Tumorgewebsinseln von einem ausgeprägten bindegewebigen Stroma umgeben; in die Tiefe wachsend (Präp.-Nr. 344/85; HE 260fach)

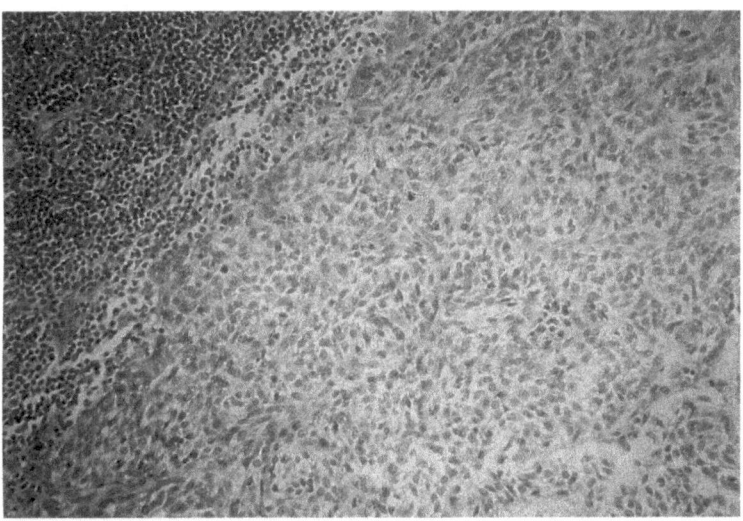

Abb. 1 d. Lymphknotenmetastase (Präp.-Nr. 2026/84; HE 260fach)

stasierung, Exitus letalis. *Histologie:* Baso-squamöser Tumor mit ausgeprägtem bindegewebigen Stroma. Einbruch in die Muskulatur. Lymphknoten- und Lungenmetastasen.

3. W., Wolfgang, 76 Jahre
Tumorentwicklung: 2 Jahre. *Lokalisation:* Stirnregion links. *Erstbehandlung:* 1984 Exzision, Nahlappenplastik. *Verlauf:* 1985 und 1986 Tumorrezidivoperationen (Histographie) mit plastischen Deckungen. 1987 erneute Rezidivtumorbildung mit Einbruch in die linke Orbita und intrakraniell. – Exitus letalis. *Histologie:* Follikulär-adenoider, stark fibrosierender Basaliomtyp; z.T. verhornend. Neurotropes Verhalten als Zeichen aggressiven Tumorwachstums.

4. K., Alfred, 73 Jahre
Tumorentwicklung: 2 Jahre. *Lokalisation:* Temporalregion rechts (Abb. 2a). *Erstbehandlung:* 1986 Tumorexzision. *Verlauf:* 1988 zweimalige histographisch kontrollierte Rezidivexzisionen mit nachfolgenden Spalthauttransplantationen nach Wundkonditionierung. 1989 Rezidivtumor mit Einbruch in benachbarte Knochenstrukturen und in die rechte Orbita sowie Ausbildung einer Satellitenmetastase. Insgesamt 3 Rezidivoperationen: Entfernung des Jochbogens und der lateralen Orbitawand, Exenteratio orbitae sowie Oberkieferteilresektion (Klinik für Kiefer- und Gesichtschirurgie, Charité). Im gleichen Jahr Einbruch intrakraniell. – Exitus letalis. *Histologie:* Fibrosierender, baso-squamöser Basaliomtyp; teilweise mit plattenepithelartiger Umwandlung. Tumoreinbrüche in das benachbarte Knochengewebe (Abb. 2b). Satellitenmetastase.

5. M., Margarete, 71 Jahre
Tumorentwicklung: 1940 Kniegelenksresektion links wegen Knochentuberkulose mit nachfolgender langjähriger Fisteleiterung. Beginnendes Tumorwachstum 4 Jahre vor Erstbehandlung. *Lokalisation:* Linkes Knie. *Erstbehandlung:* 1987 histographisch kontrolliert Tumorexzision. Spalthauttransplantation (Mesh-graft-Technik) nach Wundkonditionierung. 1988 Tumorrezidivoperation (Histographie) mit Nachexzision. Wundkonditionierung. Reverdinplastik. 1989 multiple Hautmetastasen am linken Knie und linken Unterschenkel. Operative und kryochirurgische Entfernung. – Seither Wohlbefinden ohne Anhalt für lokales Rezidiv und Metastasen. *Histologie:* In kleinen Nestern in die Tiefe wachsendes, stark fibrosierendes metatypisches Basaliom vom Typ intermediare. Hautmetastasen.

6. S., Frieda, 80 Jahre
Tumorentwicklung: 3 Jahre. *Lokalisation:* Rechter Unterschenkel. *Erstbehandlung:* 1990 histographisch kontrollierte Tumorexzision. Spalthauttransplantation (Mesh-graft Technik) nach Wundkonditionierung. *Verlauf:* 1991 Ausräumung der inguinalen Lymphknoten rechts wegen Lymphknotenmetastasen. – Gegenwärtig subjektives Wohlbefinden ohne Anhalt für lokales Rezidiv und Metastasen. *Histologie:* Metatypisches Basaliom vom Typ intermediare mit reichlich bindegewebigem Stroma. In vielen kleinen Nestern in die Tiefe wachsend. Tumorzellkomplex im Lumen eines Lymphgefäßes nachweisbar. Lymphknotenmetastasen.

Das Basalzellkarzinom – ein Basaliom mit maligner Entartung? 37

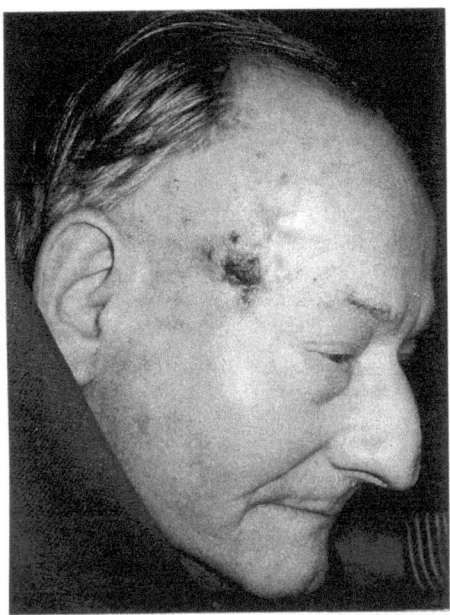

Abb. 2a. 73jähriger Patient mit Basalzellkarzinom an der rechten Schläfe. Klinischer Befund unterscheidet sich nicht von typischen Basaliombildern („Wolf im Schafspelz")

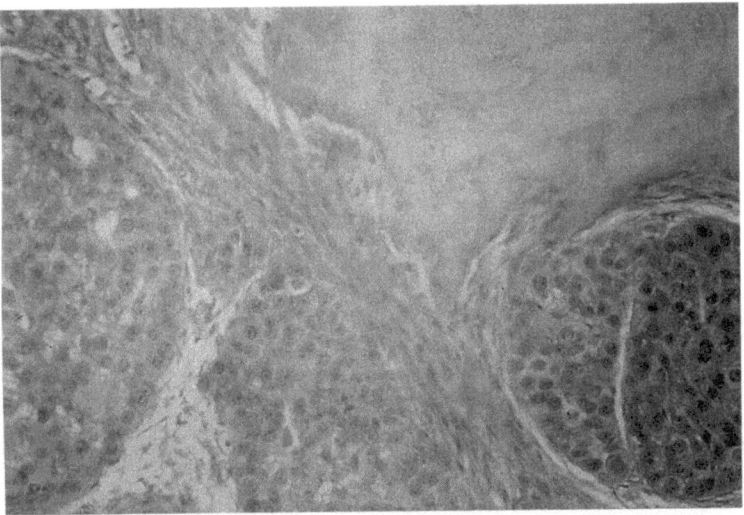

Abb. 2b. 3 Jahre nach der Primäroperation lokaler Tumorzelleinbruch in das Knochengewebe. Die Basaliomstruktur ist hier kaum noch zu erkennen (Präp.-Nr. 1848/89; HE 260fach)

Bei 3 Patienten handelte es sich um Basalzellkarzinome im Kopfbereich. Weitere Tumorlokalisationen waren die Axilla, die Knieregion und der Unterschenkel. Alle Primärtumoren waren klinisch zunächst ohne Besonderheiten. Die Zeitspanne zwischen dem Auftreten der ersten Tumorzeichen und der operativen bzw. strahlentherapeutischen Erstbehandlung schwankte zwischen zwei und 11 Jahren (2 Pat.: 2 Jahre; 2 Pat.: 3 Jahre; 1 Pat.: 4 Jahre; 1 Pat.: 11 Jahre). Die histopathologische Untersuchung ergab überwiegend stark fibrosierende zu follikulärer Differenzierung neigende Tumoren. Bei 5 Patienten kam es trotz anscheinend vollständiger Exzision auch nach histographischer dreidimensionaler Schnittrandkontrolle zu lokal aggressiven Tumorrezidiven; darunter eine Patientin mit bisher 30 (!) Basalzellkarzinomrezidiven. Alle 3 Patienten mit Tumorlokalisation am Kopf zeigten im Beobachtungszeitraum einen Einbruch des Rezidivtumors in benachbarte Knochenstrukturen und schließlich eine intrakranielle Ausbreitung. Metastasierung konnte bei 5 Patienten nachgewiesen werden. Dabei handelte es sich um regionäre Lymphknotenmetastasen (2 Pat.), regionäre Lymphknoten- und Lungenmetastasen (1 Pat.), multiple Hautmetastasen (1 Pat.) sowie um eine Satellitenmetastase (1 Pat.). Bisher sind 2 Patienten mit Basalzellkarzinomen jeweils 3 Jahre nach der Primäroperation an den Folgen eines intrakraniellen Tumoreinbruchs verstorben. Ein weiterer Patient mit rezidivierendem Basalzellkarzinom im Bereich der rechten Axilla sowie Tumorinfiltration in die seitliche Brustwand, Lymphknoten- und Lungenmetastasen verstarb an einer generalisierten Metastasierung, trotz Amputatio interthoracoscapularis und Segmentresektion der Lunge, 6 Jahre nach Behandlungsbeginn.

Ätiopathogenetisch möglicherweise bedeutsame Co-Faktoren konnten nur bei 2 Patienten ermittelt werden. Bei einer Patientin war es die Bestrahlung des Primärtumorgebietes im Bereich der behaarten Kopfhaut, und bei einer anderen Patientin entwickelte sich das Basalzellkarzinom auf dem Boden einer Operationsnarbe nach Kniegelenksresektion wegen Knochentuberkulose mit langanhaltender Fisteleitung.

Schlußfolgerungen

1. Alle Primärtumoren zeigten zunächst ein relativ unauffälliges klinisches Bild. In keinem Fall wurde bei Behandlungsbeginn die klinische Verdachtsdiagnose eines Basalzellkarzinoms gestellt. Erst im weiteren klinischen Verlauf wurde das aggressive Wachstumsverhalten dieser Tumoren offensichtlich. – Wie erst kürzlich zutreffend beschrieben (6), handelt es sich beim Basalzellkarzinom um „a wolf in sheep's clothing".
2. Im Gegensatz zum klinischen Bild war schon bei der histologischen Untersuchung des Primärtumors eine prognostische Einschätzung möglich. In allen Fällen stellten sich stark fibrosierende Tumoren dar, die zu follikulärer oder adenoider Differenzierung bzw. zur Verhornung neigen und die häufig in vielen kleinen Nestern erheblich in die Tiefe wachsen.

3. Basalzellkarzinome, besonders Rezidivbildungen sollten mittels histographisch kontrollierter Exzision auf Tumorfreiheit der Schnittränder überprüft werden. Eine strahlentherapeutische Behandlung wird in Übereinstimmung mit Angaben im Schrifttum [4, 5] abgelehnt.
4. Bei Lymphknotenbefall ist eine Ausräumung der regionären Lymphknotenstation zu fordern. Fernmetastasen sollten, falls möglich, operativ entfernt werden. Angaben der Literatur sprechen dafür, daß durch eine gezielte Metastasenchirurgie die Prognose des Tumorleidens verbessert werden kann [9].
5. Das meist lange bestehende, klinisch eindrucksvolle, mit hoher Mitoserate und Kernpolymorphie einhergehende „verwilderte Basaliom" teilt nach unseren Erfahrungen nicht die schlechte Prognose der hier vorgestellten Tumorformen.

Die eingangs gestellte Frage: „Das Basalzellkarzinom – ein maligne entartetes Basaliom?" kann generell weder mit einem eindeutigen Ja noch mit einem eindeutigen Nein beantwortet werden. Beim gewöhnlichen Basaliom ist eine maligne Entartung wohl nicht zu erwarten. Anders verhält es sich wahrscheinlich bei den Basaliomtypen, die nach Zellbild und Wachstumsmuster Strukturen der „Haarfollikel-Talgdrüse-apokrine Drüse-Einheit" imitieren, was gewöhnlich auch eine starke fibröse Komponente einschließt. Bei derartigen Tumoren muß möglicherweise primär mit einer gewissen malignen Potenz gerechnet werden.

Literatur

1. Asada M, Korge B, Almeida H, Schaarf FM, Zouboulis CC, Kurokawa J, Asada Y, Stadtler R, Orfanos CE (1991) Solid basal cell epithelioma possibly originates from the lower part of the outer root sheath. Zbl Haut 158:2320
2. Dixon AY, Lee SH, McGregor DH (1989) Factors predictive of recurrence of basal cell carcinoma. Am J Dermatopathol 11:222–232
3. v. Domarus H, Stevens PJ (1984) Metastatic basal cell carcinoma. J Am Acad Dermatol 10:1043–1060
4. Gottron HA, Nikolowski W (1960) Karzinom der Haut. In: HA Gottron, W Schönfeld (Hrsg) Dermatologie und Venerologie. Bd. IV. Georg Thieme, Stuttgart, S 295–406
5. Holubar K (1975) Das Basaliom. In: HA Gottron, GW Korting (Hrsg) Handbuch der Haut- und Geschlechtskrankheiten. Bd. III/A. Springer, Berlin Heidelberg New York, S 235–390
6. Johnson BF, Moore PJ, Goepel JR, Slater DN (1989) Basosquamous carcinoma, a wolf in sheep's clothing? Report of 3 cases. Postgrad Med J 65:750–751
7. Krompecher A (1900) Der drüsenartige Oberflächenkrebs (Ca. epitheliale adenoides). Zieglers Beitr path Anatom 28:1–41
8. Krompecher A (1903) Der Basalzellenkrebs. Gustav Fischer, Jena
9. Lo JS, Snow SN, Reizner GT, Mohs FE, Larson PO, Hruza GJ (1991) Metastatic basal cell carcinoma: Report of twelve cases with a review of the literature. J Am Acad Dermatol 24:715–719
10. Mackie RM (1990) Benigne und maligne Tumoren der Haut. Hippokrates, Stuttgart, S 110–130

11. Miescher G (1949) Zur Histologie und Genese der Basalzellcarcinome (Basaliome). Schweiz med Wschr 79:551–553
12. Pinkus H, Mehregan AH (1969) A guide to dermatohistopathology. Meredith corp., New York
13. Tritsch H (1984) Basaliome und Karzinome. Klinik. In: J Petres, J Kunze, RPA Müller (Hrsg) Onkologie der Haut. Grosse, Berlin, S 11–22

Fibroepitheliom Pinkus

E. Haneke

Die Basaliome, heute international und besonders im angloamerikanischen Sprachraum überwiegend als Basalzellkarzinome bezeichnet, sind (semi)maligne fibroepitheliale Tumoren mit Adnexcharakter, die praktisch nur an der behaarten Haut auftreten, von hier aber natürlich kontinuierlich auf andere Strukturen übergehen können [24, 38]. Die Abhängigkeit des epithelialen Basaliomanteils vom bindegewebigen Stroma ist ein spezifisches Merkmal und wohl auch der Grund dafür, daß Basaliome (fast) nicht metastasieren. Sowohl klinisch als auch histologisch gibt es zahlreiche verschiedene Basaliomformen, die sich zum Teil auch hinsichtlich ihrer weiteren Entwicklung und erforderlichen Behandlung deutlich unterscheiden. Eine Sonderform, bei der die Bedeutung des bindegewebigen Stromas für das Basaliom besonders eindrucksvoll ist, ist das von Pinkus 1953 [37] beschriebene „prämaligne Fibroepitheliom".

Das Fibroepitheliom Pinkus (FEP) ist ein relativ seltener, jedoch keineswegs ungewöhnlicher Tumor; die Häufigkeit beträgt etwa 0,5% aller Basaliome. Eine Geschlechtsbevorzugung besteht offensichtlich nicht; die Angaben sind aber variabel, da viele Mitteilungen nur wenige Fälle betreffen. Die meisten Patienten sind zwischen 45 und 60 Jahren alt [21, 24].

Im Gegensatz zu den gewöhnlichen Basaliomen treten die FEP vorwiegend am Stamm auf. Als geradezu klassische Lokalisation gilt die Lumbosakralregion [14, 15, 21, 24, 25, 41]. Weiterhin fanden sich FEP öfter am Unterbauch und in der Genitokruralregion [13, 20, 23, 39]. Viele FEP wurden auch auf Röntgen-bestrahlter Haut beobachtet, wobei auffällig ist, daß im bestrahlten Areal kein Radioderm besteht [4, 8, 9, 11, 28, 30, 40]. Sie entwickeln sich somit zumindestens teilweise dort, wo auch die superfiziellen Basaliome bevorzugt auftreten, mit denen sie auch sehr häufig gemeinsam vorkommen. Das Auftreten multipler FEP ist verhältnismäßig häufig [1, 39, 47].

Das klinische Bild des FEP ist nicht charakteristisch [25, 37]. Die Diagnose wird meist nur unter Beachtung der Vorzugslokalisation lumbo-sakral gestellt. Das voll entwickelte FEP ist ein fibromartiger bis papillomatöser, erhabener bis gestielter, hautfarbener bis rötlich-brauner, eher weicher Tumor, dessen Oberfläche oft erodiert ist. Der Durchmesser überschreitet nur selten 1–2 cm [19]. Pigmentierte FEP wurden beschrieben, sind aber Raritäten.

Grinspan u. Abulafia (1960) sowie Paschoud (1967) haben die klinische und histologische Entwicklung des FEP aufgezeigt [21, 35]. Im ersten, dem

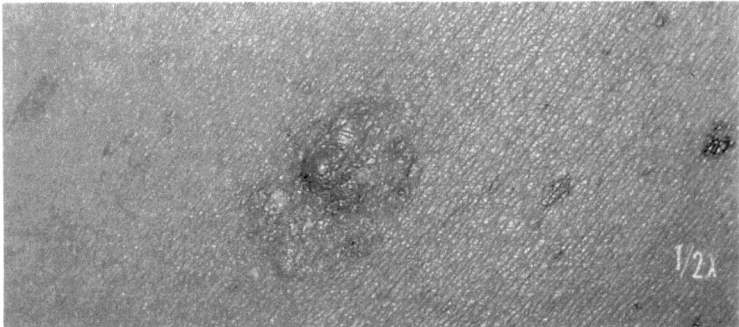

Abb. 1. Plaquestadium des Fibroepitheliom Pinkus, klinisch praktisch identisch mit einem superfiziellen Basaliom, Lokalisation unterer Rücken

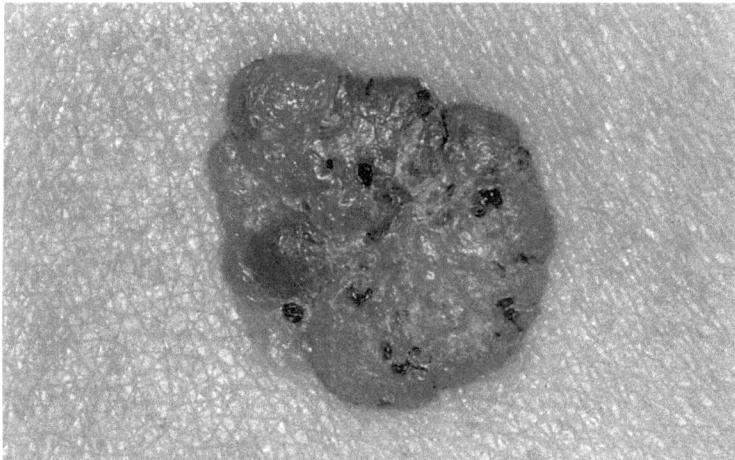

Abb. 2. Großes, papillomatöses Fibroepitheliom Pinkus, Lokalisation Lumbalregion

fibroadenomatösen oder Plaquestadium finden sich flach erhabene, hautfarbene bis gelbliche Platten, mit scharfer Begrenzung (Abb. 1). Das zweite sog. papulös-nävoide Stadium ist durch oft multiple, rundliche bis ovale, hautfarbene bis bräunliche, weiche Knötchen gekennzeichnet. Erst das dritte, das epitheliomatöse Stadium zeigt die typischen pilzförmig erhabenen, basal eingeschnürten, rosafarbenen bis bräunlichen weichen Tumoren (Abb. 2).

Die weitere Entwicklung des FEP ist durch die fokale Entwicklung solider Basaliomformationen gekennzeichnet, oft findet sich auch eine flächenhafte Ausbreitung am Rand in Form eines superfiziellen Basalioms. Ulzeration ist als Spätzeichen anzusehen [14, 25].

Das histologische Bild des vollentwickelten FEP ist sehr charakteristisch. Man sieht einen erhabenen, von eher schmaler, sonst aber weitgehend normaler Epidermis bedeckten, bindegewebsreichen Tumor mit dünnen,

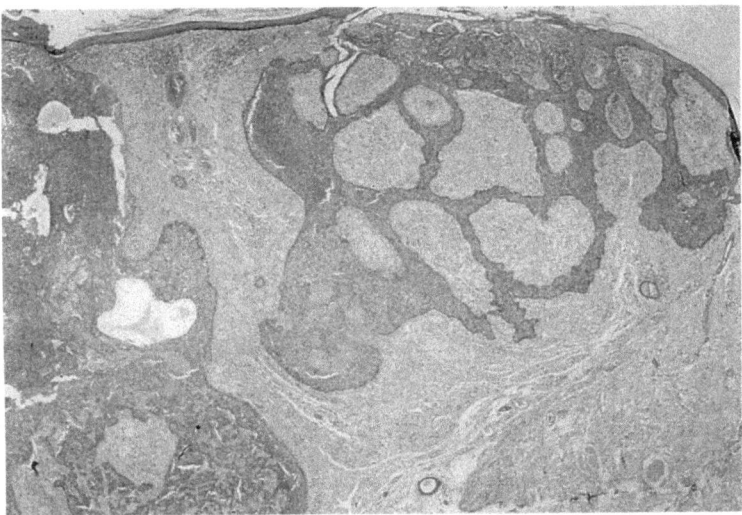

Abb. 3. Histologisches Bild des Fibroepitheliom Pinkus; HE, × 25

netzartig anastomosierenden, häufig nur zweireihigen Strängen kuboider bis zylindrischer Zellen. Von ihnen gehen oft knospenartige Aussprossungen basaler Zellkomplexe aus, die die für das Basaliom charakteristische Palisadenstellung der peripheren Tumorzellen deutlich erkennen lassen. Besonders hier sieht man oft die basaliomtypische Spaltbildung zwischen epithelialem und mesenchymalem Tumoranteil. Das Stroma besteht aus relativ zarten, aber dicht gepackten Kollagenfaserbündeln und ist zellreich. Die Begrenzung des FEP ist im allgemeinen scharf, eine Invasion in die tieferen Coriumschichten findet erst mit der Entwicklung solider Basaliomformationen statt (Abb. 3).

Das plaqueförmige fibroadenomatöse Stadium hat klinisch und histologisch viel Ähnlichkeit mit einem superfiziellen Basaliom, zeigt oft eine sog. multizentrische Ausbreitung, weist aber an Stelle der schwalbennestartig der Epidermis anliegenden kompakten Basaliomnester ausgesprochen retikuläre feine Basaliomstränge auf (Abb. 4). Im papulös-nävoiden Zwischenstadium finden sich bereits einige exophytische Tumoranteile. Im dritten Stadium sieht man bei Anfertigung von Serienschnitten häufig bereits einzelne solide Basaliomanteile, die auch in das Stratum reticulare corii infiltrieren. Schließlich nimmt der epitheliale Anteil auf Kosten des Stromas immer mehr zu, bis man nur noch ein Basaliom mit einigen FEP-artigen Reststrukturen diagnostizieren kann.

In der Literatur wurden verschiedene Assoziationen des FEP mit anderen Hautveränderungen beschrieben. Verdaguer et al. (1982) fanden am Rand eines FEP ein Plattenepithelkarzinom und Karzinomherdchen auch innerhalb des FEP [44]. Warner et al. (1982) beobachteten Paget-Zellen in einem FEP [46], Ebner u. Niebauer (1967) sahen die histologischen Charakteristika des FEP am Rand eines verrukösen Karzinoms [16]. Füzesi u. Kranzusch (1988)

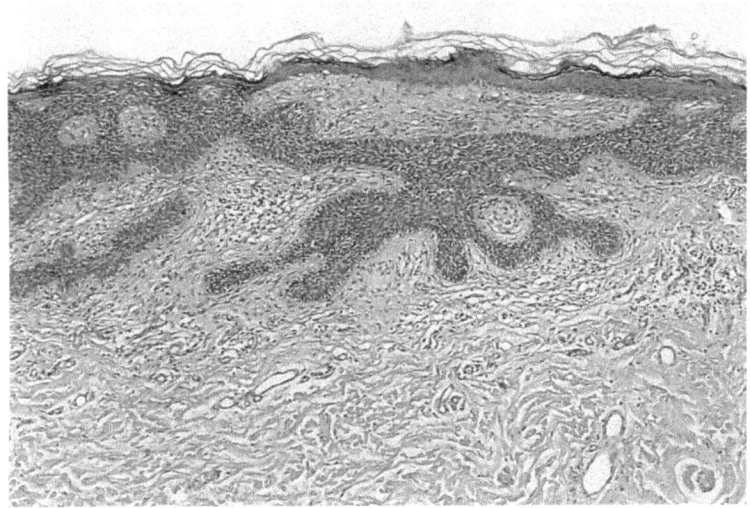

Abb. 4. Histologisches Bild des Plaquestadiums eines Fibroepitheliom Pinkus; HE, × 100

beschrieben eine FEP-artige pseudokanzeröse Epidermishyperplasie am Rand eines verrukösen Karzinoms [17]. Ein lineäres ekkrines Porom mit FEP-artigen Tumorsträngen beschrieb Ogino (1976) [34]. Auch in einem epidermotropen muzinösen Karzinom des Perineums fanden sich FEP-artige Strukturen [26]. Bei zwei Patientinnen wurde ein FEP über einem Mamma-Karzinom beobachtet [3]. Schließlich wurde auch ein FEP bei einem Patienten mit einer Atrophodermia follicularis Bazex-Dupré-Christol beobachtet [10].

Wir sahen kürzlich ein FEP über einem Histiozytom. Dieser Befund ist besonders im Hinblick auf die Rolle des Bindegewebes bei der Basaliomentstehung interessant. Eine sog. basaliomatöse Hyperplasie, die gelegentlich große Schwierigkeiten bei der Abgrenzung von einem tatsächlichen Basaliom machen kann, ist häufig in der ein Histiozytom bedeckenden Epidermis zu beobachten [12, 43], echte Basaliome sind jedoch eine ausgesprochene Rarität [5, 42]. Ein FEP haben wir in mehr als 5000 Histiozytom-Exzisaten jedoch bisher nie gesehen.

Die klinische Differentialdiagnose umfaßt je nach Stadium eine Reihe meist banaler Hautveränderungen. Im Plaquestadium besteht große Ähnlichkeit mit wenig verhornten und kaum pigmentierten flachen seborrhoischen Keratosen, superfiziellen Basaliomen und Präkanzerosen. Im zweiten Stadium sind wiederum superfizielle Basaliome, seborrhoische Keratosen und auch unpigmentierte dermale melanozytäre Naevi abzugrenzen. Das klassische FEP ähnelt am ehesten einem gestielten Fibrom oder weichen exophytischen Nävuszellnävus, doch ist insbesondere die Lokalisation an der Lumbosakralregion für gestielte Fibrome nicht typisch [21, 35].

Histologisch vereinigt das FEP die Züge von superfiziellen Basaliomen, retikulären seborhoischen Keratosen und intrakanalikulären Fibroadenomen

Fibroepitheliom Pinkus

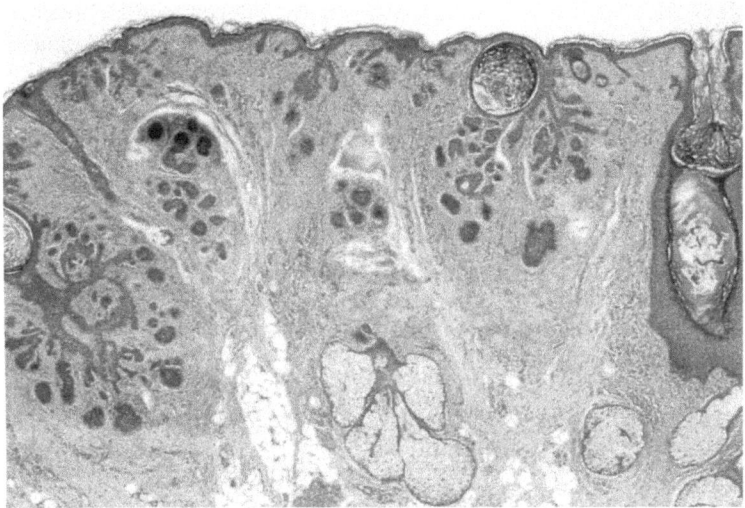

Abb. 5. Follikuläres basaloides Hamartom mit baumartig verzweigten, schmalen Strängen kuboider basophiler Tumorzellen (Patientin mit einem linearen Basalzellnävus-Syndrom); HE, × 25

der Mamma [6, 37]. Die histologische Differentialdiganostik umfaßt daher eine Reihe teils häufiger, teils seltener (fibro-)epithelialer Tumoren. Am schwierigsten ist die Abgrenzung eines FEP im Plaquestadium von einem superfiziellen Basaliom, da hier fließende Übergänge bestehen; die Unmöglichkeit, eine scharfe Grenze zu ziehen, hat bereits Pinkus 1965 betont [38]. Erschwerend kommt hinzu, daß FEP und superfizielle Basaliome sehr häufig gemeinsam vorkommen. Als differentialdiagnostisch wichtig wird auch die retikuläre seborhoische Keratose genannt. Ein dem FEP ähnliches Tumorstroma fehlt, die retikulären Epithelstränge haben mehr kubische Zellen, die weniger basophil sind, oft Pigment aufweisen und häufig kleine Hornperlen ausbilden. Gelegentlich sieht man auch bei Trichoepitheliomen, insbesondere beim desmoplastischen Trichoepitheliom, ein überwiegen der Bindegewebskomponente und Ausbildung dünner Tumorstränge, die jedoch keine netzartige Ausbildung zeigen. Große Ähnlichkeit mit dem FEP besitzen das intrakanalikuläre Fibroadenom der Mamma [6, 38], das ekkrine Syringofibroadenom [7, 29, 32] und das tubuläre Syringoadenom [18]. Sie weisen kleine kanalikuläre Lumina und gelegentlich Zeichen einer Sekretion auf. Das ameloblastische Fibrom hat einen dem FEP analogen Aufbau, jedoch erlaubt schon die Lokalisation eine sichere Abgrenzung [2, 36]. Das follikuläre basaloide Hamartom [31] zeigt ebenfalls häufig lange zarte Tumorsprossen, die sich aber eher baumartig verzweigen als retikulär anastomosieren (Abb. 5). Die schmalen Epithelstränge beim Fibrofollikulom verursachen keine Schwierigkeiten in der Abgrenzung vom FEP. Unter der Bezeichnung „kutane Dermoidzyste mit einem Fibroepithelioma Pinkus" wurde ein teilweise zystischer Tumor beschrieben, der fokal wie das FEP aufgebaut war, von dessen Epithelsträngen jedoch zahlreiche reife Talgdrüsenläppchen gebildet wurden [48]; ein klassisches FEP hat somit nicht vorgelegen, eine entfernte Ähnlichkeit besteht mit dem sog. folliculo-sebaceous cystic hamartoma [27].

Die nosologische Stellung des FEP ist nicht mehr umstritten. Schon Pinkus hat es 1953 als Sonderform des Basalioms und nicht als eigene Entität angesehen [37]. Für das FEP als Basaliomvariante sprechen das häufig gemeinsame Vorkommen von FEP, superfiziellen und gewöhnlichen Basaliomen, die Induktion von Basaliomen und FEP durch antientzündliche Röntgentherapie [28], die Entwicklung superfizieller und solider Basaliomkomplexe am und im FEP, die schließlich auch zur Ulzeration bei ausreichend langer Bestandsdauer führen.

Proliferationskinetische Untersuchungen haben für das FEP eine dem Basaliom vergleichbare Verlängerung der DNS-Synthesephase ergeben [22]. Immunhistochemisch weisen FEP und Basaliom dasselbe relativ einfache Cytokeratinmuster (CK 5, 14, 15, 17) auf [33]. Lektinhistochemische Untersuchungen haben gezeigt, das die Epithelstränge des FEP ein kräftiges, peritumorales Band bei Anfärbung mit markiertem Peanut Agglutinin (PNA) aufweisen, das sonst nur beim Basaliom zu beobachten ist [45].

Therapie der Wahl des FEP ist die Exzision im Gesunden. Die Kryochirurgie kann als akzeptable Alternative angesehen werden, wenn die Diagnose gesichert ist. Röntgentherapie wird nicht empfohlen.

Literatur

1. Barr RJ, Herten RJ, Stone OJ (1978) Multiple premalignant fibroepitheliomas of Pinkus. A case report and review of the literature. Cutis 21:335–337
2. Bernier JL (1960) Tumors of the odontogenic apparatus and jaws. Atlas of Tumor Pathology, Sect IV, Fasc 10a, Armed Forces Institute of Pathology, Washington
3. Bryant J (1985) Fibroepithelioma of Pinkus overlying breast cancer. Arch Dermatol 121:310
4. Cahuzac P, Hermier C, Thivolet J (1982) Tumeurs fibro-épithéliales de Pinkus et antécédents d'irradiations. Analyse d'une étude portant sur 20 sujets. Ann Dermatol Venereol 109:355–357
5. Caron GA, Clink HM (1964) Clinical association of basal cell epithelioma with histiocytoma. Arch Dermatol 90:271
6. Civatte J (1982) Histopathologie cutanée. Paris, Flammarion
7. Civatte J, Jeanmougin M, Barrandon Y, Jimenez de Franch A (1981) Siringofibroadenoma ecrino de Mascaró. Discusion de un caso. Med Cut Ibero Lat Am 9: 193–196
8. Colomb D, Brechard JL, Gho A, Caux Y (1979) A propos de cinq nouveaux cas d'épithéliomas baso-cellulaires et de tumeurs fibro-épithéliales de Pinkus multiples du dos sur des zones ayant antérieurement été traitées par radiothérapie. Ann Dermatol Venereol 106:875–882
9. Colomb D, Drevon JP, Kirkorian M, Gho A (1985) Le rôle cancérigène des irradiations antérieurs par rayons X dans les épithéliomatoses multiples du dos. Etude critique de 15 observations personelles. Ann Dermatol Venereol 112:13–19
10. Colomb D, Ducros B, Boussuge N (1989) Le syndrome de Bazex, Dupré et Christol. A propos d'un cas avec leucémie prolymphocytaire. Ann Dermatol Venereol 116:381–387

11. Colomb D, Vittori F, Perrauc R (1974) The possible role of prior radiotherapy in the genesis of multiple basocellular epitheliomas and Pinkus fibroepithelial tumors located in the lumbosakral region. Ann Dermatol Syphiligr 81:153–158
12. Cramer R, Cramer HJ (1963) Über die pseudobasaliomatöse Epithelhyperplasie der Haut. Arch Klin Exp Dermatol 216:231–245
13. Cruz-Jimenez PR, Abell MR (1975) Cutaneous basal cell carcinoma of vulva. Cancer 36:1860–1868
14. Degos R, Hewitt J (1955) Tumeurs fibro-épithéliales prémalignes de Pinkus et épithélioma basocellulaire. Ann Derm Syph 82:124–139
15. Dupont A, Brosens H, Vandaele R (1957) Tumeurs fibro-épithéliales de Pinkus. Arch Belg Derm Syph 13:221–223
16. Ebner H, Niebauer G (1967) Maligne Degeneration eines Ulcus cruris unter dem histologischen Bild eines Fibroepithelioma Pinkus. Z Haut GeschlKr 42:417–421
17. Füzesi L, Kranzusch H (1988) Verruköses Karzinom kombiniert mit einer pseudokarzinomatösen Hyperplasie. Akt Dermatol 14:347–349
18. Galil-Ogly GA, Ingberman YaKh, Krylov LM, Alipchenko LA (1990) The fibroepithelial variant of basal cell skin cancer (Pinkus' „premalignant" fibroepithelioma) Arkh Patol 52(3):25–29
19. Gellin AG, Bender B (1966) Giant premalignant fibroepithelioma. Arch Dermatol 94:70–73
20. Graciansky P de, Grupper C, Galian D (1961) Tumeur fibro-épithéliale de Pinkus à siège abdominal. Bull Soc Franc Derm Syph 68:65–66
21. Grinspan D, Abulafia J (1960) Der prämaligne fibroepitheliale Tumor von Pinkus. Hautarzt 11:400–405
22. Heenen M, Lambert JC, Achten G, Galand P (1975) Kinetics of cell proliferation in benign and premalignant tumors of the human epidermis. J Natl Cancer Inst 54:825–827
23. Heymann W, Soifer I, Burk P (1983) Penile premalignant fibroepitheliomas of Pinkus. Cutis 31:519–521
24. Holubar K (1975) Prämalignes Fibroepitheliom (Pinkus). In: Gottron HA, Korting GW (Hrsg) Nicht entzündliche Dermatosen. J Jadassohns Handbuch der Haut- und Geschlechtskrankheiten III/3 A, S 248–252. Springer, Berlin Heidelberg New York
25. Hornstein O (1957) Über die Pinkussche Varietät der Basaliome. Hautarzt 8:406–411
26. Hurt MA, Hardarson S, Stadecker MJ, Santa Cruz DJ (1990) Epidermotropic mucinous carcinoma of perineum associated with fibroepithelioma-like changes. J Cut Pathol 17:301
27. Kimura T, Miyazawa H, Aoyagi T, Ackerman AB (1991) Folliculosebaceous cystic hamartoma. A distinctive malformation of the skin. Am J Dermatopathol 13:212–220
28. Marini D, Caccialanza M (1981) Influenza delle radiazioni ionizzanti sull'insorgenza di fibroepitheliomi di Pinkus. G Ital Dermatol Venereol 116:483–488
29. Mascaró JM (1963) Considérations sur les tumeurs fibro-épithéliales. Le syringo-fibroadénome eccrine. Ann Derm Syph 90:146–153
30. Meara RH (1968) Epitheliomata after radiotherapy of the spine. Br J Dermatol 80:620
31. Mehregan AH, Baker S (1985) Basaloid follicular hamartoma: three cases with localized and systematized unilateral lesions. J Cutan Pathol 12:55–65
32. Mehregan AH, Marufi M, Medenica M (1985) Eccrine syringofibroadenoma (Mascaró). Report of two cases. J Am Acad Dermatol 13:433–436
33. Moll R, Moll I, Franke WW (1984) Differences of expression of cytokeratin polypeptides in various epithelial skin tumors. Arch Dermatol Res 276:349–363
34. Ogino A (1976) Linear eccrine poroma. Arch Dermatol 112:841–844

35. Paschoud J-M (1967) Beitrag zur Klinik und Histologie der Fibroepitheliome von Pinkus. Dermatologica 134:312–319
36. Peterson WC jr, Gorlin RJ (1964) Possible analogous and odontogenic tumors. Arch Dermatol 90:255–261
37. Pinkus H (1953) Premalignant fibro-epithelial tumors of the skin. Arch Dermatol Syph 67:598–617
38. Pinkus H (1965) Epithelial and fibroepithelial tumors. Arch Dermatol 91:24–37
39. Posternak MF, Civatte J (1976) Les tumeurs fibro-épithéliales de Pinkus à localisations extradorso-lombosacrées. Ann Dermatol Syphiligr 103:275–279
40. Raimondi L, Bassi G (1976) Basaliomi multipli e tumori fibroepiteliali di Pinkus in regione lombosacrale su cute apparentemente sana e precedentemente sottoposta a roentgenterapia profonda per artrosi. Chron Dermatol 7:503–514
41. Sartoris S, Cebrelli G, Maragnani P, Paggio A, De Santolo GP, Filipelli A (1988) Fibroepithelioma di Pinkus. Presentazione di due casi. Chron Dermatol 19:61–64
42. Schoenfeld RJ (1964) Epidermal proliferations over histiocytomas. Arch Dermatol 90:266–270
43. Steigleder GK, Nicklas H, Kamei V (1962) Die Epithelveränderungen beim Histiocytom, ihre Genese und ihr Erscheinungsbild. Dermatol Wschr 146:457–468
44. Verdaguer S, Discamps G, Hoffmann-Martinot R (1982) Une tumeur fibro-épithéliale de Pinkus baso- et spino-cellulaire (TFEP). Sem Hôp Paris 58:1906–1907
45. Vigneswaran N, Haneke E, Peters KP (1987) Peanut agglutinin immunohistochemistry of basal cell carcinoma. J Cutan Pathol 14:147–153
46. Warner TF, Burgess JH, Mohs FE (1982) Extramammary Paget's disease in fibroepithelioma of Pinkus. J Cutan Pathol 9:340–344
47. Weitzner S (1972) Radiation-induced premalignant fibroepithelioma of the groin. Rocky Mt Med J 69:49–51
48. Wernert N, Wöckel W (1986) Kutane Dermoidzyste mit einem Fibroepithelioma Pinkus. Pathologe 7:232–234

Das Basalzellnaevus-Syndrom (Gorlin-Goltz-Syndrom). Bewertung alternativer Behandlungsmethoden zur Exzision

G. Linß

Das Basalzellnaevus-Syndrom (BCNS) ist ein autosomal dominant vererbbares Leiden mit hoher Penetranz und unterschiedlicher Expressivität. Als Hauptsymptome sind früh auftretende Basaliome und Kieferzysten anzusehen.

Die Basaliome erscheinen bereits in den ersten drei Lebensjahrzehnten als flache stecknadel- bis linsengroße, graue oder hautfarbene Tumoren periorbikulär. Nach vielen Jahren oder gar Jahrzehnten beginnen diese Tumoren aus meist nicht geklärtem direktem Anlaß zu wachsen. Sie gehen aus dem nävoiden in das tumoröse Stadium über und können alle Basaliomformen, auch die

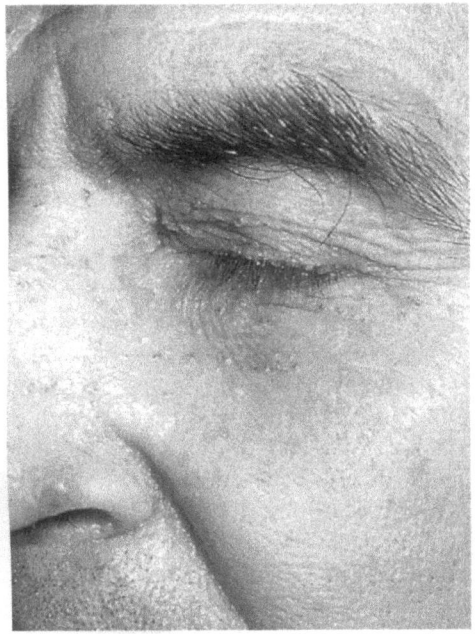

Abb. 1. Noduläres Basaliom des linken Nasenflügels sowie hunderte kleiner Basalzellnaevi im Gesicht bei einem Patienten mit Basalzellnaevus-Syndrom

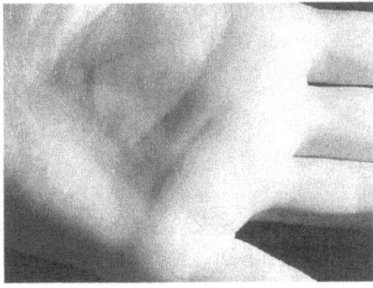

Abb. 2. Palmare pits bei Basalzellnaevus-Syndrom

ulzerierenden, terebrierenden und sklerodermieartigen, entwickeln. Neben dem im Laufe des Lebens zunehmenden Neubildungen zu Hunderten im Gesicht können diese Tumoren an allen anderen Bereichen der Haut auftreten (Abb. 1). Metastasierungen wurden nur in 4 Fällen beobachtet. Histologisch bestehen keine sicheren Unterscheidungsmerkmale zu anderen Basaliomen, auch die Elektronenmikroskopie und die Histochemie erbrachten keine typischen Veränderungen. Es bleibt abzuwarten, ob die Immunhistologie zu neuen Erkenntnissen führt. Die Diagnose eines BCNS ist im familiären Zusammenhang leichter als bei Einzelfällen zu stellen [5, 10, 13].

Bei den Kieferzysten, die im Unterkiefer häufiger als im Oberkiefer auftreten, handelt es sich um Keratozysten, die sich aus versprengten Zahnkeimen entwickeln und gewöhnlich im 12. bis 15. Lebensjahr zu wachsen beginnen. Sie weisen Stecknadelkopf- bis Hühnereigröße auf. Häufig befindet sich ein retinierter Zahn im Zystenbereich. Die Ausschälung ist die Therapie der Wahl. Die Entwicklung eines Ameloblastoms ist möglich [5, 10, 12].

Ein weiteres Stigma sind grübchenförmige Einsenkungen (sogenannte Pits) an den Handtellern und Fußsohlen sowie an den plantaren Seiten der Zehen und palmaren Flächen der Finger. Eine Entwicklung zum Basaliom ist in Einzelfällen beschrieben worden. Epidermiszysten und Milien gelten ebenfalls als Begleitsymptome [10] (Abb. 2).

Das Skelettsystem zeigt Veränderungen in Form von Gabelrippen (Aufspaltung des knöchernen Bereiches beim Übergang in den knorpeligen Anteil), verbreiterten Rippen, Halsrippen, Halb- und Blockwirbeln sowie einer Spina bifida occulta als überdurchschnittlich häufige Anomalien [5, 10, 13]. Am Zentralnervensystem sind Verkalkungen der Falx cerebri, des Tentoriums und des Plexus chorioideus recht häufig. Dysgenesie des Corpus callosum, Medulloblastoma, Meningeome und Oligodendrogliome treten gelegentlich auf. EEG-Veränderungen werden selten berichtet [13, 16]. Ein breiter Schädel mit Betonung der Stirnhöcker, breiter tiefer Nasenwurzel mit konsekutivem Hypertelorismus, Iriskolobome, Amblyopie und Strabismus sind weitere Begleitsymptome [5, 10, 13]. Pseudo-Pseudo-Hypoparathyreoidismus mit dem Stigma des verkürzten Os metacarpale IV ist neben weiteren Veränderungen im Urogenitalbereich, am Herzen und im Mesenterium beschrieben worden [5, 13].

Am autosomal dominanten Erbgang besteht kein Zweifel. Befunde über Chromosomenanomalien, erhöhtes SCE (Sister Chromatid Exchange) nach Einwirkung von Mitomycin C oder UVB, USD (Unscheduled DNA) und Induktion durch NAAF sind widersprüchlich [2, 5, 19]. Kürzlich wurde der Genort dieses Defektes auf dem Chromosom Nr. 9q näher eingegrenzt [17]. Happle sieht den Verlust der Heterozygotie durch Mutation des zum Gendefekt allelen Genorts zur Homozygotie oder durch Deletion zur Hemizygotie als Ursache des Wachstums an, weil die Kontrolle durch das „normale" Allel wegfällt. Aus diesem Grunde sind Röntgenstrahlen kontraindiziert. Multiple Basaliome im Bereich von Röntgenbestrahlungsherden zur Therapie von Medulloblastomen und von Basaliomen sowie eines Thymoms bei BCNS sind bekannt [7, 16].

Aus all diesen Kenntnissen resultiert, daß die Exzision nicht die alleinige Behandlungsmethode sein kann, da sich besonders im Gesichtsbereich wegen der Häufigkeit der Tumoren und des begrenzt vorhandenen Gewebes Schwierigkeiten ergeben. Der Arzt läuft letztlich den immer wieder neu entstehenden und wachsenden Tumoren hinterher. Eine laufende Kontrolle der Patienten ist deshalb dringend notwendig. Prinzipiell sollten zur Diagnosesicherung die ersten Tumoren exzidiert und histologisch untersucht werden.

Die Chemochirurgie mittels Chlorzink-Ätzung wird gelegentlich noch geübt. Obwohl gewöhnlich nur die laufend wachsenden Basaliome im Tumorstadium therapiert werden sollten, sind die Dermabrasion und die Kürettage auch im nävoiden Stadium angewendet worden [3, 11]. Dabei erhebt sich natürlich die Frage, ob dadurch nicht zusätzlich Wachstumsreize gesetzt werden und in diesem Entwicklungsstand lieber abgewartet werden sollte. Ähnliche Überlegungen müssen auch bei der Behandlung mit 5%iger Fluorourazilsalbe angestellt werden.

Bei wachsenden Tumoren hat sich die Kryotherapie bewährt. Für kleinere Basaliome bis 5 mm Durchmesser eignet sich das Kontakt-Freezing (3 × 2 Min. mit zwischenzeitlichen Auftauphasen) und für größere das Spray-Freezing (3 × 20 bis 30 s). Besonders bei älteren Patienten ist diese Methode mit wenig Risiko anwendbar. Nase und Augenlider, die oft sehr viele Tumoren aufweisen, eignen sich dafür besonders. Nachteilig ist nur die lange Heilungsphase der blasigen Reaktionen. Dafür sind aber gute funktionelle und kosmetische Resultate zu erwarten [20]. Die Lasertherapie ist eine weitere Alternative, wobei je nach Größe und Gewebseinbettung des Tumors CO_2-, Argon- oder Neodym-YAG-Geräte Anwendung finden [11]. Es ist gut vorstellbar, daß mit Excimer-Lasern, die sich durch streng umschriebene massive Gewebszerstörung auf molekularer Basis und fast gänzlich fehlende Hitzeentwicklung auszeichnen, die ruhenden kleinen nävoiden Tumoren prophylaktisch angegangen werden könnten, ohne daß die Gefahr der Wachstumsanregung besteht. Die Unterspritzung mit Interferonen alpha oder beta sowie deren systemische Anwendung bei ausgedehnten oder inoperablen Befunden bedarf noch einer breiteren Untersuchung [6]. Von systemisch oder lokal eingesetzten aromatischen Retinoiden ist Wachstumsstillstand oder gar Rückbildung berichtet worden [4, 8, 9, 14]. Die Kontraindikationen bei systemischer Gabe wie erhöhte Lipidspiegel, Teratogenität in der Embryonalentwicklung, die eine weit über den Therapiezeitraum hinausreichende sichere Antikonzeption erfordert, und die Nebenwirkungen wie Trockenheit und Vulnerabilität der Haut, Haarausfall, trockene Schleimhäute und Anstieg ursprünglich normaler Lipidkonzentrationen müssen bedacht werden. Ebenso sind systemische Gaben von Pipamperon einzuschätzen. Hochdosierte systemische und lokale PUVA-Therapie sowie Porphyrinderivat + UVA haben Teilerfolge gezeigt. Die Möglichkeit der Anregung des Tumorwachstums muß aber in Erwägung gezogen werden [1, 15, 18]. Unter den Chemotherapeutika haben das Bleomycin und das cis-Platin bei ausgedehnten Prozessen einen Platz gefunden.

Im Gegensatz zu den „gewöhnlichen" Basaliomen darf beim BCNS keine Therapie mit ionisierenden Strahlen angewendet werden, da trotz gutem Ansprechen gleichzeitig eine Tumorinduktion erfolgt [7].

Von den aufgeführten Behandlungsmöglichkeiten ist die Kryotherapie herauszustellen, da sie gut handhabbar ist, wenig Nebenwirkungen aufweist und wenig Aufwand erfordert.

Literatur

1. Bassukas ID, Schell H, Arei A, Hoffmann P (1990) Hyposensitivity of basal cell nevus syndrome dermal fibroblasts to ultraviolet A. Lancet 336:825
2. Elejalde BR (1976) In vitro transformation of cells from patients with nevoid basal-cell carcinoma syndrome. Lancet 1976 II:1999–1200
3. Galli. K-H, Weber G (1987) Nävobasaliome, Behandlung mit Dermabrasio. Tagungsbericht 10. Jahrestagung VOD. 25.–27.9.1987 in Wuppertal
4. Goldberg LH, Hsu SH, Alcalay J (1989) Effectiveness of isotretinoin in preventing the appearance of basal cell carcinomas in basal cell nevus syndrome. J Amer Acad Dermatol 21:144–145
5. Gorlin RJ, Goltz RW (1960) Multiple nevoid basal cell epithelioma, jaw cysts and bifid rib: A. syndrome. N Engl J Med 262:908–912
6. Greenway HT, Cornell RC, Tanner TJ et al. (1986) Treatment of basal cell carcinoma syndrome with intralesional interferon. J Amer Acad Dermatol 15:437–443
7. Happle R (1991) Basaliom-Induktion. Zentralbl Haut- u. Geschl-Krankh 158:936
8. Happle R, Traupe H (1989) Retinoid-Therapie von Genodermatosen II. Magdeburger Symposium „Humangenetik in der Dermatologie" 12.–14.4.1989
9. Hönigsmann H (1990) Retinoide in der Karzinomprävention Tagungsbericht 13. Jahrestagung der VOD, 18.–20.5.1990 in Wien
10. Howell JB, Freeman RG (1980) Structure and significance of the pits with their tumors in the nevoid basal cell carcinoma syndrome. J Amer Acad Dermatol 2:224–238
11. Kühne KH (1989) Möglichkeiten der Dermabrasionsbehandlung von Genodermatosen II. Magdeburger Symposium „Humangenetik in der Dermatologie" 12.–14.4.1989
12. Landthaler M, Hohenleutner U (1991) Lasertherapie von Basaliomen. Zentralbl Haut- u. Geschl-Krankh 158:953
13. Linß G, Schielinsky Ch, Schade K, Schmollack E, Knapp A (1979) Die Naevobasaliomatose (Gorlin-Goltz-Syndrom). Z Ärztl Forbild 73:1163–1165
14. Mahrle G (1984) Retinoide und Krebsentstehung. Z Hautkr 59:1655–1656
15. Mortazawi SAM (1979) Behandlung der Basaliome und Spinaliome mit lokaler Anwendung von 8-MOP und Blacklight. Z Hautkr 54:770–772
16. Neblett CF, Waltz TA, Anderson DE (1971) Neurological involvement in the nevoid basal cell carcinoma syndrome. J Neurosurg 35:577–584
17. Reis A, Küster W, Linss G, Gebel E et al.: Lokalisation of the gene for the nevoid basal cell carcinoma syndrome. Lancet, im Druck
18. Ringberg U, Lambert B, Landegren J, Lewensohn R (1981) Decreased UV-induced DNA repair synthesis in peripheral leucocytes from patients with nevoid basal cell carcinoma syndrome. J Invest Dermatol 76:268–271
19. Römke C, Gödde-Salz E, Grote W (1985) Investigations of chromosomal stability in the Gorlin-Goltz syndrome. Arch Dermatol Res 277:370–372
20. Scholz A, Sebastian G (1989) Kryotherapie der Präkanzerosen und malignen Tumoren. In: Matthäus W: Kryotherapie in Ophthalmologie und Dermatologie und Grundlagen der therapeutischen Kälteanwendung. Joh Ambr Barth, S 251–262

Pilomatricome: Entwicklung und Therapie

M. Hundeiker und A. Lippold

Die Bezeichnungen „Pilomatricom" bzw. „Trichomatricom" für das Epithelioma calcificans haben sich in letzter Zeit weitgehend durchgesetzt. Sie beziehen sich auf den Ursprung dieses Tumors [3, 4, 7]. Der in der Erstbeschreibung durch Malherbe und Chenantais [6] gewählte Name hingegen betonte mehr einen Aspekt, dessen Bedeutung bei der früher üblichen „statischen" Betrachtungsweise nie richtig berücksichtigt wurde: Das regelmäßige Auftreten regressiver Veränderungen.

Das Epithelioma calcificans ist nicht allzu häufig: Unter 108 755 bis Anfang April 1991 in der Datenverarbeitung der Fachklinik Hornheide registrierten Patienten haben wir nur 196 mit Pilomatricomen gefunden. Darunter waren 115 (59%) weiblich, 81 (41%) männlich. Die Alters- und Lokalisationsverteilung ist aus Abb. 1 und 2 ersichtlich.

Histologische Untersuchung ist nur in 75% erfolgt: Vor allem in den letzten Jahren und bei kleinen Kindern wurde bei typischen Befunden auf Excisionen verzichtet. Abbildung 3 zeigt einen derartigen charakteristischen Befund: Der cutan-subcutan liegende bei Palpation kalkharte kleine Knoten scheint weißgelblich durch. Das klinische Bild ist also von Anfang an geprägt durch regressive Veränderungen mit Verkalkung. Möglicherweise führen diese überhaupt erst zum Bemerkbarwerden der im Beginn völlig unscheinbaren

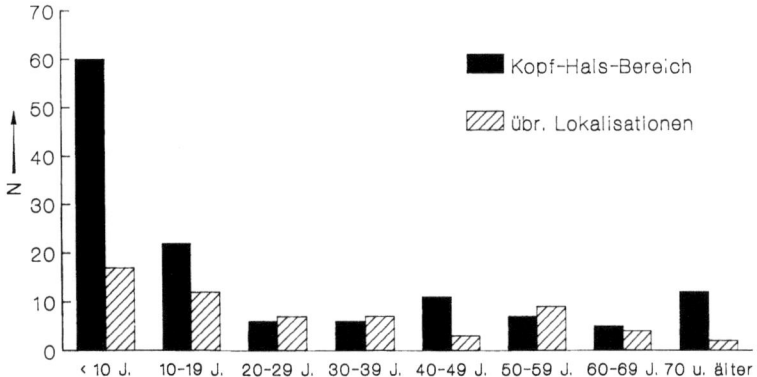

Abb. 1. Altersverteilung der Pilomatricome (N = 196)

Petres/Lohrisch (Hrsg.)
Das Basaliom
© Springer-Verlag Berlin Heidelberg 1993

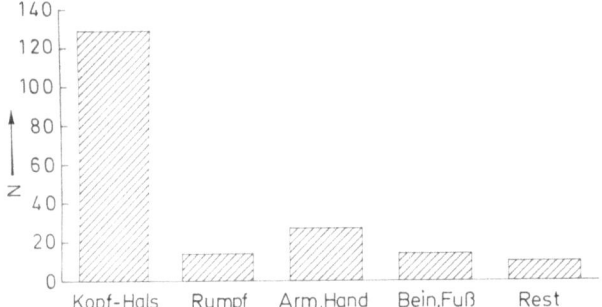

Abb. 2. Lokalisationsverteilung der Pilomatricome (N = 196)

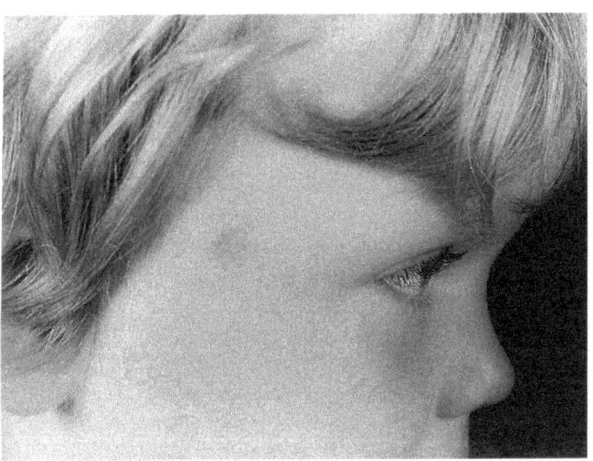

Abb. 3. Pilomatricom (Epithelioma calcificans Malherbe). Typischer klinischer Befund ist ein weißlich durchscheinender, bei Palpation harter cutaner-subcutaner Knoten

Geschwulst. Dafür spricht, daß in den histologischen Befunden keinerlei Unterschiede zwischen bei älteren und jüngeren Patienten excidierten Tumoren festzustellen sind. Alle zeigen gleichartige degenerative Veränderungen: Neben soliden Komplexen basaloider Zellen Schattenzellformationen, Kalkeinlagerungen und entzündliche Infiltrate mit Riesenzellen. Vor Ausbildung dieser Veränderungen werden offenbar Pilomatricome nie bemerkt und excidiert.

Wie meist bei retrospektiven Auswertungen ist auch aus dem hier untersuchten Material zwar das Patientenalter bei Untersuchung und Behandlung festzustellen, aber nur in einem unbefriedigend geringen Anteil sind ausreichende Anamneseangaben über den Beginn des Tumorwachstums vorhanden. Auch eine Beziehung zwischen dem Ausmaß histologisch gefundener regressiver Veränderungen und dem Alter ließ sich ebensowenig feststellen wie in früheren Untersuchungen [7]. Doch wird schon aus dem Alter der Patienten bei Untersuchung (vgl. Abb. 1) noch deutlicher als nach dem bisherigen Schrifttum erkennbar, daß Pilomatricome ganz vorwiegend im Kindesalter vorkommen.

Ebenso deutlich wird (Abb. 2) das Auftreten besonders an freigetragenen Hautarealen, besonders am Kopf und im Gesicht. Mädchen sind häufiger als Jungen betroffen, wie bereits mehrfach beschrieben [7].

Im Zusammenhang mit diesen Feststellungen gewinnt ein anfangs erwähnter, in der Literatur bisher nicht angemessen berücksichtigter Aspekt besondere Bedeutung: die für Pilomatricome typischen spontan auftretenden regressiven Veränderungen. Ihr zeitlicher Ablauf ist nicht bekannt. Er kann auch nicht ohne weiteres durch künftige prospektive Studien erschlossen werden. Ohne Histologie, die je nach Größe Excision oder bioptische Teilexcision voraussetzt, würde in zu vielen Zweifelsfällen vor allem bei Erwachsenen die diagnostische Beurteilung hierfür nicht sicher genug sein, aber selbst kleine Biopsien würden das Tumorwachstum wahrscheinlich nicht unbeeinflußt lassen. Grundsätzlich kann man aber davon ausgehen, daß Nekrobiose, Verkalkung, Abbau durch entzündliche Infiltrate mit Riesenzellen im Spontanverlauf auch ohne Behandlung irgendwann zum Verschwinden des Tumors führen. Dabei wird möglicherweise in der späteren Entwicklung mangels charakteristischer Veränderungen die Diagnose nicht mehr gestellt. Deshalb müssen Therapieindikation, Behandlungsmethoden und Behandlungsfolgen bei Pilomatricomen besonders kritisch gesehen werden.

Strahlentherapie ist verschiedentlich propagiert worden [1]. Sie wird in Übersichtsdarstellungen bis in die letzten Jahre hinein diskutiert [2, 8]. Kontrollierte Studien über ihre Wirkung existieren jedoch nicht. Möglicherweise beruht der Glaube daran auf irriger Interpretation spontaner Rückbildungen. In Anbetracht der bekannten Spätnebenwirkungen der Strahlentherapie muß deshalb deren Anwendung bei dieser harmlosen Geschwulst und in jugendlichem Alter heute als nicht mehr den Regeln ärztlicher Kunst entsprechend angesehen werden.

Excision ist zweckmäßig und begründet, wenn der Tumor zu funktionellen oder aesthetischen Beeinträchtigungen führt – und natürlich in allen Zweifelsfällen, in denen der differentialdiagnostische Ausschluß maligner Tumoren nicht ohne histologische Aufarbeitung möglich ist [9]. Grundsätzlich Therapie der Wahl, wie früher meist angenommen [2, 5, 8] ist sie aber heute, wenn man die Möglichkeit auffällig bleibender Narben in freigetragenen Hautpartien (vgl. Abb. 3) berücksichtigt, nicht mehr.

Nichtbehandlung ist aufgrund der vorstehend angeführten Gesichtspunkte heute vor allem bei Kindern, günstigen Möglichkeiten der Verlaufsbeobachtung und diagnostisch klaren Befunden Therapie der Wahl.

Literatur

1. Born W, Parra C (1964) Zur Strahlenempfindlichkeit des verkalkenden Epithelioms Malherbe. Dermatol Wschr 150:408–414
2. Gottron HA, Nikolowski W (1969) Karzinom der Haut. In: Gottron HA, Schönfeld W (Hrsg). Dermatologie und Venerologie, Bd. IV, S 295–406. G. Thieme, Stuttgart

3. Headington JT (1990) Tumors of hair follicle Differentiation. In: Farmer ER, Hood AF (Eds.). Pathology of the skin, pp 596–614. Prentice Hall/Appleton & Lange, Englewood cliffs
4. Lever WF, Schaumburg-Lever G (1990) Histopathology of the skin. 7th Ed., pp 587–589. Lippincott JB, Philadelphia
5. MacKie RM (1986) Tumours of the skin. In: Rook A, Wilkinson DS, Ebling FJG, Champion RH, Burton JL (Eds.). Textbook of Dermatology, 4th Ed., Vol. 3, pp 2375–2473. Blackwell, Oxford London Edinburgh Boston Palo alto Melbourne
6. Malherbe A, Chenantais J (1880) Note sur l'épithéliome calcifié des glandes sébacées. Progr Med 8, 826–828
7. Moehlenbeck FW (1973) Pilomatrixoma (Calcifying epithelioma). A statistical study. Arch Dermatol 108:532–534
8. Rupec M, Horn W (1981) Benigne Tumoren der Haut. In: Korting GW (Hrsg). Dermatologie in Praxis und Klinik, Bd. 4, S 4040–4077..... G. Thieme, Stuttgart
9. Spitz D, Fisher D, Friedman RJ, Kopf AW (1981) Pigmented pilomatricoma. A clinical simulator of malignant melanoma. J Dermatol Surg Oncol 7:903–906

Ätiopathogenese und Morphologie

Molekulargenetische Aspekte der Basaliomentstehung

Th. M. Rünger

Chronische Exposition mit ultravioletter Strahlung ist der wichtigste Risikofaktor für die Basaliomentstehung. Klinische und epidemiologische Untersuchungen zeigen einen eindeutigen Zusammenhang zwischen der kumulativen UV-Gesamtdosis und der Entwicklung von Basaliomen. Daneben spielen Arsenexposition, ionisierende Strahlen und chronische Hautschädigung als Risikofaktoren nur eine untergeordnete Bedeutung. Dabei ist der Zusammenhang zwischen UV-Strahlung und Tumorgenese allerdings nicht so eindeutig wie z. B. beim Spinaliom. Nicht selten treten Basaliome auch in nur relativ gering photogeschädigter Haut auf.

Um weitere Einflüsse zu erkennen, lohnt es sich genetische Erkrankungen mit einem erhöhten Basaliomrisiko zu betrachten: Xeroderma pigmentosum, das Basalzellnävus-Syndrom und den Albinismus. Die erhöhte Basaliominzidenz beim Albinismus unterstreicht lediglich noch einmal die UV-Schaden Genese des Basalioms, da diesen Patienten die photoprotektive Melaninpigmentierung fehlt.

Xeroderma pigmentosum ist eine heterogene, aus 10 verschiedenen Komplementationsgruppen bestehende Erkrankung. Der stark erhöhten Hautkarzinomrate liegen Defekte der DNA-Reparatur zugrunde, wahrscheinlich 10 verschiedene. DNA-Reparaturmechanismen der menschlichen Zelle sind nur unvollständig geklärt; Genauso sind auch die DNA-Reparaturenzymdefekte in Xeroderma pigmentosum bisher nicht eindeutig charakterisiert. Neuere Erkenntnisse geben Hinweise, daß bei der Komplementationsgruppe Xeroderma pigmentosum-E ein humanes Äquivalent der Photolyase defekt ist, ein Enzym, daß unter dem Einfluß von sichtbarem Licht Pyrimidin-Dimere repariert (Patterson et al.), und bei Xeroderma pigmentosum-B eine Reparatur-DNA Helikase (Weeda et al.). Aufgrund solcher Defekte können UV-induzierte DNA-Schäden, wie die häufigen Thymindimere und das 6,4-Photoprodukt, aber auch seltenere Photoprodukte nicht regelrecht repariert werden. Es resultieren Mutationen, die wiederum Onkogene aktivieren oder Tumorsuppressorgene inaktivieren können. In der Tat konnten in Hauttumoren von Xeroderma pigmentosum Patienten Mutationen und Aktivierung von verschiedenen Onkogenen (N-ras, c-myc, Ha-ras) nachgewiesen werden.

Es konnte darüber hinaus eine UV-induzierbare RNA nachgewiesen werden, deren Sequenz homolog ist zu der aminoterminalen Sequenz des

Onkogens trk-2 H (Ben-Ishai et al.). D. h., daß dieses Onkogen eventuell nach UV-Exposition verstärkt exprimiert wird und möglicherweise einen direkten molekularen Zusammenhang zwischen UV-Schaden und Karzinogenese herstellt. In Xeroderma pigmentosum wird diese RNA durch UV-Bestrahlung stärker induziert als in normalen Zellen. Insgesamt zeigt also daß Modell Xeroderma pigmentosum, daß eine intakte DNA Reparatur ein wichtiger Abwehrmechanismus ist gegen die kanzerogenen Effekte der UV-Strahlung. Daneben bestätigt es natürlich auch wieder die zentrale Rolle der UV-Strahlung als wichtigsten Basaliomrisikofaktor.

Welche UV-Wellenlängen und welche DNA-Photoprodukte besonders kanzerogen sind, also auch in der Basaliomentstehung, ist immer noch umstritten. Die DNA-schädigenden und mutagenen Wirkungen von UV-B sind gut dokumentiert. Allerdings macht UV-A in entsprechend höherer Dosierung ebenfalls DNA-Photoprodukte und kann daher sicherlich nicht als harmlos angesehen werden. Das häufigste Photoprodukt, das Thymin Dimer scheint am wenigsten mutagen zu sein. Als Erklärung wird die A-Regel herangezogen: Hat die DNA Polymerase Zweifel welche Base sie einsetzen soll, z. B. gegenüber einem nicht reparierten DNA-Photoprodukt, dann setzt sie ein Adenin ein. Damit hätte sie das häufigste Photoprodukt, das Thymindimer richtig komplementiert.

Es ist immer wieder vermutet worden, daß eine individuell unterschiedlich ausgeprägte DNA-Reparatur auch in der Normalpopulation Tumorrisiko beeinflußt. Bei der Basaliomentstehung gibt es dafür nur Hinweise. Alcalay et al. konnten zeigen, daß Zellen von Basaliom-Patienten weniger Photo-Dimere aus UV-bestrahlter DNA entfernen als eine Kontrollgruppe. Die DNA hatten sie aus UV-bestrahlter Haut isoliert, mit einer Dimer spezifischen Endonuklease inkubiert, und dann die DNA Brüche quantifiziert. Damit gibt es eine mögliche molekulare Erklärung für ein genetisch erhöhtes Basaliomrisiko! Interessanterweise ist ein erhöhtes Basaliomrisiko auch mit HLA-DR 1 Expression assoziiert (Czarnecki et al.), ein weiterer Hinweis auf ein genetisch fixiertes Basaliomrisiko.

Wir messen DNA-Reparatur mit Hilfe eines Plasmid-Shuttle Vektor Assays. Dabei wird die Fähigkeit von Patienten-Zellen gemessen, Photoprodukte eines UV-bestrahlten und dann in die Zellen transfizierten Plasmids zu reparieren. In einer Screening-Methode kann dies mit Hilfe eines Enzymassays quantifiziert werden. In einer aufwendigeren Methode wird das Plasmid wieder aus der Gastzelle isoliert und in Bakterien kloniert, so daß neben der Quantifizierung der DNA-Reparatur auch eine genaue Analyse der Mutationen auf Basensequenzebene möglich ist. Den einfacheren Plasmid-Enzym-Assay hoffen wir in Zukunft auch diagnostisch einsetzen und anbieten zu können.

Das Basalzellnävussyndrom ist eine weitere Basaliom-Modellerkrankung. Es ist charakterisiert durch frühzeitiges Auftreten von multiplen Basaliomen. Darüber hinaus finden sich eine erhöhte Inzidenz interner Neoplasien (Ameloblastome, Fibrosarkome, Teratome, Medulloblastome, etc.), ein charakteristisches Gesicht (breite Nasenwurzel, Hypertelorismus), und Anomalien des

Knochensystems (Kieferzysten, Zahnanomalien, Brachymetacarpalismus = Albright's Zeichen), der Augen (Strabismus, angeborene Blindheit) und des Nervensystems (Retardierung, angeborener Hydrozephalus). Werden interne Neoplasien, z. B. Medulloblastome bestrahlt, dann treten auf der Haut des Bestrahlungsfeldes mit einer Latenz von wenigen Jahren multiple Basaliome auf. Mit dieser klinischen Beobachtung korreliert wahrscheinlich eine erhöhte zelluläre Empfindlichkeit gegen ionisierende Strahlen. Der dem Basalzellnävussyndrom zugrundeliegende Pathomechanismus oder molekulare Defekt ist allerdings nicht bekannt. Ob eine Chromosomeninstabilität vorliegt, ist weiterhin umstritten (Bale et al.).

Wir haben unseren Plasmid DNA Reparatur Assay so modifiziert, daß wir nun nicht UV-bestrahlte Plasmid DNA in Zellen einbringen, um zu untersuchen, wie diese DNA Photoprodukte reparieren (s. o.), sondern daß wir geschnittene, linearisierte Plasmid DNA in die Zellen einbringen, um zu untersuchen, wie diese die freien DNA Enden wieder ligieren. Diesen Assay, der als DNA-Doppelstrangbruch-Reparatur Assay interpretierbar ist, führen wir zur Zeit an Zellen von Patienten mit Basalzellnävussyndrom durch. Bei Chromosomenbruchsyndromen, einer Gruppe von Erkrankungen mit erhöhter spontaner Chromosomenbruchrate einerseits, und einem erhöhten Malignomrisiko andererseits, haben wir mit diesem Assay Anomalien nachweisen können (Rünger et al.).

Literatur

Alcalay J, Freeman SE, Goldberg LH, Kripke ML, Wolf JE (1990) Decreased excision repair of pyrimidine dimers induced in skin of basal cell carcinoma patients by simulated solar radiation. J Invest Derm 94, p 502 (Abstract)

Bale AE, Bale SJ, Murli H, Ivett J, Mullvihill JJ, Parry DM (1989) Sister chromatid exchange and chromosome fragility in the nevoid basal cell carcinoma syndrome. Cancer Genet Cytogenet 42:273–279

Ben-Ishai R, Scharf R, Sharon R, Kapten I (1990) A human cellular sequence implicated in trk oncogene activation is DNA damage inducible. Proc Natl Acad Sci USA 87:6039–6043

Czarnecki D, Lewis A, Nicholson I, Tait B (1991) Multiple basal cell carcinomas and HLA frequencies in southern Australia. J Am Acad Derm 24:559–561

Chan GL, Little JB (1983) Cultured diploid fibroblasts from patients with the nevoid basal cell carcinoma syndrome are hypersensitive to killing by ionizing radiation. Am J Path 111, p 497

Consensus Development Panel (1991) National Institutes of Health Summary of the Consensus Development Conference on Sunlight, Ultraviolet Radiation, and the skin, Bethesda Maryland, May 8–10. J Am Acad Derm 24:608–612

Patterson M, Chu G (1989) Evidence that xeroderma pigmentosum cells from complementation group E are deficient in a homolog of yeast photolyase. Mol Cell Biol 9:5105–5112

Rünger TM, Kraemer KH (1989) Joining of linear plasmid DNA is reduced and error-prone in Bloom's syndrome cells. EMBO 8:1419–1425

Weeda G, van Ham RC, Vermeulen W, Bootsma D, van der Eb AJ, Hoeijmakers JH (1990) A presumed DNA helicase encoded by ERCC-3 is involved in the human repair disorders xeroderma pigmentosum and Cockeyne's syndrome. Cell 62:777–791

Dermo-Epidermale Interaktionen in einem neuen Licht

M. Reusch, V. Mielke, M. Sticherling und E. Christophers

Einleitung

Die embryologische Entwicklung der Haut, normale kutane Gewebshomöostase, entzündliche Erkrankungen wie auch maligne Tumoren bedürfen der intensiven Interaktion zwischen zellulären Elementen der Epidermis wie auch der Dermis. Während eine ganze Reihe von Untersuchungsbefunden eine derartige gegenseitige Beeinflussung zwischen diesen unterschiedlichen Keimblättern nahelegen, fehlt zur Zeit ein sicherer experimenteller Nachweis dieser Interaktionen. Gleichfalls sind die für diese Interaktionen relevanten Signale noch nicht aufgedeckt.

Während zuvor deskriptiv-morphologische Untersuchungen wichtige Hinweise gegeben haben, besitzen wir heute durch die Methoden der modernen Biologie neue experimentelle Ansätze, um der Lösung dieser Fragen näher zu kommen. Im folgenden sollen einige dieser Entwicklungen aufgezeigt werden, die erste in vitro Studien der dermo-epidermalen Interaktionen (und vice versa) ermöglichen.

Besondere Beispiele für intensive dermo-epidermale Verzahnungen sind zum Beispiel die menschliche Haarpapille oder auch das Dermatofibrom mit der epidermalen Induktion zur Hyperplasie, die gelegentlich bis zur Ausbildung von Pseudohaarpapillen oder eines Basalioms führt. Zumindest aus morphologisch-deskriptiver Sicht scheint hier möglicherweise ein Kontinuum der Induktion vorzuliegen.

Das Basaliom nimmt unter den epithelialen Tumoren eine besondere Stellung ein, indem es zum einen eine charakteristische Induktion seines dermalen Stromas hervorruft, zum anderen eine besondere Abhängigkeit von diesem Stroma aufweist. Offensichtlich ist das Basaliom ohne sein spezifisches Stroma nicht denkbar und wegen seiner Beziehung zum Stroma u.U. auch nicht zur Metastasierung fähig.

Ein neuer Ansatz zur in vitro Untersuchung von dermo-epidermalen Interaktionen auch mit Hinblick auf das Basaliom hat sich im Laufe des letzten Jahres durch neuere Einblicke in der Untersuchung der Zytokine wie auch durch Weiterentwicklungen im Bereich der Zellkulturen ergeben. Insbesonders hat die Entwicklung eines Kokultursystemes, das die simultane, räumlich getrennte, jedoch in der Flüssigkeitsphase vereinte Kultur von unterschiedlichen Zellen erlaubt, hierzu beigetragen. Im folgenden sollen einige dieser Entwicklungen und ihre mögliche Relevanz für das Verständnis des Basalioms dargelegt werden.

Ein wichtiger Kandidat für das Verständnis dermo-epidermaler Interaktionen ist das Neutrophil-activating-peptide/Interleukin-8 (NAP-1/IL-8). Dieses Peptid ist ein Mitglied der β-Thromboglobulin-Supergenfamilie. Zu den bereits charakterisierten Eigenschaften gehört die Chemotaxis und die Aktivierung von neutrophilen Granulozyten [6, 9, 10]. Gleichfalls ist ein chemotaktischer Effekt für T-Lymphozyten beschrieben [3]. Daneben ist von uns und anderen ein mitogener Effekt dieser Substanz auf menschlicher Keratinozyten in vitro gezeigt worden [2, 5]. Eine ganze Reihe von Zellen einschließlich von Fibroblasten, Endothelzellen, Makrophagen, Melanozyten und mit Abstrichen auch Keratinozyten können nach Stimulation mit verschiedenen Zytokinen dieses Peptid produzieren [4, 6–8]. Große Mengen dieses Peptides werden in den Schuppen der Psoriasis vulgaris gefunden [1, 8].

Damit liegt mit dem NAP-1/IL-8 eine Substanz vor, die in relevanten Mengen von den Zellen der Dermis produziert wird, wobei diese dermalen Zellen offenbar potentiell durch Zytokine der Epidermis dazu induziert werden können. Um ein derartiges Zytokinnetzwerk weiter zu substantiieren, haben wir ein Zwei-Kompartment-System entwickelt, das die gleichzeitige Kultivierung dermaler und epidermaler Zellen und damit die Untersuchung von sezernierten Zytokinen in den Kulturüberständen ermöglicht.

Kokultursystem für Keratinozyten und Fibroblasten/Endothelzellen (EC)

Menschliche Keratinozyten und Fibroblasten wurden von kindlichen Präputien nach standardisierten Verfahren angezüchtet. Menschliche Nabelschnurendothelien wurden aus frischen Nabelschnüren isoliert und in Dulbeccos Medium kultiviert. Für die Kokultur wurde ein kommerziell erwerbbares System benutzt (Transwell, Costar), bei dem in eine größere, konventionelle Kulturschale ein kleineres Kulturgefäß mit einer Filtermembran (Porenweite 3 µ) als Boden eingehängt werden kann. Damit benutzen beide Kulturgefäße dasselbe Medium, erlauben die Diffusion löslicher Substanzen, trennen jedoch die unterschiedlichen Zellen räumlich. Die Induktion der NAP-1/IL-8 Produktion in Fibroblasten und EC wurde durch in-situ-Hybridisierung, Immunhistochemie und einen spezifischen ELISA zum Nachweis von NAP-1/IL-8 in Kulturüberständen vorgenommen.

Produktion von NAP-1/IL-8 durch Keratinozyten-stimulierte Fibroblasten und Endothelzellen

Fibroblasten und EC werden durch die gemeinsame Kultur mit Keratinozyten zur Produktion von NAP-1/IL-8-ähnlicher Immunoreaktivität innerhalb von 1 h stimuliert. Diese Immunreaktivität nimmt im Verlauf von 24 h stetig zu und erreicht zu diesem Zeitpunkt ein Maximum. Dabei ist diese durch monoklonale Antikörper gegen NAP-1/IL-8 anfärbbare Immunreaktivität anfänglich offenbar im Bereich des Golgi-Apparates lokalisiert. Später kommt es zu einer diffusen intrazytoplasmatischen Anfärbung, die wahrscheinlich als intrazellulärer Transport und Ausschleusung des Peptides zu werten ist. Durch in-situ-Hybridisierung konnten diese Ergebnisse bestätigt werden. Weitere Bestätigung ergab der Nachweis von NAP-1/IL-8 in den Kulturüberstanden mit einem speziellen ELISA.

Erste Ergebnisse zeigten, daß die Induktion durch epidermale Keratinozyten durch die gleichzeitige Gabe von einem polyklonalen Antikörper gegen Interleukin-1 α vollständig inhibiert werden kann.

Zusammenfassung

Mit dem Nachweis der in vitro-Induktion von Fibroblasten und EC durch Keratinozyten zur Produktion des epidermalen Mitogens NAP-1/IL-8 scheint ein erster Schritt zur Entschlüsselung des kutanen Zytokin-Netzwerkes getan. Derartige Interaktionen mögen sehr wohl auch eine Rolle in der formalen Pathogenese von Basaliomen spielen. Weitere Untersuchungen sind nötig, um diese Zusammenhänge zu erhellen.

Literatur

1. Gearing AJH, Fincham NJ, Bird CR, Wadhwa M, Meager A, Cartwright JE, Camp RDR (1990) Cytokines in skin lesions of psoriasis. Cytokine 2:68–75
2. Krueger J, Jorgensen C, Miller C, Schroeder J, Sticherling M, Christophers E. Effects of IL-8 on epidermal proliferation. J Invest Dermatol 94:545 A
3. Larsen CG, Anderson AO, Appella E, Oppenheim JJ, Matsushima K (1989) Neutrophil activating protein (NAP-1) is also chemotactic for T lymphocytes. Science 243:1464–1466
4. Mielke V, Bauman JGJ, Sticherling M, Ibs T, Zomershoe AG, Seligmann K, Henneicke HH, Schroeder JM, Sterry W, Christophers E (1990) Detection of neutrophil-activating peptide NAP/IL-8 and NAP/IL-8 mRNA in human recombinant IL-1α and human recombinant tumor necrosis factor-α stimulated human dermal fibroblasts: An immunocytochemical and fluorescent in situ hybridization study. J Immunol 144:153–161
5. Reusch MK, Studtmann M, Schroeder J, Christophers E (1990) J Invest Dermatol 96

6. Schröder JM, Mrowietz U, Christophers E (1987) Purification and partial biochemical characterization of a human monocyte-derived, neutrophil-activating peptide that lacks interleukin 1 activity. J Immunol 139:3474–3483
7. Schröder J-M, Persoon NLM, Christophers E (1990) Lipopolysaccharide-stimulated human monocytes secrete, apart from neutrophil-activating peptide 1/interleukin 8, a second neutrophil-activating protein. J Exp Med 171:1091–1100
8. Schröder JM, Christophers E (1989) Secretion of novel and homologous neutrophil-activating peptides by LPS-stimulated human endothelial cells. J Immunol 142:244–251
9. Van Damme J, Van Beeumen J, Opdenakker G, Billiau A (1988) A novel NH2-terminal sequence-characterized human monokine possessing neutrophil chemotactic, skin reactive, and granulocytosis-promoting activity. J Exp Med 167:1364–1376
10. Yoshimura T, Matsushima K, Tanaka S, Robinson EA, Appella E, Oppenheim JJ, Leonard EJ (1987) Purification of a human monocyte-derived neutrophil chemotactic factor that shares sequence homology with other host defense cytokines. Proc. Natl. Acad. Sci. USA 84:9233–9237

Bestimmung von Prostanoiden bei Basaliomen

H.-A. Gitt, R. Frank, Th. Walther, U.-F. Haustein, P. Mentz, Ch. Gießler und A. Pyzara

Einleitung und Aufgabenstellung

Metaboliten des Arachidonsäurestoffwechsels wird neben zahlreichen bekannten biologischen Funktionen (z. B. als Entzündungsmediatoren) nach neueren Auffassungen auch ein möglicher Einfluß auf Tumorwachstum und Metastasierung zuerkannt. Matejka und Mitarbeiter [7] sehen im Nachweis des stabilen Endmetaboliten (6-oxo-$PGF_{1\alpha}$) im Plasma Zusammenhänge zur Tumormetastasierung. Der offenbar wesentlichen klinischen Bedeutung stehen begrenzte Kenntnisse über Ursachen der unterschiedlich starken Syntheseaktivität zwischen Hauttumoren und gesunder Haut gegenüber. Schulz und Mitarbeiter [12] fanden bei Plattenepithelkarzinomen der Mundschleimhaut konkordant mit dem Ausmaß der zellulären Proliferation eine höhere Aktivität der Prostazyklinsynthese in tumorbenachbarter Schleimhaut als im Tumor selbst. Wir haben uns die Aufgabe gestellt, die stabilen Endprodukte der Arachidonsäurekaskade (s. Abb. 1), 6-Keto-Prostaglandin $F_{1\alpha}$ (6-Keto-$PGF_{1\alpha}$) und Thromboxan B_2 (TXB_2) bei Basaliomen der Haut im Vergleich zu klinisch unauffälliger Haut des gleichen Körperareals zu bestimmen.

Einteilung der Basaliome

nach der „Histologischen Tumorklassifikation" von Gebhart et al. (1984)

1. *Solides Basaliom*
2. Adenoides Basaliom
3. Zystisches Basaliom
4. *Superfizielles multizentrisches Basaliom*
5. Desmoplastisches sklerodermiformes Basaliom
6. Fibroepitheliales Basaliom (Pinkus Tumor)
7. Andere

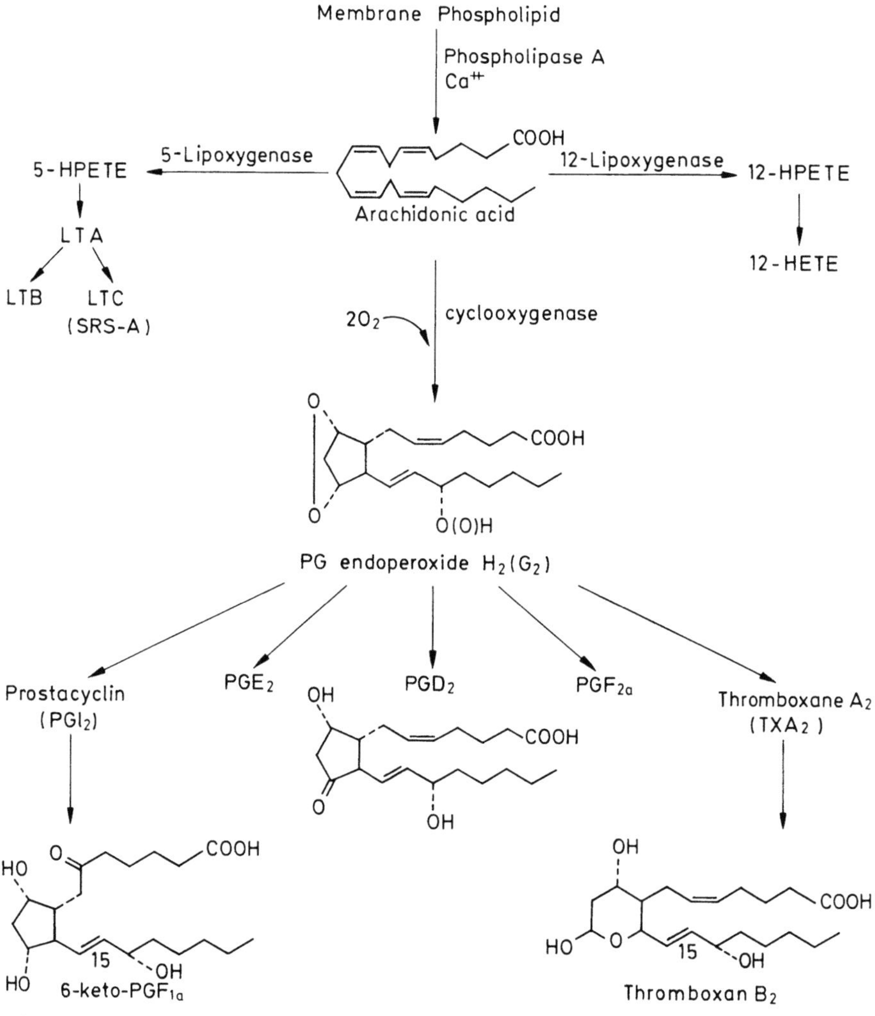

Abb. 1. Arachidonsäuremetabolismus

Material und Methoden

Operationspräparat – Stanzbiopsie ⌀4 mm
(Tumor vs umgebende gesunde Haut)
⬇
Spülung in physiologischer Kochsalzlösung
und Lagerung in flüssigem Stickstoff
⬇
Inkubationsschritte in Tyrodelösung (37 °C)
⬇
TXB_2 und 6-Keto-$PGF_{1\alpha}$-Bestimmung
mittels ELISA
⇩

*0,2 ml/well TXB_2 – bzw. 6-Keto-$PGF_{1\alpha}$-Antiserum in Puffer pH 9,6
(Inkubation über Nacht bei 4 °C)*
⇩
*Waschen und Stabilisieren der Platte
(Saccharose, PBS, BSA, Na-azid; 2h)*
⇩
*Zugabe von Probe und Standard und des enzymgebundenen Antigens
(Inkubation bei 4 °C über Nacht)*
⇩
*Substrat (3,9 mmol/l o-Phenylendiamin; 5,4 mmol/l H_2O_2 in
0,066 mol/l Citrat-Phosphat-Puffer, pH 5,0) (1 h)*
⇩
Stopsolution (5 mol/l H_2SO_4)
⇩
photometrische Auswertung bei 492 nm (SUMAL-PE, Carl-Zeiss-Jena)

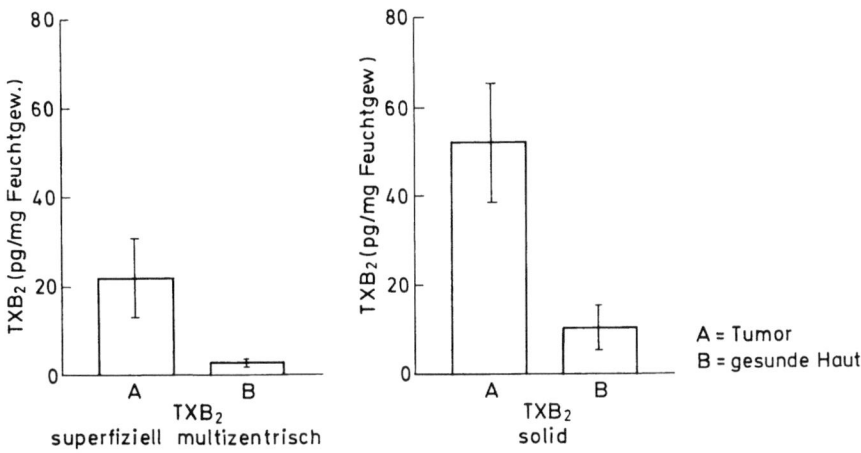

Abb. 2. Vergleich des TXB_2-Gehalts zwischen superfiziell multizentrischen bzw. soliden Basaliomen und umgebender gesunder Haut

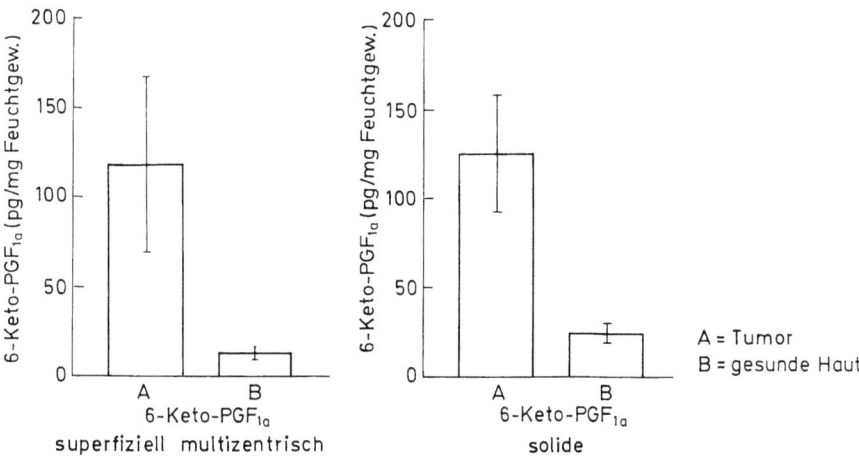

Abb. 3. Vergleich des 6-Keto-PGF$_{1\alpha}$-Gehalts zwischen superfiziell multizentrischen bzw. soliden Basaliomen und umgebender gesunder Haut

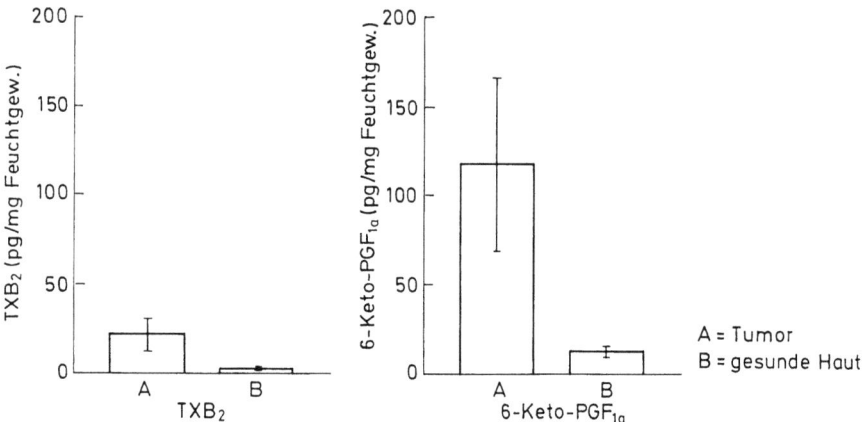

Abb. 4. Vergleich von TXB$_2$ und 6-Keto-PGF$_{1\alpha}$ bei superfiziell multizentrischen Basaliomen

Ergebnisse

Wir bestimmten bei soliden und superfiziell multizentrischen Basaliomen (n = 42) die stabilen Endprodukte des Arachidonsäurestoffwechsels 6-Keto-PGF$_{1\alpha}$ und TXB$_2$.

Bei beiden histologischen Typen erkennt man einen signifikant höheren Anteil von TXB$_2$ und PGF$_{1\alpha}$ im Tumorgewebe im Vergleich zur umgebenden gesunden Haut, was auf höhere Syntheseleistungen der Vorstufen beider Produkte (TXA$_2$ und PGI$_2$) schließen läßt. Bei den multizentrisch superfiziel-

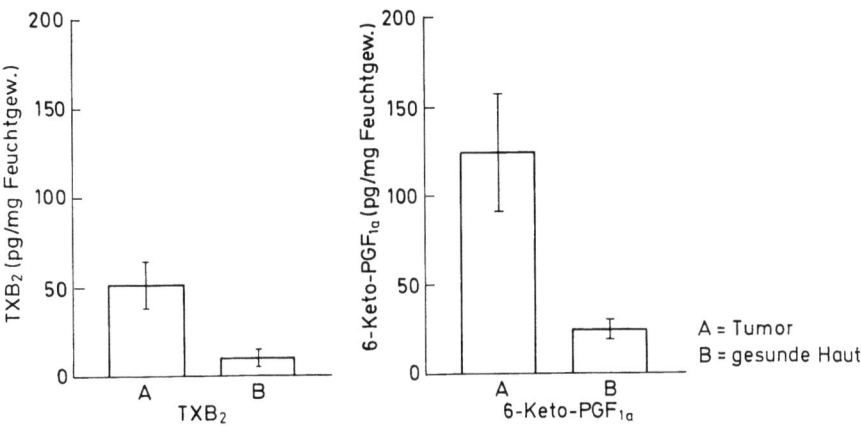

Abb. 5. Vergleich von TXB_2 und 6-Keto-$PGF_{1\alpha}$ bei soliden Basaliomen

len Basaliomen ist die TXB_2 und $PGF_{1\alpha}$-Synthesekapazität im Tumor gegenüber der gesunden umgebenden Haut um den Faktor 9 erhöht. Bei den soliden Basaliomen war der nachgewiesene TXB_2 und $PGF_{1\alpha}$-Gehalt im Tumorgewebe 5-fach höher als in der umgebenden gesunden Haut. Bei den soliden Basaliomen war die TXB_2 Synthesekapazität im Vergleich zu den multizentrisch superfiziellen Basaliomen etwa doppelt so hoch (s. Abb. 2-5).

Diskussion

Das Hautorgan verfügt über ein breites Spektrum an arachidonsäuremetabolisierenden Enzymen [10]. Einflüsse auf die kutane Mikrovaskularisierung, chemotaktische Effekte auf Leukozyten, Fibroblasten und Keratinozyten sowie wachstumsfördernde und immunregulatorische Wirkungen sind wichtige physiologische Leistungen der Eicosanoide in der Haut [11]. In zunehmendem Maße wird aufgrund experimenteller Ergebnisse die Rolle der Prostaglandine im Zusammenhang mit Tumorentstehung, -wachstum und -metastasierung diskutiert [5, 12, 14]. Vanderveen und Mitarbeiter [14] konnten zeigen, daß in Basalzellepitheliomen der PGE_2- und $PGF_{2\alpha}$-Gehalt höher war als in normaler Epidermis. Bei unseren Untersuchungen ist zu erkennen, daß der Arachidonsäuremetabolitenanteil (TXB_2 und $PGF_{1\alpha}$) von Tumoren ebenfalls wesentlich höher ist als in der umgebenden gesunden Haut. Zahlreiche Untersuchungen untermauern einen inversen Zusammenhang zwischen metastatischem Potential und der Arachidonsäurestoffwechselaktivität. Fitzpatrick et al. [2] sowie Schultz et al. [12] fanden in stark metastasierenden Tumoren (Melanome sowie Plattenepithelkarzinome der Mundschleimhaut) einen wesentlich höheren Arachidonsäuremetabolitenanteil in der Umgebung (gesunde Haut) als im Tumor selbst. Bei Tumoren ohne Metastasierungsneigung war das Verhältnis umgekehrt und bestätigt unsere Ergebnisse. Es ist denkbar, daß ähnliche Beziehungen auf andere Tumoren übertragbar sind. Zyklooxygenase-

und Lipoxygenaseprodukte spielen möglicherweise eine wesentliche pathogenetische Rolle bei der epidermalen Proliferation, Hyperplasie sowie Tumorbildung und -metastasierung [6, 7].

Literatur

1. Bonta IL, Ben-Efraim S (1990) Interactions between inflammatory mediators in expression of antitumor cytostatic activity of macrophages. Immunol Letters 25:295–301
2. Fitzpatrick FA, Stringfellow DA (1979) Prostaglandin D_2 formation by malignant melanoma cells correlates inversely with cellular metastatic potential. Proc Natl Acad Sci USA 76:1765–1769
3. Fürstenberger G, Gross M, Marks F (1989) Eicosanoids and multistage carcinogenesis in NMRI mouse skin: role of prostaglandins E and F in conversion (first stage of tumor promotion) and promotion (second stage of tumor promotion). Carcinogenesis 10:91–96
4. Gebhart W (1984) Tumoren der Haut und Hautanhangsgebilde. In: Histologische Tumorklassifikation. Springer-Verlag Wien New York, S 100
5. Ikai K, Imamura S (1988) Prostaglandin D_2 in the skin. Int J Dermatol 27:141–149
6. Kassis V, Sondergaard J (1983) Prostaglandin E_1 in normal human skin: Methodological evaluation, topographical distribution and related to sex and age. Arch Dermatol Res 275:9–13
7. Matejka M, Grisinger Ch, Porteder H, Watzek G, Sinzinger H (1983) 6-oxo-$PGF_{1\alpha}$ – a new tumor marker for tumors in the maxillo-facial regions. J Max-Fac Surg 11:157–159
8. Miller StJ (1991) Biology of basal cell carcinoma (Part I). J Am Acad of Dermatol 24:1–13
9. Miller StJ (1991) Biology of basal cell carcinoma (Part II). J Am Acad of Dermatol 24:161–175
10. Ruzicka T (1984) Stoffwechsel der Arachidonsäure in der Haut und seine Bedeutung in der Pathophysiologie entzündlicher Dermatosen. Hautarzt 35:337–343
11. Ruzicka T (1988) The physiology and pathophysiology of eicosanoids in the skin. Eicosanoids 1:59–72
12. Schulz S, Mentz P, Timmel H, Giessler Ch (1989) Zur Prostazyklin-(PGI_2-)Biosyntheseaktivität in unterschiedlich differenzierten Neoplasien und umgebendem Gewebe. Zahn- Mund- Kieferheilkd 77:811–814
13. Tomita Y, Iwamoto M, Masuda T, Tagami H (1987) Stimulatory effect of prostagladin E_2 on the configuration of normal human melanocytes in vitro. J Invest Dermatol 89:299–301
14. Vanderveen EE, Grekin RC, Swanson NA (1986) Arachidonic acid metabolites in cutaneous carcinomas. Arch Dermatol Res 122:407–412

Tumorolyse durch Proteasen-Aktivierung mittels harnstoffhaltiger Pufferlösungen. Eine histologische Studie am Basaliom

S. Hofmann, C. Klessen, B. Schlagenhauff, H. Breuninger und G. Rassner

Einleitung

Eine Reihe von Befunden experimenteller Untersuchungen deuten darauf hin, daß Harnstoff bei der Destruktion von Tumorgewebe unter therapeutischen Bedingungen eine wichtige Rolle spielen kann.

Über die erfolgreiche Behandlung von Patienten mit Basaliomen und Spinaliomen durch mehrmalige lokale intra- und subkutane Harnstoffinjektionen berichteten Danopoulos und Danopoulou (1974). Sie erzielten hohe Regressionsraten sowie narbenlose Abheilungen der Läsionen. Ähnlich erfolgreiche und reproduzierbare Ergebnisse ließen sich bei der Behandlung von malignen Melanomen bei Hamstern mit Harnstoff und Guanidin – einer dem Harnstoff ähnlichen Verbindung – erzielen (Ecanow & Ecanow 1980). Zum genauen Wirkungsmechanismus dieser Substanzen ist allerdings bislang nur wenig bekannt.

In einer vorangegangenen Untersuchung am Basaliomgewebe konnte nachgewiesen werden, daß die Inkubation von Gefrierschnitten mit NaCl-Phosphatpuffer pH 7,4 eine ausgeprägte Destruktion des Tumorparenchyms bewirkt (Schlagenhauff et al. 1991). Ausgehend von diesen Beobachtungen wurde in der vorliegenden Studie die Wirkung dieser Pufferlösung in Kombination mit Harnstoff in vitro überprüft.

Material und Methoden

Die Untersuchungen wurden an vorwiegend aus dem Kopfbereich stammenden soliden Basaliomen durchgeführt. Aus den chirurgischen Exzisaten wurden Gewebestanzen mit einem Durchmesser von 6 mm entnommen. Das verbleibende Tumorgewebe mitsamt dem bei der Exzision eingehaltenen Sicherheitsabstand wurde für die histologische Differenzierung und die histologische Randkontrolle verwendet.

Inkubationsversuche an Gewebeschnitten

Die Biopsien wurden in Tissue Tek eingebettet und über Isopentan in flüssigem Stickstoff eingefroren. Für die Inkubationsversuche wurden 10 µm dicke Kryostatschnitte auf mit Chromalaun-Gelatine beschichtete Objektträger aufgezogen. Die Inkubation der Schnitte erfolgte mit 2 ml Inkubationslösung pro Objektträger für 30 bzw. 60 min bei 39 °C in der feuchten Kammer. Nach vorsichtigem Abgießen der Inkubationslösung erfolgte die Fixierung und Färbung.

Inkubationsversuche an Gewebeblöcken

Nach der Entnahme wurden die Gewebeproben mit einem Skalpell halbiert. Die Tumorhälften wurden sofort in 10 ml Inkubationslösung gebracht und für 12 h bei 39 °C inkubiert. Im Anschluß daran wurde das Gewebe eingefroren, 10 µm dicke Kryostatschnitte angefertigt und diese fixiert und gefärbt.

Inkubationsmedien

1/3/6 M Harnstoff in NaCl-Phosphatpuffer* (* 0,25 M NaCl in 0,1 M Phosphatpuffer pH 7,4)

Nachbehandlung

Fixierung in 4% Formol-Kalzium-Gemisch nach Baker, Hämalaun-Erythrosin-Übersichtsfärbung, Eindecken in DePeX.

Kontrollversuche

Inkubation in harnstofffreien Medien (0,1 M Phosphatpuffer pH 7,4, 0,25 M NaCl in 0,1 M Phosphatpuffer pH 7,4). Zum Vergleich wurden nicht inkubierte Gewebeschnitte herangezogen.

Inhibitionsversuche

Das Gewebe wurde mit in Phosphatpuffer gelösten Proteaseinhibitoren (DCIC, PMSF, TLCK) vorinkubiert und anschließend mit der Harnstofflösung weiterinkubiert.
Inkubation der Gewebeschnitte:

- 30 min in 2 ml Phosphatpuffer + Inhibitor
- 30 min in 2 ml 6 M Harnstoff/NaCl-Phosphatpuffer

Inkubation der Gewebeblöcke:

- 2 h in 10 ml Phosphatpuffer + Inhibitor
- 10 h in 10 ml 6 M Harnstoff/NaCl-Phosphatpuffer

Kontrollversuche erfolgten entsprechend ohne Inhibitoren.

Ergebnisse

Inkubation von Gewebeschnitten

Die Inkubation der Gewebeschnitte mit harnstoffhaltigen Pufferlösungen ergab lytische Veränderungen im Gewebe, wobei die Auflösungserscheinungen mit zunehmender Harnstoffkonzentration (6 M) besonders stark ausgeprägt waren (Abb. 1, 2). Von der Auflösung ebenfalls betroffen waren die Epidermis und Infiltratzellen.

Einen deutlich besseren Gewebeerhalt ergab die Inkubation mit harnstofffreiem Phosphatpuffer bzw. NaCl-Phosphatpuffer.

Inkubation von Gewebeblöcken

Die Inkubation mit harnstoffhaltigen Pufferlösungen bewirkte ebenfalls eine Verstärkung der Tumordestruktion im Vergleich zur Inkubation mit harnstofffreiem Phosphatpuffer bzw. NaCl-Phosphatpuffer. Es ließ sich eine stärkere Lyse der Tumorzellen auch in den zentralen Gewebsarealen mit 6 M Harnstofflösung im Vergleich zu 1 bzw. 3 molaren Lösungen erzielen (Abb. 3, 4).

Inhibitionsversuche

Die enorme Gewebsdestruktion, welche nach Inkubation mit 6 M Harnstoff zu beobachten war, ließ sich durch Zusatz spezifischer Proteaseinhibitoren zum Inkubationsmedium hemmen (Tabelle 1, Abb. 5).

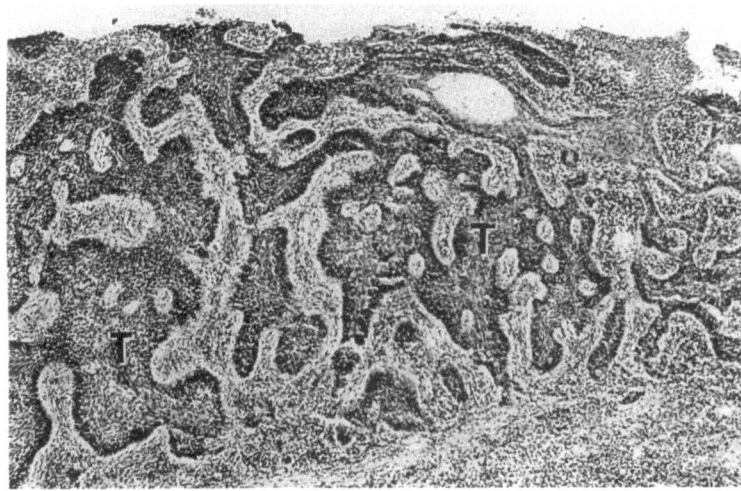

Abb. 1. Teils solides, teils superfizielles Basaliom; Tumorzellnester (T), Epidermis zum Teil nekrotisch, zum Teil fehlend (HE, × 16)

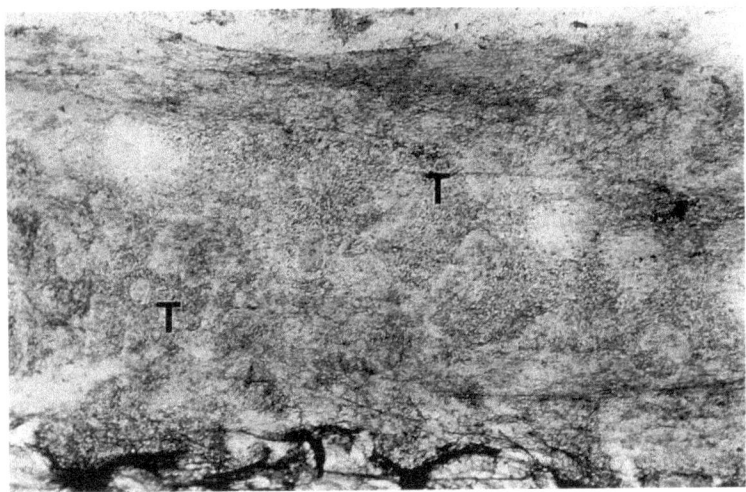

Abb. 2. Teils solides, teils superfizielles Basaliom; Inkubation des Gewebeschnittes mit 6 M Harnstoff/NaCl-Phosphatpuffer: Tumorepithel (T) weitgehend aufgelöst (HE, × 16)

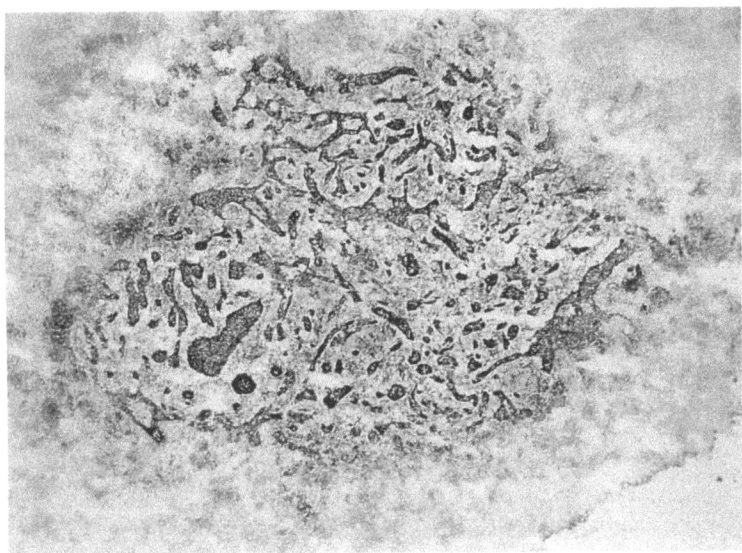

Abb. 3. Fibrosierendes Basaliom; Inkubation des Gewebeblocks mit 3 M Harnstoff/NaCl-Phosphatpuffer: Besserer Erhalt der zentral gelegenen Tumorzellnester, während die peripheren Areale vollständig aufgelöst sind (HE, × 10)

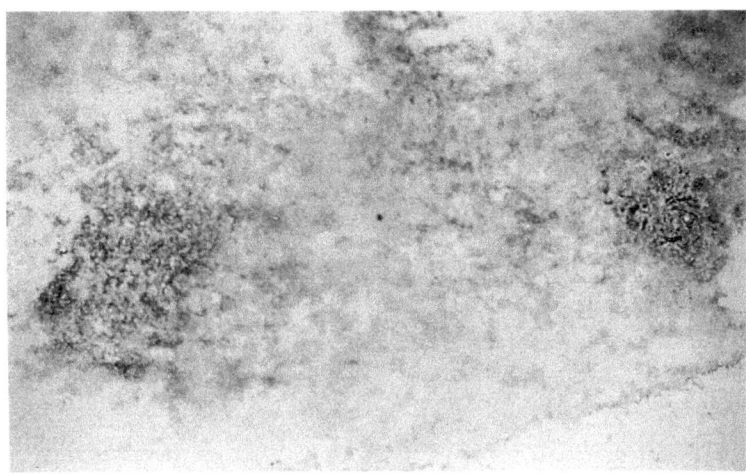

Abb. 4. Fibrosierendes Basaliom; Inkubation des Gewebeblocks mit 6 M Harnstoff/NaCl-Phosphatpuffer: Vollständige Tumorzellauflösung sowohl der peripheren als auch zentralen Gewebeareale/Vgl. Abb. 3 (HE, × 10)

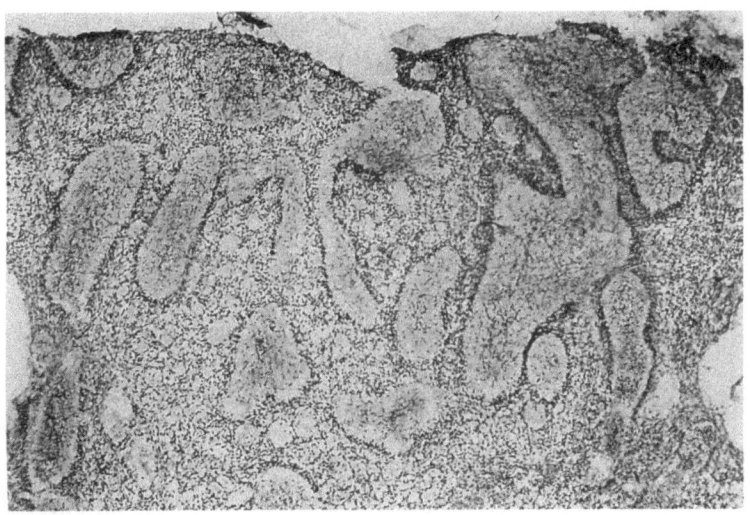

Abb. 5. Teils solides, teils superfizielles Basaliom; Inkubation des Gewebeschnittes mit 6 M Harnstoff/NaCl-Phosphatpuffer + PMSF (10^{-3} M): Deutlich erkennbare Inhibition der Tumorgewebedestruktion/Vgl. Abb. 1 und 2 (HE, × 16)

Tabelle 1. Einfluß der verschiedenen Inhibitoren auf die Tumorzell-Lyse

Inhibitoren	Konzentration (M)	Gewebe-Schnitte	Gewebe-Blöcke
3,4-Dichlor-isocumarin (DCIC)	10^{-3} 2×10^{-3}	(+) +	− +
Phenylmethyl-sulfonylfluorid (PMSF)	10^{-3} 2×10^{-3}	+ +	+ +
N-alpha-Tosyl-L-Lysin-Chlor-methylketon (TLCK)	2×10^{-3} 10^{-2}	(+) +	(+) +

+ fast vollständige Inhibition
(+) schwache Inhibition
− keine Inhibition

Die Ergebnisse der Inhibitionsversuche lassen darauf schließen, daß an der durch Harnstoff bewirkten Gewebedestruktion offensichtlich Proteasen beteiligt sind.

Diskussion

Die Inkubation mit harnstoffhaltigen Pufferlösungen führt zu einer weitgehenden Auflösung des Tumorparenchyms am Basaliom. Die Destruktion kann als Ausdruck einer Aktivierung der Proteasen im Gewebe gesehen werden. Diese Aktivierung ist vermutlich die Folge einer Freisetzung von Proteasen aus im Gewebe vorliegenden, höhermolekularen Komplexen, z. B. Enzym-Inhibitor-Komplexen, welche in Abhängigkeit von der Salzkonzentration des Inkubationsmediums in unterschiedlichem Ausmaß dissoziieren (Martin & Axelrod 1956; Woodbury & Neurath 1980). Auch Harnstoff selbst bewirkt eine Aktivierung proteolytischer Enzyme (Harris 1956). Darüber hinaus muß jedoch auch von einer Beeinflussung der Substrate, also der Makroglobuline des Extrazellularraums und des Zytosols, durch diese Substanz ausgegangen werden. Zum Wirkungsmechanismus von Harnstoff ist bekannt, daß er die Tertiär- und Sekundärstruktur von Proteinen verändern und somit zur Entfaltung eines globulären Proteins führen kann. Dadurch werden im Nativzustand für Proteasen nicht erreichbare Peptidbindungen exponiert. Eine derartige Veränderung der Substrate könnte eine erleichterte Degradierbarkeit bedingen (Asghar & Cormane 1976; Siddique 1980). Die Versuche mit spezifischen Proteaseinhibitoren zeigten eine Hemmung der Gewebedestruktion, womit die Annahme einer Beteiligung tumoreigener proteolytischer

Enzyme an der durch harnstoffhaltige Pufferlösungen bewirkten Tumorolyse bestätigt wurde.

Aus zahlreichen Untersuchungen geht hervor, daß Proteasen bei der Proliferation, Invasion und Metastasierung eine bedeutende Rolle spielen (Goldfarb & Liotta 1986; Moscatelli & Rifkin 1988). Unsere Versuche zeigen, daß durch harnstoffhaltige Pufferlösungen aktivierte tumoreigene Proteasen eine Autolyse des Tumors bewirken. Daß Harnstoff bei der Tumortherapie eingesetzt werden kann, zeigten Danopoulos und Danopoulou (1974) durch lokale Harnstoffinjektionen in Basaliome und Spinaliome. Auch im Hinblick auf die lokale Interferonbehandlung wäre zu überlegen, ob durch die Manipulation am Tumor eine Freisetzung und Aktivierung von Proteasen erfolgt, die dann ihrerseits die Tumorzellzerstörung bewirken. Für die bekannte Spontanregression posttherapeutisch verbliebener Tumorreste könnte dies ebenfalls von Bedeutung sein.

Danksagung. Die Autoren danken Frau Elke Maier für ihre technische Assistenz und Herrn Manfred Mauz für die sorgfältige Ausführung der Fotoarbeiten.

Literatur

Asghar SS, Cormane RH (1976) Some properties of proteolysis by polymorphonuclear leukocyte-granule extracts. J Invest Dermatol 66:93–98
Danopoulos ED, Danopoulou IE (1974) Urea treatment of skin malignancies. Lancet 1:115–118
Ecanow B, Ecanow C (1980) Tumor matrix destruction by guanidine and urea (correspondense). Clin Oncol 6:191–193
Goldfarb RH, Liotta LA (1986) Proteolytic enzymes in cancer invasion und metastasis. Semin Thrombos Hemostas 12:294–307
Harris JI (1956) Effect of urea on trypsin and alpha-chymotrypsin. Nature 177:471–473
Martin CJ, Axelrod AE (1957) The proteolytic enzyme system of skin. I. Extraction and activation. J Biol Chem 224:309–321
Moscatelli D, Rifkin DB (1988) Membrane and matrix localization of proteinases: a common theme in tumor cell invasion and angiogenesis. Biochim Biophys Acta 948:67–85
Schlagenhauff B, Klessen C, Teichmann-Dörr S, Breuninger H, Rassner G (1991) Destruction of tumour parenchyma in basal cell carcinoma by tumour-associated neutral proteases: a histochemical study. Br J Dermatol 124:271–276
Siddique B (1980) The influence of substrate unfolding on the caseinolytic activity of trypsin. Enzyme 25:145–147
Woodbury RG, Neurath H (1980) Structure, specificity and localization of the serine proteases of connective tissue. FEBS Lett 114:189–196

Die Histopathologie des Basalioms

G. Mahrle

Das Basaliom ist der häufigste Hauttumor. Ca. 55% aller diagnostizierten Karzinome sind Basaliome. Demgegenüber ist die Mortalitätsrate sehr niedrig, nämlich 0,1 pro 100000 Einwohner und Jahr [37].

Das Basaliom ist der am wenigsten ausgereifte Vertreter organoider Adnextumoren der Haut. Die Tumorzellen sind kleine, mäßig eosinophile, monomorphe Epithelzellen mit dunkel färbenden Kernen, die den Reifungsgrad von epidermalen Basalzellen besitzen und sich am Rand des Tumors palisadenartig ausrichten. Charakteristisch ist auch die Zuordnung eines peritumoralen, bindegewebigen Stromas. Der Tumor zeigt Tiefenwachstum, metastasiert aber in der Regel nicht.

Das Basaliom wächst von der interfollikulären Epidermis primär wie eine kleine Haaranlage aus oder setzt am Adnexepithel direkt an. Als Ursprungszellen werden primordiale, pluripotente Epidermiszellen angesehen, so daß sich verschiedene Ausdifferenzierungsmöglichkeiten ergeben. Am häufigsten geht die Ausdifferenzierung in Richtung des Haarfollikelepithels. Dies hat zur Folge, daß neben den charakteristischen Keratinen des Plattenepithels K 5 und K 14, die in der normalen Haut im Basalzellager exprimiert werden, in den Basaliomen die Keratine K 15 und K 17 nachweisbar sind, welche im äußeren Wurzelscheidenepithel des Haares, aber nicht in der Epidermis vorkommen [22]. Bei stärkerer Keratinisierung werden auch die hochmolekularen Keratine K 1 und K 10 der normalen Epidermis gebildet.

Es ist bisher vollständig unklar, ob der Tumor die Stromareaktion bedingt oder umgekehrt. So lassen sich z. B. durch Implantation von Bindegewebszellen aus der Haarpapille Haaranlagen, zumindest bei Tieren, induzieren [23]. Über einem Histiozytom kann man eine basaliomartige Hyperplasie oder sogar echte Basaliome beobachten [8]. Hierfür können Wachstumsfaktoren verantwortlich gemacht werden, wie z. B. der von den Fibroblasten gebildete Keratinozytenwachstumsfaktor [26]. Aber auch umgekehrt muß man davon ausgehen, daß Basaliomzellen in der Lage sind, Fibroblastenwachstumsfaktoren zu produzieren [9], so daß man von einer echten Wechselbeziehung zwischen Tumorparenchym und Tumorstroma gerade beim Basaliom ausgehen kann.

Das Basaliom wächst äußerst langsam. Man findet im Tumor meist wenig Mitosen, sie können aber vermehrt sein. Die Zykluszeit der Tumorzellen unterscheidet sich nicht wesentlich von der normaler Epidermiszellen [22]. Das äußerst langsame Wachstum wird mit einem ständigen Zelluntergang und der Ausschleusung von Tumorzellen (Apoptose) erklärt. Die frühere Vorstellung, daß das Basaliom multiloculär autochton entsteht, ist wohl zugunsten der unizentrischen Entstehungsweise und radialen Ausbreitung in den Hintergrund getreten [16].

Histopathologie

Es gibt trotz vieler Untertypen nach meiner Auffassung nur vier histologische Wachstumsmuster des Basalioms, nämlich expansiv nodulär, superfiziell nodulär, schmalzapfig und organoid-fibroepitheliomatös wachsende Basaliom (Tabelle 1). Ca. 40% aller Basaliome zeigen allerdings ein gemischtes Wachstumsmuster [30]. Je nach Differenzierung, Zytologie, Degenerationsphänomenen und Stromareaktion kann das Bild weiter variieren.

Wachstumsmuster

Das expansiv wachsende noduläre Basaliom ist die häufigste Basaliomvariante (ca. 60–75%) mit in der Regel multinodulärem, verdrängendem Wachstum zur Tiefe hin. Größere Knoten bestehen aus breiten, konfluierenden Tumorzellsträngen, die kleinere Stromainseln freilassen. Neben dem bereits oben beschriebenen zytologischen Aufbau fallen eine Abnahme der Desmosomen und peritumorale Retraktionsräume auf. Die Retraktionsräume enthalten in der Regel saure Mukopolysaccharide, die sich metachromatisch verhalten und sich mit Alcian-blau anfärben. Wahrscheinlich sind aber für die Retraktion nicht nur die Mukopolysaccharide, sondern auch eine verminderte Ausbildung von Halbdesmosomen und Verankerungsfibrillen sowie eine erhöhte Kollagenaseaktivität verantwortlich [22].

Gelegentlich wird eine mikronoduläre Form des Basalioms von der nodulären Form abgetrennt [30]. Diese Form entspricht meines Erachtens der Frühform des Basalioms mit trichoepitheliomatöser Differenzierung (siehe 1).

Das superfiziell wachsende noduläre Basaliom (ca. 5–15%) zeigt multinoduläre, meist durch unveränderte Epidermis getrennte, kleinere, schwalbennestartige bis knopfförmige Tumornester, die an der Unterseite der Epidermis haften und meist ebenfalls eine deutliche Retraktion erkennen lassen. Abgetropfte runde bis ovale Tumorzellnester können im Stratum papillare vorkommen. Obwohl der Tumor eine flächenmäßig große Ausdehnung haben kann, scheint ein verdrängendes Wachstum in die Tiefe erst spät oder erst nach unvollständiger Behandlung stattzufinden.

Differentialdiagnostisch wäre der Tumor des follikulären Infundibulums abzugrenzen, der ähnlich wie das superfizielle noduläre Basaliom wächst. Die Zellen sind aber etwas heller und gleichen denen des infundibulären Epithels. Es bildet sich meist eine subepidermale Platte, die über mehrere Stege mit der

Tabelle 1. Einteilung der Basaliome

Wachstumsmuster
1. expansiv wachsende noduläre Basaliome (60–75%)
2. superfiziell wachsende noduläre Basaliome (5–15%)
3. schmalzapfig wachsende Basaliome (5–10%)
4. organoid-fibroepitheliomatöses Basaliom (< 1%)

Differenzierung	*Zytologie*
– keratotisch	– granularzellig
(a) keratotisch	– spindelzellig
(b) trichoepitheliomatös	– myoepithelial
trichoadenomatös	– hellzellig („clear cells")
trichofollikulär	– siegelringzellig
– adenoid	– adamantinoid
(a) retikulierend, plexiform	– riesenzellig
(b) cribriform-mukoid	– bowenoid
(c) apokrine, ekkrine (syringomatös, cylindromatös) oder Talgdrüsen-„Epitheliome"	– basosquamös

Degenerative Zeichen	*Stromareaktion*
– ulzerös	– sklerodermiform
– zystisch	– keloidartig
– nekrotisch	– ödematös
– pigmentiert	– myxoid
– kalzifizierend	– infiltriert
– ossifizierend	

Epidermis verbunden ist [21]. Klinisch kann dieser Tumor solitär, im Rahmen des Morbus Cowden und multipel auftreten [4]. Der Tumor ist primär gutartig, aber eine Transformation in ein Basaliom kann stattfinden [29].

Die schmalzapfig wachsenden Basaliome (ca. 5–10%) umfassen zum einen den oberflächlich wachsenden sklerodermiformen Typ, sodann den infiltrativ wachsenden Typ, der primär oder sekundär als verwildertes Basaliom nach unzureichender Vorbehandlung entstehen kann. Bei den schmalzapfig wachsenden Basaliomtypen überwiegt der Anteil des Tumorstromas den des Tumorparenchyms. In den schmalen Tumorsträngen ist die Palisadenstellung der peripheren Tumorzellen nicht mehr zu erkennen.

Der sklerodermiforme Typ zeigt uniforme, schmale, basaloide Tumorzellstränge, meist ohne Verbindung zur Epidermis und anguläre, kleine Tumorzellnester mit einer gleichmäßigen Verteilung in einem zellarmen Stroma aus dichtem, reifen Kollagen. Der Tumor wächst langsam und bleibt meist auf das Stratum reticulare begrenzt. Differentialdiagnostisch ist ein desmoplastisches Trichoepitheliom auszuschließen. Solare Elastose, Retraktion, Ulzeration, Fehlen von Hornzysten, größere Tumorzellnester und größere Eindringtiefe sprechen für Basaliom [19].

Der infiltrativ wachsende, primär oder sekundär aggressive Typ, wächst in variabel gestalteten schmalen Strängen und Nestern. Diese sind unregelmäßig in einem zellreichen unreifen Stroma verteilt. In der Regel findet sich ein zentraler mehr knotiger Tumoranteil oder zumindest andere organoide Tumoranteile. Die Tumorzellen sind meist in den randständigen infiltrierenden Tumoranteilen anaplastisch, d.h. die Kerne sind polychromatisch, überwiegend hyperchromatisch und meist eckig anstatt rund. Die Infiltration kann bevorzugt zu den Seiten hin erfolgen unter zentraler sklerosierender Abheilung („field-fire Typ"). Die Infiltration zur Tiefe hin erfolgt interstitiell, entlang der Adnexe, Nerven oder Gefäße ggf. bis in den Knochen oder Knorpel.

Die organoid-fibroepithelialen Tumoren zeigen ebenfalls ein anteilsmäßiges Überwiegen des Tumorstromas über das Tumorparenchym. Die schmalen Tumorzellstränge wachsen aber nicht schmalzapfig diskontinuierlich (dreidimensional offenbar Stränge), sondern kontinuierlich (dreidimensional offenbar breite Bänder oder Blätter). Der klassische Vertreter dieses Typs ist das prämaligne Fibroepitheliom von Pinkus. Dieser Tumor besteht aus von der Epidermis ausgehenden schmalen Strängen von Tumorzellen, die netzförmig retikulieren und ein adnexoides Stroma einschließen sowie von diesem umgeben werden. Das Stroma scheint topisch und quantitativ in einem festen Verhältnis zum Tumorstroma zu stehen (organoid). Die Tumorzellen sind etwas heller und größer als die des Basalioms [21]. Der Übergang eines Pinkustumors in ein Basaliom ist nur eine Frage der Zeit [6].

Davon abzugrenzen ist das basaloide folliculäre Hamartom, das teils an eine Miniaturausgabe des prämalignen Fibroepithelioms, teils an ein kleines Trichoepitheliom, teils an ein superfizielles Basaliom erinnert [7, 21]. Klinisch tritt der Tumor solitär als linearer unilateraler Naevus oder in diffuser papulöser Form auf. Es ist offenbar ein echtes Hamartom, ein Übergang in ein Basaliom ist nicht bekannt.

Differenzierung

Die Differenzierung erfolgt in erster Linie in Richtung Verhornung mit mehr oder weniger starker Ausdifferenzierung zu follikulären Strukturen. Dabei können im einfachsten Fall eosinophile Zellhaufen mit keratotischen oder parakeratotischen „Schichtungskugeln" beobachtet werden [11]. Bei stärkerer Ausreifung können gutartige Haarfollikeltumoren simuliert werden (Tab. 1). Niemals kommt es jedoch zur Ausbildung von Haarpapillen, und der Anteil des Tumorparenchyms überwiegt den des Tumorstromas. Auf die Abgrenzungsmöglichkeiten insbesondere zum Trichoepitheliom sei hier auf die Diskussion im Amer. J. Dermatopathol. 1989 verwiesen [1], auf die zum trichogenen Trichoblastom auf den Übersichtsartikel von Rosen über die Haarfollikeltumoren [25]. Auch bei der Differenzierung in adenoider Richtung gibt es verschiedene Differenzierungsgrade. Die unterste Stufe zeigt einen Aufbau in retikulierenden, schmalen, manchmal nur zwei Zellen breiten Tumorzellsträngen in einem myxomatoiden hellen Stroma [21]. Der cribriforme Typ besteht aus Tumorknoten, die kleine zystische Hohlräume aufweisen, die eine mukoide Substanz enthalten. Selten findet man tubuläre Strukturen mit ekkrinem oder apokrinem Sekretionsmodus oder talgdrüsenzellartige Differenzierung [27, 28, 39].

Zytologie

In der Regel sind die zytologischen Sonderformen seltene Variationen des nodulären Basalioms. Das Granularzellbasaliom schließt fokal Tumormassen ein, die größere helle Zellen mit randständigem Kern und zytoplasmatischen Granula enthalten, so daß diese Zellen den Granularzellen des Myoblastoms ähnlich sehen [2]. Gelegentlich beobachtet man spindelzellige Basaliome [36]. Die Spindelzellen können neben Keratin, Vimentin, muskelspezifisches Aktin, gliales fibrilläres Protein und S-100 Protein enthalten, vergleichbar myoepithelialen Zellen [34]. Hellzellige Basaliome bestehen aus glykogenreichen Basaliomzellen. Siegelringzellen enthalten einen großen hyalinen bzw. amyloidartigen Einschlußkörper, der den Kern an den Rand der Zelle preßt. Das amyloidartige Material besteht aus kondensierten hoch- und niedrigmolekularen Keratinen [38]. Riesenzellen mit einem oder mehreren großen hyperchromatischen Kernen können als Tumorinseln im Basaliom vorkommen [19]. Hier gibt es sicher Überschneidungen mit dem bowenoiden Basaliom (s.u.). Einen initialen Tumorknoten mit solchen Riesenzellen konnten wir aber auch im Rahmen eines superfiziellen, multilokulären Basalioms beobachten. Mukoidreiche Zellen, die eine stelläre Schrumpfung bei Fixierung zeigen, führen zu einem Bild, das histologisch einem Adamantinom ähnlich sieht [17]. Ebenso kann die Zytologie innerhalb des Basalioms bowenoid oder basosquamös sein. Letzteres bedeutet, daß größere, eosinophilere, mehr ausgereiftere Plattenepithelzellen als die basaloiden Zellen innerhalb der Tumorformationen vorhanden sind. Dies sollte nicht mit einem echten Kollisionstumor, nämlich einer Assoziation eines Basalioms mit einem Plattenepithelkarzinom, verwechselt werden, bei dem sich beide Tumoranteile klar trennen lassen. Weder spindelzellige, riesenzellige, bowenoide, basosquamöse Zytologie noch eine erhöhte Mitosenzahl zeigen für sich allein genommen eine malignere Potenz des Basalioms an [10, 15, 19, 20, 21]. Die Präsenz mehrkerniger Riesenzellen und atypischer bowenoider Tumorzellen in einem Basaliom sollten an ein arseninduziertes Basaliom denken lassen [40]. Basaliome beim Basalzellnävussyndrom, bei Bazex-Syndrom, bei Xeroderma pigmentosum oder beim Nävus sebaceus unterscheiden sich nicht von den anderen Grundtypen des Basalioms.

Degenerative Zeichen

Degenerative Veränderungen können makroskopisch als Ulkus oder Zyste in Erscheinung treten. Ulcera entstehen z.B. beim klassischen knotigen Typ als ulcero-nodöses Basaliom oder Ulcus rodens, beim aggressiv infiltrierend wachsenden Basaliom als Ulcus terebrans oder als multiple flache, meist randständige Ulzerationen beim sogenannten „field-fire Typ" des Basalioms.

Alle Basaliome mit Ausnahme des Basalioms mit trichoepitheliomatöser Differenzierung können ulzerieren. Am häufigsten sind dies die expansiv nodulär wachsenden Typen (19%), gefolgt von den infiltrativ, bzw. gemischt infiltrativ wachsenden Typen (10%). Am seltensten wurden Ulzerationen beim sklerodermiformen Basaliom beobachtet (0,2%). Demgegenüber treten zystische Veränderung (unechte Zysten z.B. im Vergleich zu Infundibularzysten beim trichoepitheliomatösen Basaliom, die hier nicht gemeint sind) fast ausschließlich in den expansiv wachsenden nodulären Basaliomen und seinen Mischformen auf [30]. Als Ursache der Zystenbildung werden Tumorzellnekrose, z.B. durch schlechtere Blutversorgung in größeren Knoten, mukoide Degeneration oder Bindegewebsdegeneration am Rande der Knoten angenommen [11]. Hier überschneiden sich die Begriffe der Degeneration und der Differenzierung, insbesondere wenn es sich um die Mucinbildung oder Amyloidablagerungen handelt. Zum einen wird der cribriforme-adenoide Typ mit mukoiden Ablagerungen in den kleinen zystischen Hohlräumen als Differenzierungstyp ausgewiesen, zum andern werden große Zysten mit mukoidem Material als Degenerationszeichen gewertet. Jedenfalls kommt tumoröses Mucin in den Zellen (stelläre Degeneration) zwischen den Zellen und im Stroma (myxoide Fibrose) vor. Desgleichen finden wir Amyloid in Zellen (Siegelringzellen) und im Stroma des Basalioms. Da es sich hierbei um eine Kondensation von Keratinfilamenten handelt, könnte man es als Differenzierungszeichen auffassen. Da es sich aber auch um eine Ausschleusung untergegangener Keratinozyten (Apoptose) handeln kann, wären auch degenerative Prozesse verantwortlich zu machen. Die Pigmentierung wird hier zu den Degenerationszeichen gerechnet, weil sich die Hauptmasse des Pigments in den Melanophagen sowie den nekrotischen und zystischen Arealen des Tumors ansammelt [11, 39]. Bei den ca. 6% pigmentierten Basaliomen handelt es sich in 5% um expansiv wachsende knotige Basaliome und ihre Mischformen und in 1% um superfiziell wachsende noduläre Basaliome [30].

Stromareaktion

Das Stroma beim Basaliom ist äußerst variabel und schließt neben den Veränderungen des Bindegewebes diejenigen der Gefäße und die entzündliche Reaktion mit ein [33]. Bei den expansiv oder superfiziell wachsenden knotigen Basaliomen findet sich ein mehr oder weniger breites Bindegewebsstroma mit parallel zu den Tumornestern gelegenen verdichteten Kollagenbündeln, reichlich Fibroblasten, Ödem und Mucin. Das Bindegewebe, das dem Tumor zugeordnet ist, macht dann einen etwas helleren myxoiden Eindruck und vermittelt dadurch auch beim multizentrischen Aufbau des superfiziellen Basalioms den Eindruck einer Gesamtheit. Im Vergleich zu den gutartigen Adnextumoren ist das bindegewebige Stroma weniger reif, weniger fibrös und zellreicher.
  Die stärkste mesenchymale Reaktion findet sich beim sklerodermiformen Basaliom und beim fibroepithelialen Tumor. Das sklerodermiforme Basaliom

enthält ein dichtes Stroma aus relativ reifem Bindegewebe mit verbreiterten Kollagenfasern und wenig Mucin. Beim infiltrativ wachsenden Basaliom ist die Stromareaktion etwas weniger ausgeprägt, unreifer und fibroblastenreicher, aber auch mucinarm. Es fällt häufig eine Hyalinisierung des Stromas auf [12]. Die Stromareaktion beim fibroepithelialen Tumor ist entsprechend dem Wachstumsmuster weniger infiltrativ, sondern umschrieben, aber auch sehr zellreich mit reichlich Gefäßen und zuweilen schwammig-myxoider Auflockerung.

Im Gegensatz zu den benignen Adnextumoren ist beim Basaliom eine leichte lympho-histiozytäre Infiltration mit einigen Mastzellen fast immer vorhanden. Plasmazellen finden sich besonders bei Tumoren aus den belichteten Körperbereichen. Die entzündliche Stromareaktion ist ausgeprägt, wenn der Tumor exulzeriert ist. Dann können auch Neutrophile im Infiltrat angetroffen werden. Demgegenüber ist das Infiltrat bei den infiltrierend wachsenden Basaliomen meist wenig betont [35].

Dignität und Prognose

Hier ist eingeschlossen das Risiko des Rezidivs und das der Metastasierung. Eine Metastasierung wird äußerst selten beobachtet. Kerl [13] berichtete über einen Fall unter 8000 Basaliomen. Perineurale Ausbreitung des Tumors findet sich in ca. der Hälfte aller metastasierenden Basaliome [18].

Rezidive sind am häufigsten zu erwarten bei großen, ulzerierten Basaliomen von langer Bestandsdauer und Therapieresistenz im Kopf-Halsbereich [13] sowie bei multifokalen und infiltrativen Wachstumstypen [31], bei destruierenden und metatypischen Basaliomen [10], nach unzureichender Vorbehandlung, z.B. zu geringer Sicherheitsabstand bei Exzision [3], bei zusätzlicher Arsenanamnese [14] und mehr als doppelt so häufig nach Rö-Bestrahlung als nach Exzision [32]. Obwohl einige Autoren keine eindeutigen histologischen Parameter fanden, die ein höheres Rezidiv- oder Metastasierungsrisiko anzeigen [5], – andere meinen, daß zumindest statistisch einige Kernalterationen darauf hinweisen [24] –, werden von den meisten Autoren aggressiv wachsende und metatypische Basaliome als besonders risikoreich beschrieben.

Metatypisch umfaßt nicht nur das zytologische Kriterium der squamösen Metaplasie, wozu größere polygonale Zellen mit großen Kernen und stärkerer eosinophiler Ausreifung des Zytoplasmas und das Vorhandensein von Desmosomen zählen, sondern auch Zellpolymorphie, Mitosenreichtum, Zellnekrosen, unregelmäßig konfigurierte Tumorzellnester, ausgeprägte zellreiche Fibrose und Störung des organoiden Aufbaus und der Interaktion zwischen Tumorparenchym und -stroma [10, 20]. Wahrscheinlich werden in Zukunft andere Parameter für die Einschätzung der Dignität eine zunehmend größere Rolle spielen, wie z.B. Zunahme der Aktinfilamente und der Typ IV Kollagenase, Zerstörung der Basalmembran, erhöhte Kollagen- und Glykosaminoglykansynthese [22].

Literatur

1. Ackerman AB (1989) Letters to the editor. Amer J Dermatopathol 11:481–497, 498–507
2. Barr RJ, Graham JH (1979) Granular cell basal cell carcinoma. Arch Dermatol 115:1064–1067
3. Breuninger H, Dietz K (1991) Prediction of subclinical tumor infiltration in basal cell carcinoma. J Dermatol Surg Oncol 17:574–578
4. Cribier B, Waskievicz W, Heid E (1991) Infundibulomes multiples. Ann Dermatol Venereol 118:281–285
5. Dixon AY, Lee SH, McGregor DH (1991) Histologic evolution of basal cell carcinoma recurrence. Amer J Dermatopathol 13:241–247
6. Eichmann F (1981) Das prämaligne Fibroepitheliom von Pinkus. In: Eichmann F, Schnyder UW (eds.) Das Basaliom. Der häufigste Tumor der Haut, pp 63–68. Springer, Berlin Heidelberg New York
7. Gartmann H, Bieß B (1988) Solitäres basaloides folliculäres Hamartom bei einem 13jährigen Mädchen. Akt Dermatol 14:177–179
8. Goette DK, Helwig EB (1975) Basal cell carcinomas and basal cell carcinoma-like changes overlying dermatofibromas. Arch Dermatol 111:589–592
9. Hernandez AD, Hibbs MS, Postlethwaite AE (1985) Establishment of basal cell carcinoma in culture: Evidence for a basal cell carcinoma-derived factor(s) which stimulates fibroblasts to proliferate and release collagenase. J Invest Dermatol 85:470–475
10. Hornstein OP, Weidner F (1979) Tumoren der Haut. In: Doerr W, Seifert G, Uehlinger E (eds.) Spezielle pathologische Anatomie, Band 7, Teil 2, pp 93–309
11. Hundeiker M (1981) Die histologische Variabilität der Basaliome. In: Eichmann F, Schnyder UW (eds) Das Basaliom. Der häufigste Tumor der Haut, pp 41–54. Springer, Berlin Heidelberg New York
12. Jacobs GH, Rippey JJ, Altini M (1982) Prediction of aggressive behaviour in basal cell carcinoma. Cancer 49:533–537
13. Kerl H (1981) Können Basaliome metastasieren. In: Eichmann F, Schnyder UW (eds) Das Basaliom, pp 29–40. Springer, Berlin Heidelberg New York
14. Kohl PK, Schmitt M, Hartschuh W (1990) Das Basaliomrezidiv: Häufigkeit und begünstigende Faktoren. Akt Dermatol 16:152–155
15. Lang PG, Maize JC (1991) Basal cell carcinoma. In: Friedman RJ, Rigel DS, Kopf AW, Harris MN, Baker D (eds) Cancer of the Skin, pp 35–73. Saunders, Philadelphia London Toronto
16. Lang PG, McKelvey AC, Nicholson JH (1987) Three-dimensional reconstruction of the superficial multicentric basal cell carcinoma using serial sections and a computer. Amer J Dermatopath 9:198–203
17. Lerchin E, Rahbari H (1975) Adamantinoid basal cell epithelioma. Arch Dermatol 111:586–588
18. Lo JS, Snow SN, Reizner GT, Mohs FE, Larson PO, Hruza GJ (1991) Metastatic basal cell carcinoma: Report of twelve cases with a review of the literature. J Amer Acad Dermatol 24:715–719
19. Lowe L, Rapini RP (1991) Newer variants and simulants of basal cell carcinoma. J Dermatol Surg Oncol 17:641–648
20. McGibbon DH (1985) Malignant epidermal tumours. J Cutaneous Pathol 12:224–238
21. Mehregan AH (1986) Pinkus' Guide to Dermatopathology. Appleton-Century-Crofts, Norwalk
22. Miller SJ (1991) Biology of basal cell carcinoma (part I). Amer Acad Dermatol 24:1–13
23. Oliver RF (1970) The induction of hair follicle formation in the adult hooded rat by vibrissa dermal papillae. J Embryol Exp Morphol 23:219

24. Rosa de G, Vetrani A, Zeppa P, Zabatta A, Barra E, Gentile R, Fulciniti F, Troncone G, Benedetto di G, Palombini L (1990) Comparative morphometric analysis of aggressive and ordinary basal cell carcinoma of the skin. Cancer 65:544–549
25. Rosen LB (1990) A review and proposed new classification of benign acquired neoplasms with hair follicle differentiation. Amer J Dermatopathol 12:496–516
26. Rubin JS, Osada H, Finch PW, Taylor WG, Rudikoff S, Aaronson SA (1989) Purification and characterization of a newly identified growth factor specific for epithelial cells. Proc Natl Acad Sci 86:802–806
27. Sakamoto F, Ito M, Sato S, Sato Y (1985) Basal cell tumor with apocrine differentiation: Apocrine epithelioma. J Amer Acad Dermatol 13:355–363
28. Sanchez NP, Winkelmann RK (1982) Basal cell tumor with eccrine differentiation (eccrine epithelioma). J Amer Acad Dermatol 6:514–518
29. Schnitzler L, Civatte J, Robin F, Demay C (1987) Tumeurs multiples de l'infundibulum pilaire avec dégrénescence basocellulaire. Ann Dermatol Venereol 114:551–556
30. Sexton M, Jones DB, Maloney ME (1990) Histologic pattern analysis of basal cell carcinoma. Amer Acad Dermatol 23:1118–1126
31. Sloane JP (1977) The value of typing basal cell carcinomas in predicting recurrence after sugical excision. Brit J Dermatol 96:127–132
32. Smith SP, Grande DJ (1991) Basal cell carcinoma recurring after radiotherapy: a unique, difficult treatment subclass of recurrent basal cell carcinoma. J Dermatol Surg Oncol 17:26–30
33. Steigleder GK (1978) Besondere Aspekte des Basalioms. Z Haut-Geschl Krh 53:55–61
34. Suster S, y Cajal SR (1991) Myoepithelial differentiation in basal cell carcinoma. Amer J Dermatopathol 13:350–357
35. Tritsch H (1981) Das Wachstumsverhalten der Basaliome. In: Eichmann F, Schnyder UW (eds) Das Basaliom. Der häufigste Tumor der Haut, pp 55–62. Springer, Berlin Heidelberg New York
36. Wade TR, Ackerman AB (1978) The many faces of basal-cell carcinoma. J Dermatol Surg Oncol 4:23–28
37. Weinstock MA, Bogaars HA, Ashley M, Litle V, Bilodeau E, Kimmel S (1991) Nonmelanoma skin cancer mortality. A population-based study. Arch Dermatol 127:1194–1197
38. White GM, Barr RJ, Liao S-Y (1991) Signet ring cell basal cell carcinoma. Amer J Dermatopathol 13:288–292
39. Wick MR (1990) Malignant tumors of the epidermis. In: Farmer ER, Hood AF (eds) Pathology of the Skin, pp 568–595, Appleton & Lange, Norwalk-San Mateo
40. Yeh S (1973) Skin cancer in chronic arsenicism. Human Pathol 4:469–485

Feingewebliches Bild und biologisches Verhalten des „metatypischen" Basalioms

E. Alexandrakis und I. Lohrisch

Seit der Erstbeschreibung eines metastasierenden Basalioms von Beadles (1894) ist das vielfältige morphologische Erscheinungsbild und unterschiedliche biologische Verhalten solcher Tumoren gut bekannt, und es sind zahlreiche Versuche unternommen worden, eine Korrelation zwischen Morphologie und Klinik zu finden. Das hat dazu geführt, eine ganze Reihe von Varianten des Basalioms vorzuschlagen und zu etablieren, so zum Beispiel einen Intermediärtyp des Ulcus rodens durch MacCormac (1910), der feingeweblich zwischen Ulcus rodens und Plattenepithelkarzinom steht, oder das sogenannte Basalzellkarzinom von Montgomery (1928), ein Basaliom mit herdförmiger Verhornung, das sich grundsätzlich vom klassischen Basaliom unterscheiden soll.

Das eigentliche „metatypische" Basaliom, von dem hier die Rede ist, geht auf Darier und Férrand (1922) zurück, die neben dem typischen „épithéliome basocellulaire" ein „épithéliome métatypique mixte" und ein „épithéliome métatypique intermediaire" beschrieben haben. Während das „épithéliome métatypique mixte" aus Basaliomsträngen, die Stachelzellkomplexe und parakeratotische Hornperlen einschließen, zusammengesetzt ist, lassen sich die Zellen des „épithéliome metatypique intermediaire" weder eindeutig dem Basalzell-, noch dem Plattenepithel-Typ zuordnen. Die Einführung dieser metatypischen Basaliome hat einige Verwirrung gestiftet und eine bis heute in der dermatologischen Onkologie kontrovers geführte anhaltende Diskussion ausgelöst. Manche Autoren akzeptieren die metatypischen Basaliome als Tumorentität und betrachten sie als den häufigsten metastasierenden Basaliomtyp (Helwig und Thomas, 1968; Borel, 1973; Ten Seldam und Helwig, 1974; Farmer und Helwig, 1980), andere lehnen sie ab (Lennox und Wells, 1951; Gertler, 1965; Holmes, Bennington und Haber, 1968; Freeman, 1976; Lever und Schaumburg, 1990), stellen sie zumindest in Frage (Hornstein und Weidner, 1979) oder halten sie für sehr selten (Burston und Clay, 1959).

Hier liegt denn auch der Grund dafür, daß die Angaben zur Häufigkeit metatypischer Basaliome in der Literatur außerordentlich stark zwischen 0,018% (Burston und Clay, 1959) und 10 bzw. 15% (Darier und Férrand, 1922) schwankt. Es liegt auf der Hand, daß hier unterschiedliche Definitionen im Spiel sind.

Die häufigste Definition des metatypischen Basalioms spricht von einem „Tumor von der Grundstruktur eines Basalioms mit herdförmiger plattenepithelialer Differenzierung und Keratinisation", worunter einige Autoren eine eigenständige Tumorentität zwischen Plattenepithelkarzinom und Basaliom verstehen (Helwig und Thomas, 1968; Borel, 1973; Farmer und Helwig, 1980).

Zwangsläufig ergibt sich daraus die Frage, ob diese Definition genügt und ob das metatypische Basaliom tatsächlich eine Entität darstellt. Mit der heutigen Kenntnis von der Embryogenese der Epidermis und der Hautanhangsgebilde und mit dem modernen Konzept der Histogenese von Basaliomen und von Plattenepithelkarzinomen scheint eine eigenständige Tumorentität zwischen Basaliom und Plattenepithelkarzinom nicht vereinbar. Die Epidermis und die Hautanhangsgebilde stammen zwar aus dem embryonalen Oberflächenektoderm, jedoch aus histogenetisch unterschiedlich determinierten Zellen des Stratum germinativum. Entsprechend ist auch die Entwicklung und Differenzierung der aus diesen Zellen hervorgehenden Tumoren. Nach dem dualistischem Konzept entwickeln sich die Plattenepithelkarzinome aus den mitotisch aktiven Zellen der Basalzellschicht und imitieren mit ihren differenzierten Formen die normale Entwicklung der Epidermis. Die Basaliome gehen nach der Abstammungstheorie von Pinkus (1953) aus pluripotenten Zellen hervor, die verstreut im Stratum basale und in den Haarfollikeln während des ganzen Lebens neu entstehen und in Richtung adnexoider Differenzierung fähig sind. Nach diesem Abstammungskonzept wäre somit eine intermediäre Tumorform als eigenständige Entität zwischen Basaliom und Plattenepithelkarzinom, die unterschiedliche Histogenese und Differenzierungsrichtung haben, zumindest unwahrscheinlich (Lever und Schaumburg, 1990).

Überdies zeigt sich hier, daß plattenepitheliale Differenzierung und Keratinisierung in einem Basaliom keine ausreichenden Kriterien darstellen, die die zusätzliche Ausgrenzung metatypischer Basaliome rechtfertigen. Auch kommt diesen Differenzierungskriterien kein prognostischer Wert zu, sie sind nicht Zeichen einer Anaplasie – im Sinne des Übergangs des Basalioms in ein Plattenepithelkarzinom – sondern müssen als Ausdruck eines höheren Reifungsgrades betrachtet werden (Burston und Clay, 1958), haben also mit der gelegentlich beobachteten Neigung metatypischer Basaliome zur Metastasierung nichts zu tun. Vielmehr bleibt festzuhalten, daß metatypische Basaliome unter allen Basaliomen zwar relativ häufig metastasieren, prinzipiell aber alle Basaliomtypen zur Metastasierung fähig sind (Assor, 1967; Wermuth und Fajardo, 1970; Christensen et al. 1978; Amonette et al. 1981; v. Domarus und Stevens, 1984; Soffer, Kaplan und Weshler, 1985).

Aus alledem ergibt sich, daß die in der Literatur vielfach beschriebenen und jeweils mit anderen Namen versehenen Intermediärformen offensichtlich nichts anderes darstellen als eine keratotische Variante des Basalioms (Lennox und Wells, 1951; Burston und Clay, 1958).

Dennoch aber gibt es eine kleine Gruppe von primären epithelialen Neoplasien, die in Architektur und zellulärer Komposition der Definition von MacCormac (1910) weigehend entsprechen und die mit dem metatypischen Basaliom vom Intermediärtyp nach Darier und Férrand (1922) identisch sein dürften. Gemeint sind Tumoren, die sich von gewöhnlichen Basaliomen klinisch durch ihr biologisches Verhalten, durch aggressives destruierendes Wachstum, Ulcerationen, Strahlenresistenz, lokale Rezidive und seltene lymphogene und hämatogene Metastasen unterscheiden (Mikhail et al. 1977; Amonette et al. 1981; Jacobs et al. 1982; Mehregan, 1983) und die gewöhnlich als große Tumoren im Kopfbereich vor allem an der Gesichts- und Nackenhaut, selten auch an der Rumpfhaut, in Erscheinung treten (Pollak et al. 1982).

Histologisch bilden sie auf der geweblichen Ebene sehr unregelmäßige solide epitheliale Komplexe (Abb. 1 a), die sich vielfach zur Tiefe hin in schmale und feine Zellstränge unregelmäßig auflösen und im Bindegewebe verlieren (Abb. 1 b, 2 a). In der Peripherie der Tumorkomplexe wird die basaliomtypische palisadenförmige Anordnung der Zellen gewöhnlich vermißt (Abb. 1 a), oder sie begegnet nur an wenigen Stellen (Jacobs et al. 1982). Statt dessen sieht man vor allem in der Peripherie Nester pleomorpher Tumorzellen, und es fehlen organoide Beziehungen zur Umgebung, was als Hinweis auf den aggressiven Charakter des Tumors und seine Fähigkeit zur Metastasierung gilt (Mehregan, 1983).

Das Tumorstroma kann sehr faser- und zellreich oder auch bandförmig hyalinisiert sein (Abb. 1 c). Seine Auflösung führt dazu, daß organoide Beziehungen zwischen Stroma und Zellkomplexen verwischt bzw. nicht mehr erkennbar erscheinen (Mehregan, 1983). Eine entzündliche Stromareaktion fehlt gewöhnlich (Pollak et al. 1983), im Einzelfall freilich kann sie ausgeprägt vorhanden sein (Abb. 1 a).

Auf der zellulären Ebene fallen die im Vergleich zum typischen Basaliom großen innerhalb der Tumorverbände dicht gelagerten und durch unscharfe Zytoplasmagrenze gekennzeichneten neoplastischen Zellen auf (Abb. 3 a, b). Sie enthalten pleomorphe, vielfach gekerbte oder lobulierte Kerne, die teils locker strukturiert, teils auch polychromatisch oder chromatindicht sind (Abb. 3 a, b). In den Zellkernen finden sich zwei bis drei kleine oder ein solitärer deutlich prominenter Nukleolus (Abb. 2 a). Die Mitoserate ist hoch, und gestörte Kernteilungsfiguren kommen anders als im typischen Basaliom vergleichsweise häufig vor (vergl. 3 c, d, e und f, g, h).

Das Verhalten zur Umgebung, tiefes invasives Wachstum, Infiltration von subcutanem Fettgewebe, Knorpel und Knochen, Einbrüche in Gefäße (Abb. 2 b) und perineurale Lymphscheiden (Abb. 2 c) sowie die hohe Mitoserate sind der histologische Ausdruck des aggressiven biologischen Verhaltens; sie erklären die Rezidiv- und Metastasenneigung dieser Tumoren.

Beides, die morphologischen Kriterien und die biologischen Eigenschaften, rechtfertigen die Bezeichnung „metatypisch" für diese Neoplasien, die sich gewöhnlich nicht eindeutig dem Basaliom einerseits oder dem Plattenepithelkarzinom andererseits zuordnen lassen und deren aggressives Verhalten außer Frage steht. Sie müssen und sie können differentialdiagnostisch sowohl von verwilderten Basaliomen nach wiederholten Rezidiven oder ungenügender Bestrahlung als auch von anaplastischen Plattenepithelkarzinomen abgegrenzt werden, und sie sollten jedenfalls ihrer ungünstigen Prognose wegen unbedingt vollständig operativ entfernt werden.

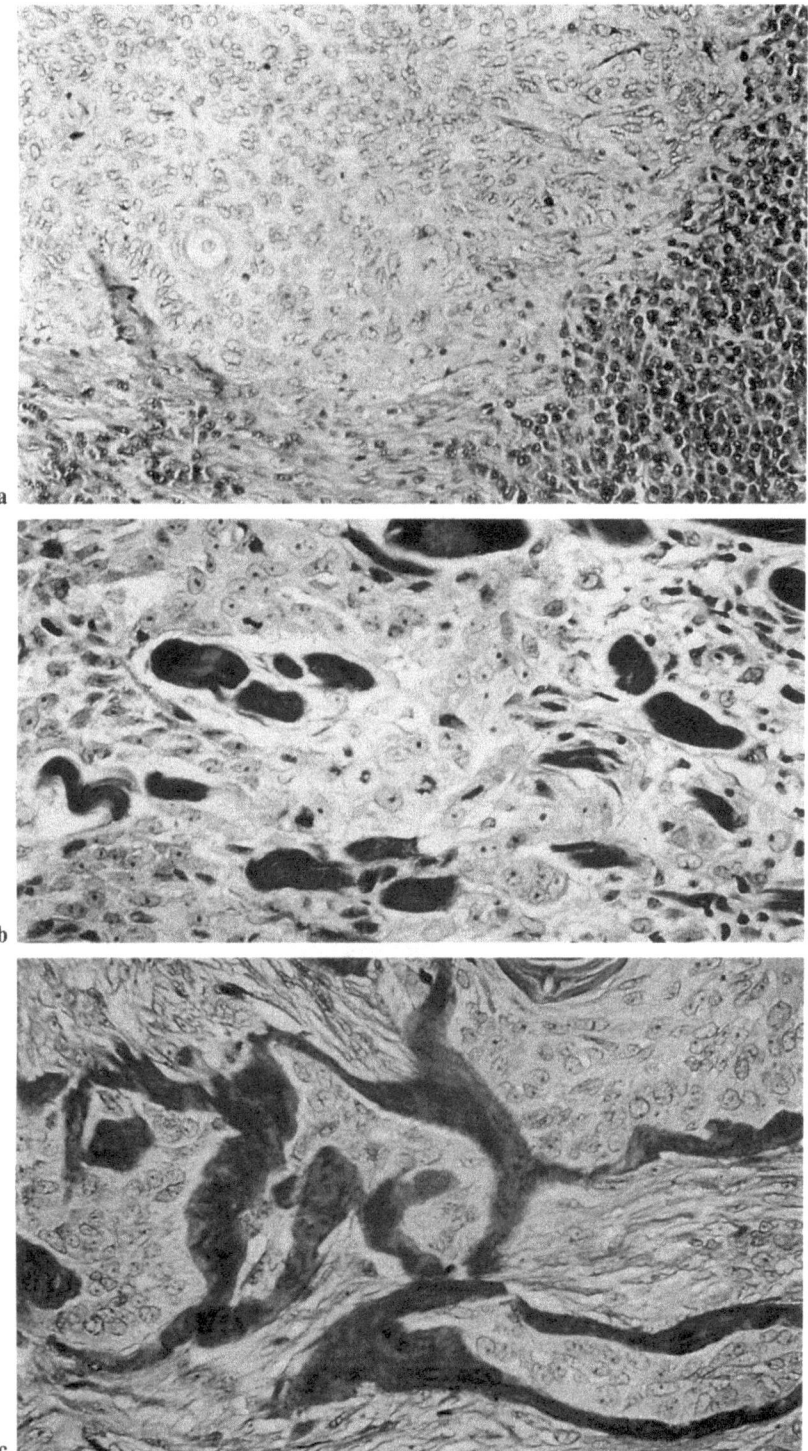

Abb. 1 a–

Feingewebliches Bild und biologisches Verhalten

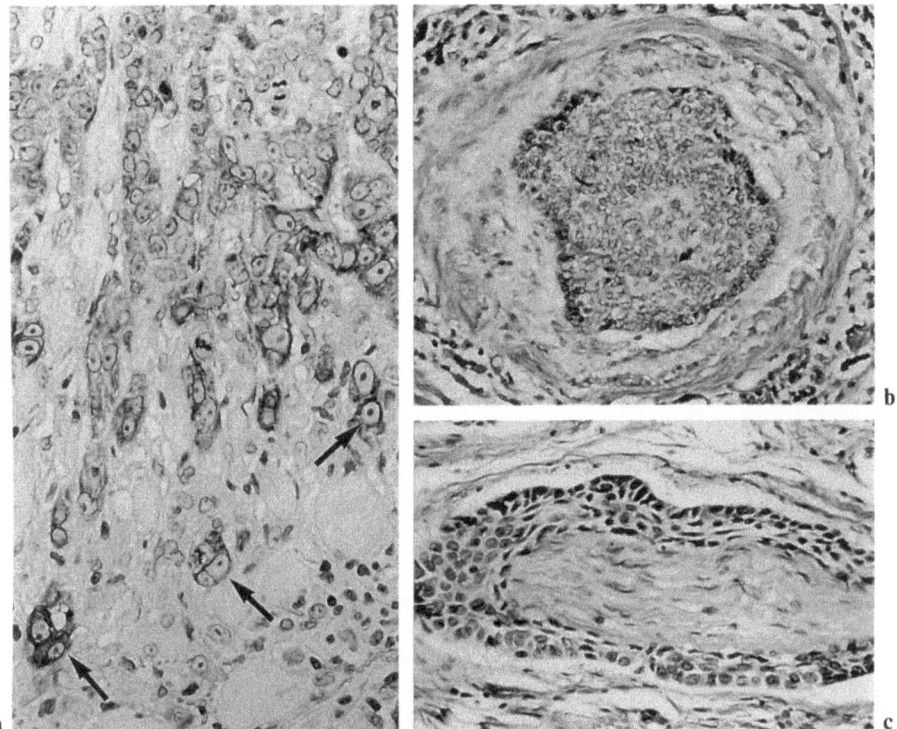

Abb. 2a–c. „Metatypisches" Basaliom: Tiefe Infiltration des Korium durch kleine Tumorzellkomplexe. Immunhistochemische Markierung der Tumorzellen (Pfeile) durch das Anti-Cytokeratin AE3 (**a**). Tumoreinbrüche in ein subkutanes Gefäß (**b**) und in eine perineurale Lymphscheide (**c**). a ABC-methode, Anti-Cytokeratin AE3 370 ×, b, c HE 240 ×

In der WHO-Klassifikation der Hauttumoren (Ten Seldam und Helwig, 1974) werden metatypische Basaliome definiert als „Tumoren, die wegen des Zell-Typs und/oder der Zellanordnung nicht als Basaliome oder Plattenepithelkarzinome klassifiziert werden können."

Diese Definition ist unseres Erachtens ziemlich ungenau und ergibt keine detaillierten Angaben über das feingewebliche Bild des Tumors. Wir schlagen daher folgende Definition vor: „Metatypische Basaliome sind erkennbar aggressive epitheliale Tumoren mit dem Grundmuster eines Basalioms, die sich durch wechselnde zelluläre und nukleäre Anaplasie, weitgehenden Verlusten

---

Abb. 1a–c. Solid wachsendes „metatypisches Basaliom ohne „organoide" Differenzierung mit Verlust der Palisadenstellung der peripheren Tumorzellen. Deutliche entzündliche Stromareaktion (**a**). Feiner aufgelöstes Tumorwachstum in den tieferen Tumorabschnitten (**b**). Faser- und zellreiches Tumorstroma mit bandförmiger Hyalinose (**c**). a HE 240 ×, b, c Ladewig 370 ×

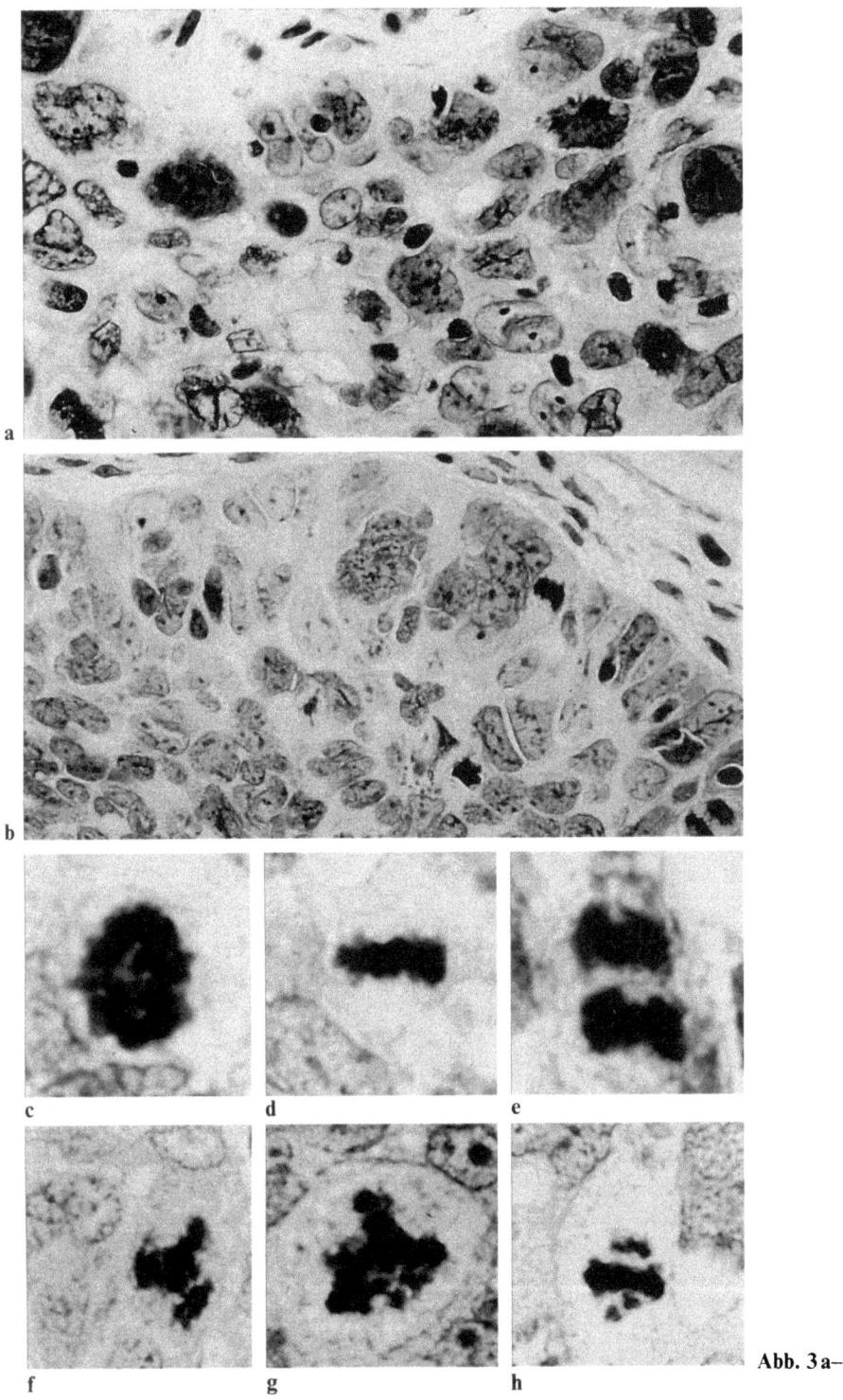

Abb. 3a–h

Abb. 3a–h. „Metatypisches" Basaliom: Ausgeprägte Kernpleomorphie und Polychromasie, unscharfe Zellgrenze (**a, b**) und angedeutete Palisadenstellung (**b**). Normale Prophase, Metaphase und Anaphase in einem nodulären Basaliom (**c, d, e**) und gestörte Mitosen in einem „metatypischen" Basaliom (**f, g, h**). a–h Masson-Goldner, a, b 600 ×, c, e, g 2400 ×, d 1900 ×, f, h 1500 ×

---

der organoiden Differenzierungen und der Palisadenstellung von peripheren Tumorzellen sowie Störung der organoiden Stroma-Tumorkomplex-Beziehung auszeichnen."

Derartig definierte Tumoren kommen nicht allzu häufig vor, in unserem Untersuchungsgut in etwa 0,5%. Als eigenständige Tumorentität kommen sie unseres Erachtens nicht in Betracht, sondern lediglich als eine der möglichen Varianten des Basalioms. Wir schließen uns hier der Entscheidung Ackermans (1953) an, daß alle Läsionen, die als metatypische Basaliome oder Basalzellkarzinome diagnostiziert werden, Basaliome sind und sich als solche verhalten.

Literatur

1. Ackerman LV (1953) Surgical Pathology. Kimpton, London
2. Amonette RA, Salasche SJ, Chesney T et al. (1981) Metastatic basal cell carcinoma. J Dermatol Surg 7:397–400
3. Assor D (1967) Basal cell carcinoma with metastasis to bone. Cancer 20:2125–2137
4. Beadles CF (1894) Rodent ulcer. Path Soc London Trans 45:176–181
5. Borel DM (1973) Cutaneous basosquamous carcinoma. Review of the literatur and report of 35 cases. Arch Pathol 95:293–297
6. Burston J, Clau RD (1959) The problems of histological diagnosis in basosquamous cell carcinoma of the skin. J Clin Pathol 12:73–79
7. Christensen M, Briggs RM, Coblentz MG et al. (1978) Metastatic basal cell carcinoma: a review of the literatur and report of two cases. Am Surg 44:382
8. Darier J, Férrand M (1922) L'épitheliome pavimenteux mixte et intermédiaire. Ann Derm Syph (Paris) 3:385
9. Von Domarus H, Stevens PJ (1984) Metastatic basal cell carcinoma. Report of five cases and review of 170 cases in the literatur. J Am Acad Dermatol 10:1043–1060
10. Farmer ER, Helwig EB (1980) Metastatic basal cell carcinomas: Aclinicopathologic study of 17 cases. Cancer 46:748–757
11. Freeman RG (1976) Histopathologic considerations in the management of skin cancer. J Dermatol Surg 2:215–219
12. Gertler W (1965) Zur Epithelverbundenheit der Basaliome. Dermatol Wochenschr 151:673–677
13. Helwig EB, Thomas CC (1968) Basal cell carcinoma of the left leg with metastasis to the left inguinal lymph nodes, multiple skin metastases and involvement of the bone marrow. Arch Dermatol 97:597
14. Hornstein OP, Weidner F (1979) Tumoren der Haut. In: Doerr, Seifert, Uehlinger, Spezielle pathologische Anatomie. Band 7, 2, Seite 93–300. 2. Auflage. Springer-Verlag, Berlin Heidelberg New York
15. Jacobs GH, Rippey JJ, Path MRC, Altini A (1982) Prediction of aggressive behavior in basal cell carcinoma. Cancer 49:533–537
16. Lennox B, Wells A (1951) Differtiation in the rodent ulcer group of tumors. Br J Cancer 5:195–212

17. Lever WF, Schaumburg-Lever G (1990) Histopathology of the skin. 7. edition. J. B. Lippincott company Philadelphia
18. MacCormak H (1910) The relation of rodent ulcer to squamous-cell carcinoma of the skin. Arch Middlesex Hosp 19:172–183
19. Mehregan AH (1983) Aggressive basal cell epithelioma on sunlight-protected skin. Am J Dermatol 5:221–229
20. Mikhail GR, Nims LP et al. (1977) Metastatic basal cell carcinoma. Arch Dermatol 113:1261–1269
21. Montgomery H (1928) Basal squamous cell epithelioma. Arch Dermatol Syphil 18:50–73
22. Pinkus H (1953) Premalignant fibroepithelial tumors of the skin. Arch Dermatol Syph 67:598–615
23. Pollack SV, Coslen JB et al. (1982) The biology of basal cell carcinoma. A Review. J Am Acad Dermatol 7:569–577
24. Soffer D, Kaplan H, Weshler Z (1985) Meningeal carcinomatosis due to basal cell carcinoma. Hum Pathol 16:530–532
25. Ten Seldam REJ, Helwig EB (1974) Histological typing of skin tumors. World Heath Organisation. Geneva
26. Wermuth BM, Fajardo LF (1970) Metastatic basal cell carcinoma. Arch Pathol 90:458–462

NMR-Mikroskopie und Gewebsdifferenzierung von Hauttumoren am Beispiel des Basalioms

S. El-Gammal, R. Hartwig, S. Aygen, T. Bauermann, K. Hoffmann und P. Altmeyer

Einleitung

Zur Verifizierung der klinisch gestellten Diagnose eines Basalioms ist bisher die postoperative, histologische Gewebsaufbereitung und -untersuchung von essentieller Bedeutung. Seit einigen Jahren steht uns mit der hochfrequenten Sonographie (20 MHz [1, 16] und 50 MHz [12]) ein nicht-invasives dermatologisches Untersuchungsverfahren zur Verfügung, das uns präoperative Informationen über die laterale und axiale Ausdehnung von Hauttumoren (im Korium) gestattet. Leider sind die Ultraschallgeräte zur Zeit nur begrenzt in der Lage, das Tumorparenchym differenziert darzustellen [1, 11, 12, 16]. Es ergeben sich Schwierigkeiten bei der Abgrenzung zwischen Tumorparenchym und entzündlichem Begleitinfiltrat [11, 12, 13]. Die Ursachen liegen im wesentlichen im Prinzip des Ultraschallverfahrens begründet (Abb. 1):

1. Homogenes Gewebe stellt sich sonographisch immer echoarm dar. Nur inhomogenes Gewebe ist in der Lage eine spezifische Echotextur zu erzeugen (Absorption, diffuse Reflexion). Insbesondere der Kollagengehalt [14] und die räumliche Anordnung und Orientierung der Kollagenfasern [13] scheinen aufgrund der daraus resultierenden Impedanzunterschiede die Echotextur des Gewebes maßgeblich zu beeinflussen.
2. Zwischen homogenen Geweben unterschiedlicher Impedanz kommt es an der Grenzfläche zu stark gerichteten Echoreflexen (gerichtete Reflexion). Dieses führt im Ultraschallbild zu einer winkelabhängigen starken Überbetonung der Grenzfläche.
3. Die Energie des Ultraschallpulses in tieferen Gewebsschichten wird durch die darüberliegenden Hautschichten stark beeinflußt (Absorption und Reflexion).

Aufgrund der Komplexizität des Hautaufbaus und der intraindividuellen Variabilität der Hauteigenschaften an verschiedenen Körperstellen ist daher eine sonographische Gewebsdifferenzierung in der Dermatologie nur in vereinzelten Fällen möglich. Auch Versuche mit bildanalytischen Methoden an Ultraschallbildern brachten bisher keine entscheidenden Fortschritte [11]. Uns interessierte daher die Frage, ob andere bildgebende Verfahren Hautstrukturen darstellen können, daß sie mit histologischen Verfahren konkurrieren

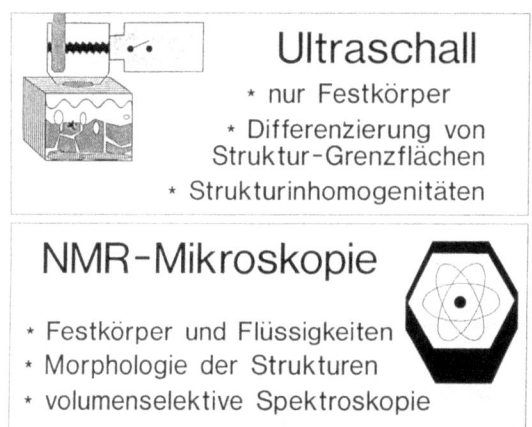

Abb. 1. Ultraschall- und Kernspintechniken im Vergleich. Während beim Ultraschall Strukturinhomogenitäten und Grenzflächenphänomene zur Darstellung kommen, liefert die Kernspinresonanz Informationen über die Gewebszusammensetzung

können. Insbesondere interessiert in diesem Zusammenhang eine suffiziente Gewebsdifferenzierung.

Die Kernspinmikroskopie ist ein neues, interessantes, bildgebendes Verfahren, das über die Kernspinresonanz-Eigenschaften eines Gewebes Auskunft gibt. Das physikalische Prinzip der Kernspinresonanz ist seit ca. 45 Jahren bekannt und hat in der Strukturanalyse von Molekülen der organischen Chemie und Biochemie als MR-Spektroskopie große Bedeutung erlangt. Die magnetischen Eigenschaften der Atomkerne wurden zuerst vom Physiker Pauli bei der Analyse der Hyperfeinstruktur der Atomspektren erforscht (Spin-Konzept) [29]. Purcell [26] und Bloch [3] legten dann 1946 die Grundlagen zur Messung der eigentlichen kernmagnetischen Resonanz.

Lauterbur [21] baute 1973 diese Methode zu einem bildgebenden Verfahren aus, das er Zeugmatographie nannte. In der Folgezeit trat eine rapide Entwicklung ein, die schließlich in der heutigen NMR-Tomographie als leistungsfähiges, klinisch-diagnostisches Verfahren mündete. Erst seit kurzer Zeit gibt es bildgebende NMR-Systeme, die mit sehr hohen magnetischen Feldstärken arbeiten, wodurch eine gute Auflösung erreicht wird, so daß die Feinstruktur des Gewebes im mikroskopischen Maßstab untersucht werden kann. Diagnostisch besonders interessant ist die Differenzierung unterschiedlicher Gewebearten und pathologischer Veränderungen durch lokalisierte T1- und T2-Zeitenbestimmung. Leider ermöglicht die komplizierte Apparatetechnik derzeit noch keine in-vivo Untersuchungen der menschlichen Haut mit dieser Auflösung; eine Bedingung, die an ein klinisch einsatzfähiges bildgebendes Verfahren gestellt werden muß.

Material und Methode

Gewebsaufbereitung. Ein Teil von insgesamt 13 Basaliomen wurde sofort nach der Exzision in 5% Formalin für wenige Sekunden anfixiert. Alle Basaliome wurden in 0,9% physiologischer Kochsalzlösung gewaschen und anschließend mit einer supraleitenden NMR-Spektroskopie/Mikroskopie Einheit (Bruker AM 400 WB NMR) mit digitaler Bildaufbereitung untersucht. Nach der NMR-Analyse wurde das Gewebe zur histologischen Untersuchung in 5% Formalin fixiert und in üblicher Weise in Paraffin eingebettet. Um zu den NMR-multislice-Bildern korrelierende histologische Schnitte zu erhalten, ist besondere Sorgfalt bei der Orientierung des Gewebes im Paraffinblock notwendig. Nach Berechnung der Schichtdicke in den NMR-multislice-Bildern (Schichtdicke = selektive Pulsbreite/gyromagnetisches Verhältnis × Gradientenstärke) wurden beim Schneiden des Paraffinblocks jeweils sechs Serienschnitte mit 7 µm angefertigt und die folgenden, entsprechend zum Abstand zur nächsten, gemessenen Schicht, verworfen. Die Schnitte wurden auf Glasobjektträger aufgezogen, durchnumeriert, routinemäßig aufbereitet (Hämatoxilin-Eosin Färbung) und mit einem Axiophot-Mikroskop (Zeiss, FRG) durchgemustert und abfotografiert.

NMR-Prinzip. Wird eine Probe in ein homogenes magnetisches Grundfeld gebracht, so richten sich die Spins der Atomkerne im Magnetfeld statistisch so aus, daß der Summenvektor der Einzelspins in Magnetisierungsrichtung zeigt. Die Länge des Summenvektors ist dem Magnetfeld direkt proportional.

Durch Anlegen eines zweiten, senkrecht zum Grundfeld orientierten, magnetischen Wechselfeldes geeigneter Frequenz, wird dieser Summenvektor (Gesamtmagnetisierung) in seiner Richtung verändert. Die zeitliche Änderung der Magnetisierungskomponente, senkrecht zum Grundfeld, induziert in Hochfrequenzspulen eine Wechselspannung (Meßsignal). Der Kurvenverlauf gibt Auskunft über die spezifische Zusammensetzung der Probe.

MR-Spektroskopie und NMR-Imaging. Bei der MR-Spektroskopie (Abb. 2) wird das Gewebe in ein homogenes magnetisches Grundfeld gebracht, in das ein HF-Puls (sogenannter „Hard"-Puls; kurzer Rechteckpuls von 3–20 µs) eingespeist wird. Bestimmte Atomkerne werden nun derart angeregt, daß sie ihrerseits durch Induktion in der Empfangsspule ein Resonanzsignal erzeugen, welches Auskunft über die spezifische Gewebszusammensetzung (Konzentration bestimmter Atomkerne) zuläßt. Bei der MR-Spektroskopie wird die Zusammensetzung der gesamten Probe gemessen. Wird diese Technik mit Gradientenfeldern und einem zusätzlichen schichtselektiven Puls („Soft-Puls", z.B. Hermite-Puls von 4000 µs) kombiniert, kann auch innerhalb kleiner Gewebs-Volumina die Zusammensetzung zerstörungsfrei gemessen werden (NMR-Imaging). Diese kleinste Volumeneinheit, deren Homogenität vorausgesetzt wird, wird Voxel (engl. volume element) genannt. Mit den klinisch eingesetzten, herkömmlichen NMR-Tomographen mit einem homogenen

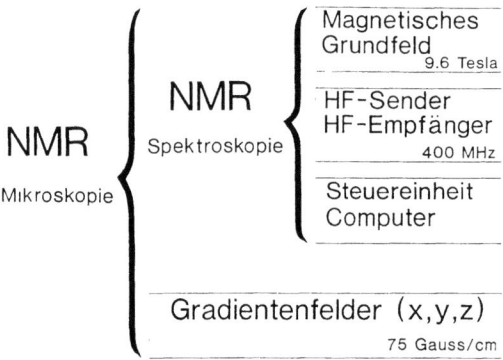

Abb. 2. NMR-Spektroskopie und NMR-Mikroskopie. Bei der NMR-Mikroskopie werden zusätzliche Gradientenfelder eingesetzt, um ein Spinechosignal aus kleinen Voxels (Volumen Elemente) zu erhalten

Magnetfeld von 0,23 – 2,4 Tesla und Gradientenfeldern von bis zu 1 Gauß/cm lassen sich Voxel-Auflösungen von bestenfalls $5 \times 5 \times 5$ mm^3 erzielen [20].

NMR-Mikroskopie. Unser Gerät arbeitet mit einer heliumgekühlten supraleitenden Magnetspule von 9,6 Tesla und drei orthogonalen Spulensystemen, die lineare Gradientenfelder bis zu 75 Gauß/cm erzeugen können. Bei einem Gewebsblock von 1 cm^3 beträgt die gemessene Voxel-Auflösung 20–40 µm in der X/Y-Ebene bei Schichtdicken (Z-Ebene) von 300–500 µm. Bei kleineren Gewebsblöcken von 0,2 cm^3 läßt sich theoretisch eine Voxelauflösung von $10 \times 10 \times 100$ µm^3 erreichen. Zur Messung wird das Gewebe in einem NMR-Röhrchen bei Raumtemperatur in die Mitte des Magnetfeldes plaziert, da die Homogenität des Magnetsystems hier am größten ist. Im wesentlichen standen folgende Aufnahmemethoden zur Verfügung: Spin-Echo-Verfahren (single, multislice), T2-gewichtete Bilder (Multi-Echo-Sequenz), T1-gewichtete Bilder (Inversion-Recovery-Sequenz), chemical-shift-selektive Bilder und 3D-Imaging (Anregung mit einem „Hard"-Puls und Zerlegung in XY, ZY, ZX-Schnitte). Neben diesen Techniken, die bis zu 60 Minuten für die Aufnahme einer Bildserie brauchen, stand auch ein Flash-Snapshot-Verfahren zur Verfügung, das die Aufnahme von T1- oder T2-gewichteten Bildern innerhalb von einer Sekunde ermöglicht. Da das Signal-zu-Rausch-Verhältnis bei dieser Methode unzureichend ist, lassen sich zur Zeit kleine Gewebestücke bei Snapshot-Verfahren nicht mit ausreichender Auflösung darstellen. In dieser Arbeit kamen das Spin-Echo-Bildgebungsverfahren und die Inversion-Recovery-Sequenz zur Anwendung.

Abb. 3 zeigt das Sequenzprotokoll der Steuereinheit zur Erzeugung von Spin-Echo-Bildern. Mit X, Y, Z sind die Gradientenfelder im Zeitdiagramm beschrieben. Während Tx die zeitliche Abstrahlung der Hochfrequenz bestimmt gibt Rx die zeitliche Lage des Ausleseintervalls wieder. Zuerst wird die gesamte Probe durch einen nicht-selektiven 90°-Puls angeregt. Durch Zuschal-

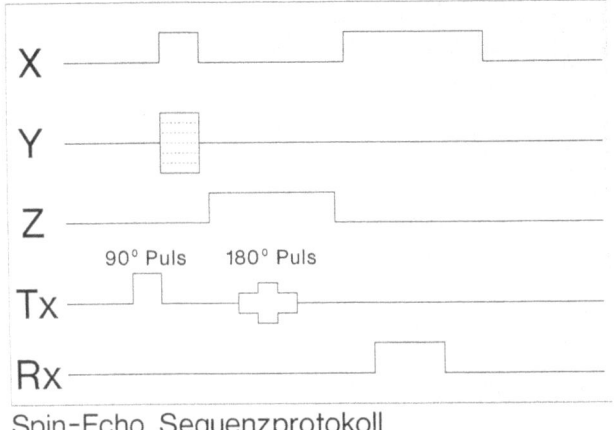

Abb. 3. Sequenzprotokoll beim Einzelschicht (engl. single-slice) Spin-Echo-Verfahren. Der nicht-selektive 90° Puls ist ein rechteckiger „Hard"-Puls, der schichtselektive 180° Puls ist hier nur als Symbol dargestellt und entspricht unterschiedlichen „Soft"-Puls-Formen (z. B. Hermite- oder Gauß-Form). X, Y and Z sind die Gradientenfelder. Die Signale werden von der gleichen Spule über eine Weiche gesendet (TX-Zeitdiagramm) und empfangen (RX-Zeitdiagramm). Die Stärke des Z-Gradienten bestimmt die Schichtdicke, während die Stärke des X-Gradienten die axiale Auflösung determiniert

ten des Y-Gradienten mit spezifischer Inkrementierung wird das Resonanzsignal phasenkodiert. Der Einfluß des Z-Gradienten während des selektiven 180°-Pulses bewirkt die Refokussierung der Spins nur in einer ausgewählten Schicht. Der X-Gradient ist der Auslesegradient. Das empfangene Kernresonanzsignal liefert somit über die Frequenz und Phase Information über die räumliche Zuordnung in X- und Y-Richtung.

Diese Spin-Echo-Sequenz kann entweder auf eine einzelne Bildebene (single-slice) oder auf mehrere (multi-slice imaging) angewandt werden [4, 8, 16 oder 32 Schichten]. Bei letzterer Technik ist die Anregungsfolge mit schichtselektiven Pulsen so geschickt gewählt, daß Überlappungseffekte möglichst gering gehalten werden. Während eine bereits angeregte Schicht relaxiert, wird eine andere Schicht angeregt, um die Meßzeit zu verkürzen.

Die Längsrelaxationszeit T1 ist für die Gewebsdifferenzierung von Bedeutung. Die T1-Kurve charakterisiert die Geschwindigkeit, mit der die Längsmagnetisierung nach einer Anregung wieder dem Ruhewert zustrebt. Hierbei fallen die angeregten Kerne wieder in den Grundzustand zurück und geben die Energie an die Umgebung ab. Die Bestimmung der T1-Relaxationszeit ist durch die Inversion-Recovery-Sequenz möglich (Abb. 4). Bei dieser Technik wird zunächst ein 180°-Puls eingespeist. Dieser Puls invertiert die Magnetisierung im homogenen magnetischen Grundfeld, d.h. die Spins zeigen in die negative Z-Richtung (Abb. 4a, b). Nach Abschalten des Pulses relaxieren die Atomkerne des Gewebes und die Z-Magnetisierungskomponente ändert sich bis zur vollständigen Ausrelaxation. Um zu messen, wie groß die Magnetisie-

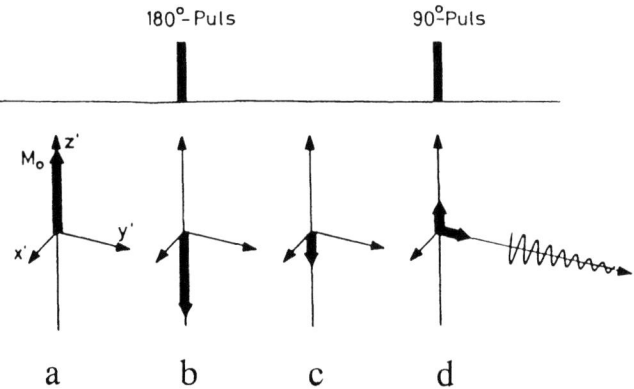

Abb. 4a–d. Inversion-Recovery Sequenz zur Bestimmung der T 1-Gewebskonstanten. (**a**) Gleichgewicht, (**b**) Inversion, (**c**) Recovery, (**d**) Messung. Der 180° Puls führt zu einer Umkehrung des Magnetfeldes (**b**). Die Zeit zwischen 180° und 90° Puls wird Inversionszeit genannt. Der 90° Puls führt zur Quermagnetisierung, so daß der Magnetisierungs-Summenvektor ausgelesen werden kann (**d**)

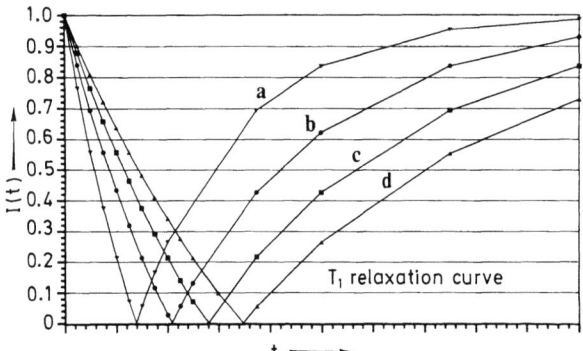

Abb. 5a–c. Stoffspezifische T 1-Kurven für verschiedene humane Gewebe. (**a**) Fettgewebe, (**b**) weiße Hirnsubstanz, (**c**) graue Hirnsubstanz, (**d**) Liquor cerebri (modifiziert nach Schmiedl et al. [30])

rung in Z-Richtung nach einer gewissen Zeit ist, wird die Z-Magnetisierung durch einen 90°-Puls in die XY-Ebene gedreht. Die Zeit zwischen dem 180°- und 90°-Puls wird Inversionszeit genannt.

Nach Aufnahme der gleichen Gewebsprobe mit unterschiedlichen Inversionszeiten und Evaluierung des mittleren Grauwerts (Magnetisierungs-Summenvektor) im jeweils gleichen Areal in der NMR-Bildserie, lassen sich mehrere Punkte der stoffspezifischen T 1-Relaxationskurve für dieses Gewebsareal bestimmen. In Abb. 5 sind auf der X-Achse die verschiedenen Inversionszeiten aufgetragen, auf der Y-Achse der Grauwert des entsprechenden Areals. Je weiter ein Meßwert im Koordinatensystem von der Abszisse entfernt ist, um so heller stellt er sich im NMR-Bild in der Inversion-recovery-Sequenz dar. Weil bei unserem Meßverfahren nur der Absolutbetrag der Z-Magnetisierung und nicht dessen Vorzeichen gemessen wird, nimmt die Helligkeit eines Gewebes mit zunehmender Inversionszeit zunächst ab und steigt dann asymptotisch auf einen Festwert zu (Abb. 5). Würde man die Z-Magnetisierung (inklusive Vorzeichen) auftragen, müßte der erste Teil der Kurve in Abb. 5 nach unten gespiegelt werden (siehe Abb. 8).

Ergebnisse

Wie bereits erwähnt, sind die NMR-Bilder zerstörungsfreie Schnitte durch den kompletten Gewebsblock. Zur vergleichenden Gewebeanalyse wurde die im NMR gewählte Schnittebene mit der späteren histologischen Schnittebene exakt korreliert. Da sich nach den uns bisher vorliegenden NMR-Untersuchung das Basaliom stets gleichartig darstellt, sollen im folgenden die Ergebnisse an einem Basaliom exemplarisch vorgestellt werden.

Abbildung 6a zeigt ein Rumpfhautbasaliom im NMR Spin-Echo-Bild, Abb. 6b die dazugehörige, korrelierende Histologie. Das Spin-Echo-Bild zeigt drei voneinander abgrenzbare Abschnitte. Im oberen Bereich findet sich eine helle, bandförmige Zone „E", die, von links nach rechts betrachtet, an Breite immer mehr zunimmt. Darunter befindet sich ein weitaus breiteres, dunkleres Areal „K". Im oberen Anteil dieser Schicht erkennt man kleine, kugelartige, helle Strukturen, deren Verbindungen zur Schicht „E" relativ deutlich zu erkennen sind. Zur Tiefe hin ist das Areal „K" scharf abgegrenzt. Darunter stellt sich eine sehr helle, unregelmäßige, gelappte Zone dar, die von dunklen, septalen, fadenförmigen Strukturen durchzogen ist. Die korrelierende Histologie verdeutlicht, daß die NMR-Mikroskopie exakt die dem Aufbau der Haut zugrundeliegende Gliederung in Epidermis, Korium und subkutanem Fettgewebe wiederspiegelt. Die im oberen Bereich des NMR-Bildes vorliegende, immer breiter werdende, helle Zone entspricht der durch die Verbreiterung des Stratum basale verdickten Epidermis im Übergang von im linken Randbereich noch gesunder zu nach rechts zunehmender basaliomspezifisch veränderter Haut. Die im NMR-Bild mit einem Pfeil gekennzeichneten, kleinen Kugeln sind die für das Basaliom typischen, von der Epidermis ausgehenden Zellnester, die in das obere Korium (Schicht „K") reichen. Im unteren Bereich findet sich das von bindegewebigen Septen durchzogene subkutane Fettgewebe mit seiner typischen Läppchenstruktur.

Abbildung 7 zeigt ein Rumpfhautbasaliom das bei acht verschiedenen Inversionszeiten aufgenommen wurde. Die Bildsequenz zeigt, daß Epidermis, Korium und Subkutis zu unterschiedlichen Zeiten den Dunkelpunkt (Abszissenschnittpunkt der Kurve in Abb. 5) durchlaufen. Abbildung 7g wurde als Einzelaufnahme herausvergrößert. Es sind alle Gewebsschichten annähernd ausrelaxiert und somit entsprechend ihrer Spezifität zu differenzieren.

Anhand der Amplitudenänderung des Summenmagnetisierungsvektors (Helligkeit) in einer Bildregion zu verschiedenen Inversionszeiten lassen sich gewebsspezifische T1-Relaxationskurven erstellen und die absolute T1-

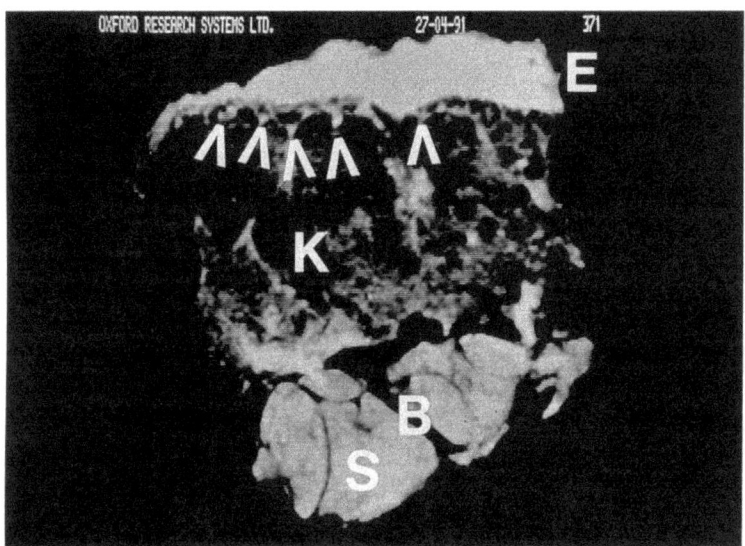

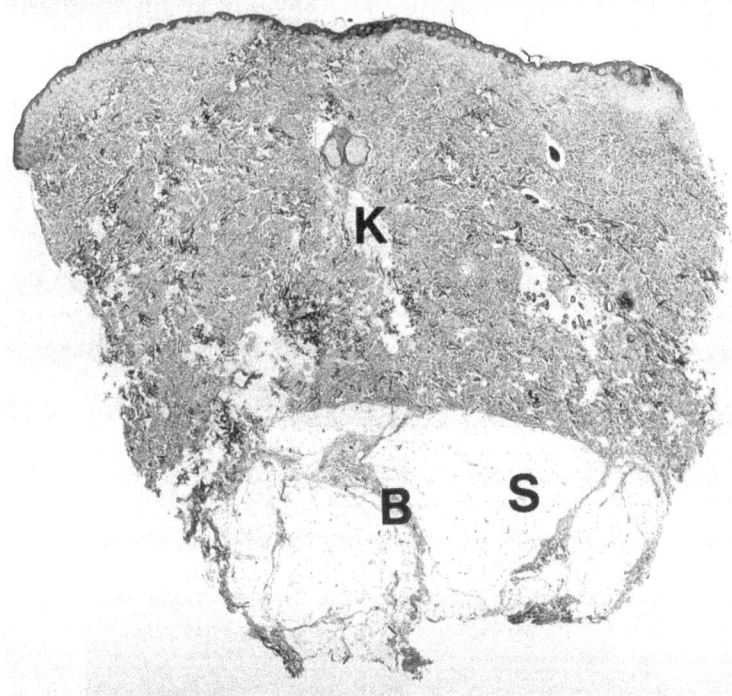

Abb. 6a, b. Rumpfhautbasaliom vom Rücken eines 79jährigen Mannes. (a) Eines von 16 T2-gewichteten Spin-Echo-Bildern. Pixelauflösung 39 × 39 µm²; Schichtdicke 400 µm. Im Vergleich zur Histologie (b) superponieren sich durch die größere Schichtdicke mehrere Basaliomzellnester (Pfeile) im NMR-Bild übereinander. Epidermis (E), Korium (K), Subkutis (S), Bindegewebszug (B)

NMR-Mikroskopie und Gewebsdifferenzierung von Hauttumoren 107

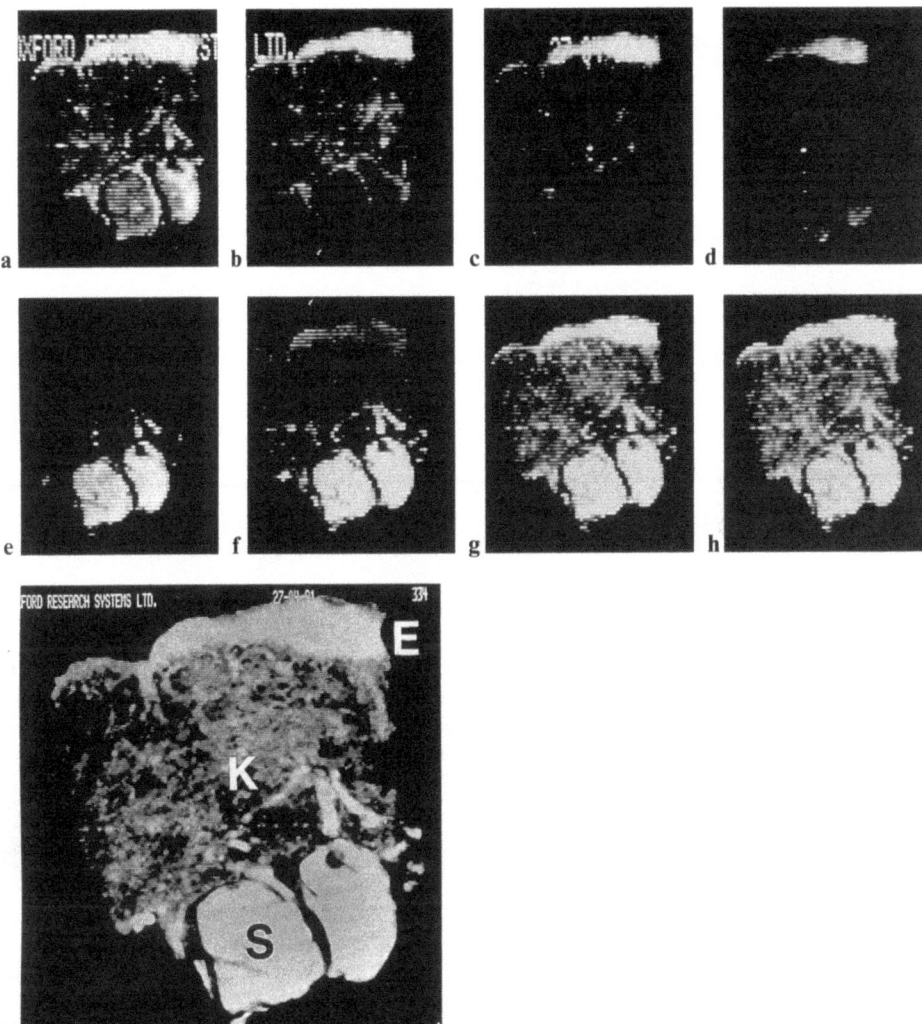

Abb. 7a–h. NMR-Bildserie eines Rumpfhautbasalioms aufgenommen zu verschiedenen Inversionszeiten (**a**) 0,1 s, (**b**) 0,2 s, (**c**) 0,3 s, (**d**) 0,5 s, (**e**) 1,0 s, (**f**) 2,0 s, (**g**) 3,2 s, (**h**) 5 s. Abb. 7g wurde einzeln herausvergrößert. Beachte die unterschiedlichen Nulldurchgänge (Dunkelperiode) der verschiedenen Gewebsschichten. Epidermis (E), Korium (K), Subkutis (S)

Relaxationszeit als spezifischer Gewebedifferenzierungsparameter berechnen. Abbildungen 8a–c zeigen die T1-Relaxationskurven der Epidermis im Tumorareal, des Koriums und des subkutanen Fettgewebes. Die T1-Relaxationszeit, d.h. die Zeit, die man als Gewebekonstante in diese Exponentialfunktion einträgt, lag im Tumorareal der Epidermis bei 1900 ms, während die T1-Zeiten normaler Epidermis um 1100 ms belaufen. Das Korium wies eine absolute T1-

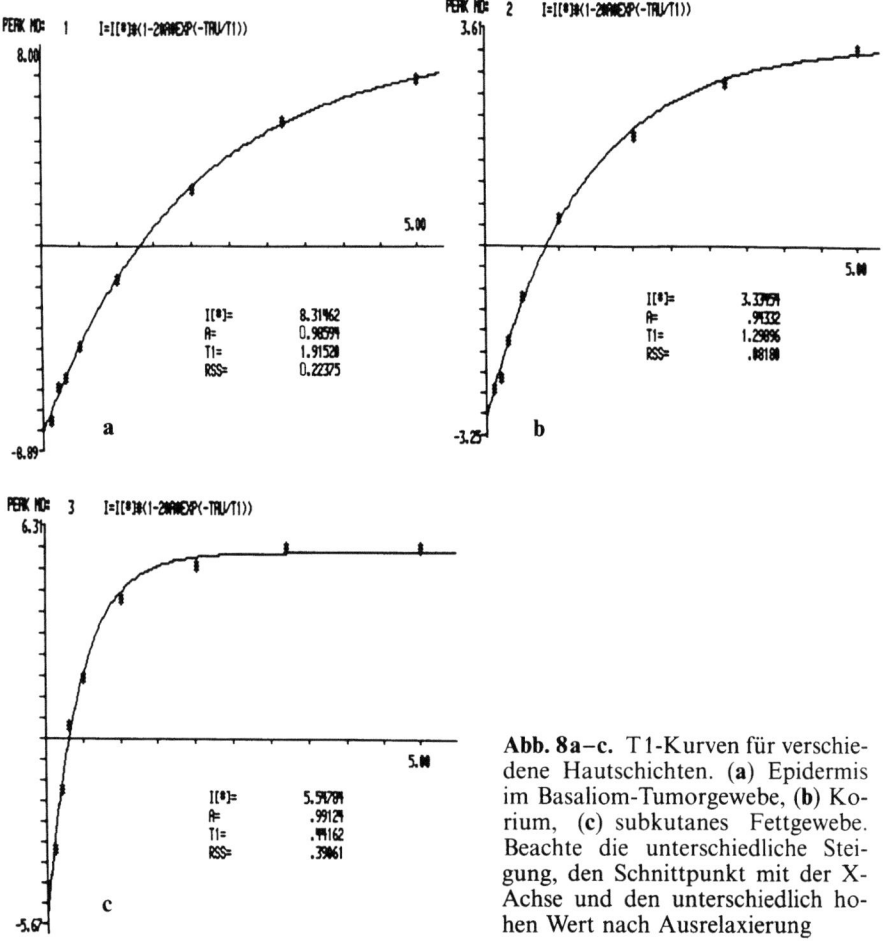

Abb. 8a–c. T1-Kurven für verschiedene Hautschichten. (a) Epidermis im Basaliom-Tumorgewebe, (b) Korium, (c) subkutanes Fettgewebe. Beachte die unterschiedliche Steigung, den Schnittpunkt mit der X-Achse und den unterschiedlich hohen Wert nach Ausrelaxierung

Relaxationszeit von annähernd 1300 ms auf; für das subkutane Fettgewebe konnten wir 440 ms messen. In Tabelle 1 sind die erhobenen T1-Meßwerte in den verschiedenen Gewebsschichten der 13 Basaliome zusammengefaßt.

Diskussion

Die histologische Korrelation. Die Routinehistologie erleichtert die Interpretation der NMR-Bilder wesentlich, obwohl unterschiedliche physikalische Gewebseigenschaften zur Darstellung gebracht werden. Der direkte Vergleich (Abb. 6) läßt auch erkennen das die Gewebeaufbereitung auch die Form der Hautstrukturen beeinflußt:

1. Während die Schichtdicke der NMR-Bilder (Abb. 6a, 7) mindestens bei 300–500 µm liegt sind in der Histologie Schnittdicken von 7–10 µm üblich.

Bei der NMR-Mikroskopie werden sich deshalb die Hautstrukturen in den vielfach dickeren Schnitten unschärfer darstellen und überlagern. Basaliomnester erscheinen deshalb als Kügelchen unterhalb der Epidermis.
2. In den histologischen Schnitten treten Artefakte durch die unterschiedlich starke Schrumpfung der verschiedenen Gewebsschichten der Haut während der Fixierung und Entwässerung auf. Dadurch wird das Auffinden der exakt gleichen Schnittebene im histologischen und NMR-Schnitt erschwert.

Ähnliche methodische Probleme wurden bereits in der hochauflösenden Sonographie beschrieben [1, 12, 16].

Gewebsdifferenzierung und MR-Spektroskopie. Damadian [6] war einer der ersten, der die Bedeutung der MR-Spektroskopie für die Tumordiagnostik und Gewebsdifferenzierung erkannte. Er stellte damals fest, daß die T1-Relaxationszeiten im Tumorgewebe (Novikoff-Hepatom und Walker-Sarkom der Laborratte) länger als die im normalen Gewebe sind. Diese Tatsache veranlaßte ihn 2 Jahre später 106 verschiedene Tumoren zu untersuchen [7]. Er publizierte schließlich eine Klassifikationstabelle zur Differenzierung einer Neoplasie gegenüber ihrem Ursprungsgewebe anhand der spektroskopisch gemessenen T1-Relaxationszeiten. Auch das Basaliom wurde von ihm untersucht (Tabelle 1).

1975 behaupteten schließlich Medina et al. [23], neoplastisches von nicht-neoplastischem Brustgewebe am Menschen mit 85% Sensitivität unterscheiden zu können. Bovee et al. [4] empfahlen schließlich die MR-Spektroskopie als Screening-Methode bei Brusttumoren. Eine Unterscheidung zwischen benignen und malignen Brustprozessen gelang ihnen mit der MR-Spektroskopie jedoch nicht [5].

Seit wenigen Jahren kann humanes Gewebe in-vivo auch mit der ^{31}P-MR-Spektroskopie untersucht werden. Diese Methode liefert Aussagen zur energetischen Stoffwechselsituation im Gewebe durch Messung von Phosphor-Metaboliten. So untersuchten Oberhaensli et al. [25] unterschiedliche Phosphor-Metaboliten im Plattenepithelkarzinom und stellten deutliche Konzen-

Tabelle 1. Vergleichende Tabelle über die gemessene T1-Relaxationszeit (in Millisekunden) durch verschiedene Arbeitsgruppen. Bitte beachten Sie das Verhältnis der T1-Messungen in den jeweiligen Spalten. Der Absolutwert ist gerätespezifisch und hängt von der Einstellung der Grundfelder ab

	Damadian et al. [7]	Yassine et al. [32]	Richard et al. [28]	Our results
Epidermis		200 ± 20	887 ± 92	1100 ± 100
Korium		200 ± 15	870 ± 143	1150 ± 50
Subcutis			393 ± 34	400 ± 40
Total skin		616 ± 19		
Basal cell carcinoma	1236			1800 ± 100

trationsunterschiede zum benachbarten gesunden Gewebe fest. Kiricuta et al. [19] schlossen daraus, daß verschiedene Tumorarten charakteristische Verteilungsmuster ihrer Phosphormetaboliten aufweisen, die sie deutlich von ihrer gesunden Umgebung unterscheiden. Kim et al. [18] beobachteten sogar Unterschiede im Phosphormetabolismus von verschiedenen Hauttumoren (z. B. Basaliome, Melanome, Plattenepithelkarzinome) und hyperproliferativen Dermatosen (z. B. Psoriasis vulgaris). Schließlich konnten mit diesem Verfahren bei der lebenden Laborratte einzelne Hautschichten differenziert und voneinander abgegrenzt werden [24].

Das Fettgewebe als Vergleichsstandard. 1983 zeigte Dixon [8] an CT-Untersuchungen, daß die Fettgewebsdarstellung keine Geschlechtsunterschiede aufweist. Giloteaux et al. [15] wiesen nach, daß das Fettgewebe histologisch auch im Alter unverändert ist. Daraus schlossen Dooms et al. [9], daß sich das Fettgewebe als Referenzgewebe eignen müßte, und konnten schließlich anhand von Untersuchungen an 78 Patienten bestätigen, daß das Fettgewebe im NMR-Imaging keine Geschlechts- oder Altersunterschiede aufweist.

NMR-Imaging in vivo. NMR-Imaging der Haut ist im Vergleich zur NMR-Spektroskopie wegen der zusätzlichen, linearen, starken Gradientenfelder aufwendiger.

Querleux et al. [27] publizierten 1988 NMR-Bilder der menschlichen Haut in-vivo, in denen einzelne Hautschichten nur sehr vage zu differenzieren waren. Sie verwendeten hierzu spezielle Oberflächenspulen, die der Haut direkt aufgelegt wurden. 2 Jahre später gelang es der gleichen Arbeitsgruppe [2] mit besonders starken Oberflächenspulen und bildanalytischen Techniken die einzelnen Hautschichten (Epidermis, Dermis und Subcutis) voneinander zu trennen. Sie beobachteten außerdem helle, strichförmige Einschlüsse, die sie für Haarfollikel hielten. Aufgrund fehlender korrelierender histologischer Präparate konnten sie ihre Bildinterpretation jedoch nicht verifizieren.

Andere Arbeitsgruppen untersuchten größere Hauttumoren im NMR-Imaging. So schrieben Schwaighofer et al. [31], daß sich maligne Melanome in Referenz zum Fettgewebe in T 1-gewichteten-Bildern dunkel und in T 2-gewichteten Bildern (T 2-Relaxationszeiten charakterisieren die Quermagnetisierung eines Gewebes) heller darstellen. Benigne Hauttumoren dagegen sollen sich aufgrund ihrer höheren Bindegewebsanteile sowohl in T 1- als auch in T 2-gewichteten Bildern dunkel gegenüber dem Fettgewebe zeigen, während Melanommetastasen sich dunkel in T 1- und hell in T 2-gewichteten Bildern darstellen. Diese Ergebnisse bedürfen weiterer statistischer Absicherung, zumal Mafee et al. [22] und Zemtsov et al. [33] beobachteten, daß Melanommetastasen in T 2-gewichteten Bildern dunkel und in T 1-gewichteten hell gegenüber Fett erscheinen.

NMR-Mikroskopie. Unsere Ergebnisse zeigen, daß die NMR-Mikroskopie für dermatologische Fragestellungen aufgrund ihres besseren Auflösungsvermögens im Vergleich zum herkömmlichen NMR-Imaging gut geeignet ist.

Neben den Hautschichten (Epidermis, Korium, subkutanes Fettgewebe mit Bindegewebssepten) lassen sich auch Basaliomzellnester im Korium exakt abgrenzen (Abb. 6). In Spin-Echo-Bildern an mehreren Verrucae seborrhoicae konnten el-Gammal et al. [10] beobachten, daß sich Hyperkeratosen bzw. Pseudohornzysten aufgrund ihres geringen Protonengehaltes signalarm, also dunkel darstellen. Das Statum Malpighii stellt sich hingegen hell dar und läßt sich damit gut abgrenzen.

Im Gegensatz zu den Spin-Echo-Bildern ist die Helligkeit der einzelnen Hautstrukturen in T 1-gewichteten NMR-Bildern von der Inversionszeit abhängig (Abb. 7). Da im T 1-Kurvenverlauf sogar eine Helligkeitsumkehr auftritt (Abb. 5) ist auch das Helligkeitsverhältnis zwischen verschiedenen Hautstrukturen nur begrenzt verwertbar. Durch geschickte Auswahl der Inversionszeit lassen sich die einzelnen Hautschichten im NMR-Bild mit besonders hohem Kontrast voneinander trennen.

Gewebsdifferenzierung und NMR-Mikroskopie. Durch Verrechnung von NMR-Bildern, die mit unterschiedlicher Inversionszeit aufgenommen wurden, kann die T 1-Kurve ermittelt, und die gewebsspezifische T 1-Relaxationszeit berechnet werden. In Tabelle 9 werden die in der Literatur publizierten Werte mit unseren Befunden verglichen. Damadian et al. [7] verwendeten MR-Spektroskopie und konnten damals die einzelnen Hautschichten noch nicht unterscheiden. Yassine et al. [32] bestimmten ihre T 1-Relaxationszeiten für die Epidermis und das Korium am Unterarm (Werte in Tab. 9) und am Finger mittels NMR-Imaging (0,1 Tesla Grundfeld). Richard et al. [28] erhoben ihre gemessenen T 1-Relaxationszeiten am Unterschenkel (Werte in Tab. 9) und an der Ferse mittels NMR-Imaging (1,5 Tesla Grundfeld).

Die Größenordnung der T 1-Messung in den jeweiligen Spalten der Tabelle 9 sollte untereinander verglichen werden, weil die Absolutwerte gerätespezifisch sind und von der Einstellung des Grundfeldes abhängen. Unsere gemessenen Werte sind, trotz der hohen Auflösung und den damit verbundenen kleinen Volumina, mit denen anderer Autoren vergleichbar. Auffällig ist, daß das Basaliomgewebe significant längere Relaxationszeiten als die normale Epidermis aufweist.

Perspektiven

Hughes et al. [17] untersuchten verschiedene bildgebende Verfahren (20 MHz Ultraschall, Ultraschall-Doppler, Thermometrie) auf ihre Aussagekraft und Anwendbarkeit zur Tumordifferenzierung in der Dermatologie. Zemtsov et al. [33] kommentierten diese Arbeiten damit, daß es momentan kein nichtinvasives, angemessenes, bildgebendes Verfahren zur Hauttumordiagnostik gibt. Er räumt jedoch ein, daß Verbesserungen im NMR-Imaging dazu führen könnten, daß dieses Verfahren qualitativ hochwertige Resultate liefert, die eine exakte Gewebsanalyse ermöglichen. Unsere Ergebnisse unterstützen diese Aussage.

Langfristig sollte daher die NMR-Mikroskopie unter Verwendung besonderer Oberflächenspulen und Gradientenfelder als in-vivo-Verfahren am Menschen durchgeführt werden, um ein sicheres präoperatives Staging von Hauttumoren (z. B. Basaliomen) zu ermöglichen.

Zusammenfassung

Mit Hilfe der NMR-Mikroskopie (Bruker AM 400 WB NMR Spektrometer) lassen sich Gewebsbiopsien *en bloc* mit einer guten axialen Auflösung (<45 um) studieren. Insgesamt wurden 13 Basaliome untersucht. Die einzelnen Hautschichten (Epidermis, Dermis und Subkutis) ließen sich gut visualisieren und differenzieren.

Im Spinechobild stellt sich das Stratum corneum aufgrund seines niedrigen Protonengehaltes dunkel dar. Die Tumornester des Basalioms zeigen ein intensives Resonanzsignal vergleichbar mit dem normalen Stratum Malpighii. Die Basaliomnester lassen sich gut vom umgebenden, grau erscheinenden Bindegewebe im Korium abgrenzen.

Durch Verrechnung von NMR-Bildern, die mit der Inversion-Recovery-Sequenz zu unterschiedlichen Inversionszeiten aufgenommen wurden, konnten gewebsspezifische T1-Relaxationskurven errechnet werden. Unsere Ergebnisse zeigen, daß sich auch kleinere Basaliomzellnester anhand der Relaxationszeit signifikant vom Korium und der Epidermis abgrenzen lassen. Diese Befunde legen nahe, daß sich die NMR-Mikroskopie zur Gewebsdifferenzierung bei Hauttumoren eignen könnte.

Literatur

1. Altmeyer P, Hoffmann K, El-Gammal S (1990) Allgemeine dermatologische Ultraschallphänomene. Hautarzt 41 Suppl 10:124–129
2. Bittoun J, Saint-Jalmes H, Querleux BG, Darrasse L, Jolivet O, Idy-Peretti I, Wartski M, Richard S, Leveque JL (1990) In vivo high-resolution MR imaging of the skin in a whole-body system at 1,5 T. Radiology 176:457–460
3. Bloch F (1946) Nuclear induction. Phys Rev 70:460–474
4. Bovee WMMJ, Creyghton JHN, Getreuer KW, Korbee D, Lobregt S, Smidt J, Wind RA, Lindeman J, Smid L, Posthuma H (1980) NMR relaxation and images of human breast tumours in vitro. Phil Trans R Soc Lond B 289:535–536
5. Bovee WMMJ, Getreuer KW, Smidt J, Lindeman J (1978) Nuclear magnetic resonance and detection of human breast tumours. J Natl Cancer Inst 61:53–55
6. Damadian R (1971) Tumor detection by nuclear magnetic resonance. Science 171:1151–1153
7. Damadian R, Zaner K, Hor D (1973) Human tumors by NMR. Physiol Chem & Physics 5:381–402
8. Dixon AK (1983) Abdominal fat assessed by computed tomography: sex difference in distribution. Clin Radiol 34:189–191
9. Dooms GC, Hricak H, Margulis AR, De Geer G (1986) MR imaging of fat. Radiology 158:51–54
10. El-Gammal S, Aygen S, Hartwig R, Bauermann T, Hoffmann K, Altmeyer P (1992) Derzeitiger Stand der NMR Mikroskopie der Haut. H & G Z Hautkr 67:114–121

11. El-Gammal S, Hoffmann K, Auer T, Höß A, Altmeyer P, Ermert H (1990) Computergestützte sonographische (50 MHz) Gewebsdifferenzierung von Hauttumoren. Zbl Haut und Geschlkr 158:105
12. El-Gammel S, Hoffmann K, Auer T, Korten M, Altmeyer P, Höß A, Ermert H (1992) A 50 MHz ultrasound imaging system in Dermatology. In: Ultrasound in Dermatology. Altmeyer P, El-Gammal S, Hoffmann K (Eds.). Springer-Verlag, Berlin Heidelberg New York; 297–322
13. El-Gammal S, Hoffmann K, Höß A, Hammentgen R, Altmeyer P, Ermert H (1992) New concepts and developments in high resolution ultrasound. In: Ultrasound in Dermatology. Altmeyer P, El-Gammal S, Hoffmann K (Eds.). Springer-Verlag, Berlin Heidelberg New York; 399–442
14. Fields S, Dunn F (1973) Correlation of echographic visuazibility of tissue with biological composition and physiological state. J Acoust Soc Am 54:809–812
15. Gilloteaux S, Linz MH (1983) Histology of aging: Adipose tissues. Gerontol Geriatr Educ 4:107–111
16. Hoffmann K, El-Gammal S, Altmeyer P (1990) B-scan Sonographie in der Dermatologie. Hautarzt 41:W7–W16
17. Hughes BR, Black D, Srivastava A, Dalziel K, Marks R (1987) Comparison of techniques for the non-invasive assessment of skin tumours. Clin Exp Dermatol 12:108–111
18. Kim YH, Farber EM, Orenberg EK (1986) Application of nuclear magnetic resonance spectroscopy to cutaneous disease. Cutis 37:20–22
19. Kiricuta IC, Schmitt WGH, Beyer HK (1988) Die 31-P-Spektroskopie als Methode der Untersuchung biochemischer Veränderungen in Hauttumoren: am Beispiel des malignen Melanoms und des Plattenepithelkarzinoms. H & G Z Hautkr 63:108–112
20. Kuhn W (1990) NMR-Mikroskopie – Grundlagen, Grenzen und Anwendungsmöglichkeiten. Angew Chem 102:1–20
21. Lauterbur PC (1973) Image formation by induced local interactions: Examples employing nuclear magnetic resonance. Nature 242:190–191
22. Mafee MF, Peyman GA, Grisolano JE, Fletcher ME, Spigos DG, Wehrli FW, Rasouli F, Capek V (1986) Malignant uveal melanoma und simulating lesions: MR imaging evaluation. Radiology 160:773–780
23. Medina D, Hazlewood CF, Cleveland GG, Chang DC, Spjut HJ, Moyers R (1975) Nuclear magnetic resonance studies on human breast dysplasias and neoplasms. J Natl Cancer Inst 54:813–818
24. Nagel TL, Alderman DW, Schoenborn RR, Hendrickson M, Shelby J, Saffle J, Schweizer MP (1990) The slotted crossover surface coil: A detector for in vivo NMR of skin. Magn Resonance in Medicine 16:252–268
25. Oberhaensli RD, Hilton-Jones D, Bore PJ, Hands LJ, Rampling RP, Radda GK (1986) Biochemical investigation of human tumours in vivo with P-31 magnetic resonance spectroscopy. Lancet, July 5:8–11
26. Purcell EM, Torrey HC, Pound RV (1946) Resonance absorption by nuclear magnetic moments in a solid. Phys Rev 69:37–38
27. Querleux B, Yassine MM, Darrasse L, Saint-Jalmes H, Sauzade M, Leveque JL (1988) Magnetic resonance imaging of the skin. A comparison with the ultrasonic technique. Bioeng Skin 4:1–14
28. Richard S, Querleux B, Bittoun J, Idy-Peretti I, Jolivet O, Cermakova E, Leveque JL (1990) Book of abstracts: 9th annual meeting of the Society of Magnetic Resonance in Medicine, Vol 1:597
29. Richter S (1976) Wolfgang Pauli und die Entstehung des Spin-Konzepts. Gesnerus 33:253–270
30. Schmiedl U, Kölbel G, Griebel J (1985) Begriffe der medizinischen Kernspintomographie, Teil 3: Die Kontrastmechanismen und der Einfluß der biologischen Parameter auf das MR-Bild. Röntgenpraxis 38:352–356

31. Schwaighofer BW, Frühwald FXJ, Pohl-Markl H, Neuhold A, Wicke L, Landrum WL (1989) MRI evaluation of pigmented skin tumors. Invest Radiol 24:289–293
32. Yassine MM, Darasse L, Saint-Jalmes H, Sauzade M, Querleux B, Leveque JL (1987) Book of abstracts: 6th annual meeting of the Society of Magnetic Resonance in Medicine, Vol 1:466
33. Zemtsov A, Lorig R, Bergfield WF, Bailin PL, Ng TC (1989) Magnetic resonance imaging of cutaneous melanocytic lesions. J Dermatol Surg Oncol 15:854–858

Hochfrequente Sonographie des Basalioms

K. Hoffmann, M. Stücker, A. Hoffmann und P. Altmeyer

Hochfrequente Sonographie der Haut

In der bildgebenden nichtinvasiven Diagnostik wird in vielen Bereichen der Medizin Ultraschall eingesetzt. Mit der Bezeichnung „Ultraschall" kennzeichnet man einen Wellenlängenbereich, der aufgrund seiner hohen Frequenzen dem menschlichen Ohr nicht ohne technische Hilfsmittel zugängig ist. Es handelt sich um eine Definition, die mehr oder weniger willkürlich festgelegt wurde, da es bekannt ist, daß die individuelle Grenze, bei der Menschen noch Töne von sehr hohen Frequenzen wahrnehmen können, sehr unterschiedlich ist. Per definitionem spricht man von Ultraschall, wenn die Schallfrequenz größer als 20 kHz ist.

Die Geschichte des Ultraschalls deckt sich in etwa mit der Geschichte der allgemeinen Akustik. Vor Beginn des 20. Jahrhunderts waren keine Methoden bekannt, Ultraschall zu erzeugen. Die Entwicklung der modernen Ultraschallforschung wurde erst durch die Entdeckung der Magnetostriktion durch J. Joule und des piezoelektrischen Effekts durch die Brüder J. und P. Curie (1880) möglich. Wie so oft in der Medizin leiten sich unsere modernen medizinischen Ultraschallscanner aus Entwicklungen der Militärtechnik ab. Die ersten wirklich funktionstüchtigen sonographischen Sende- und Empfangsanlagen basieren auf Echolotanlagen, die im 1. Weltkrieg zur Ortung von Unterseebooten entwickelt wurden. Im wesentlichen basieren unsere modernen Scanner noch heute auf dem Grundprinzip dieser Geräte. Bis zur Entwicklung der hochfrequenten Scanner, wie wir sie in der Dermatologie heute einsetzen, war es jedoch ein noch sehr langer Weg.

Auch in der Natur ist die Nutzung von Schallwellen in mannigfacher Form zu beobachten. An Beispielen aus der Tierwelt lassen sich einige Grundprinzipien sehr anschaulich darstellen. So nutzt die Fledermaus den Schall zum Zwecke der Orientierung und zum Erkennen ihrer Beute. Entsprechend dem Echolotprinzip stoßen die Tiere Schreie im Ultraschallbereich aus; die Reflexionen dienen den Tieren zur Orientierung. Für Ultraschall ist ganz allgemein festzuhalten, daß sich die Reichweite umgekehrt proportional zur Frequenz verhält und daß mit höheren Frequenzen kleinere Details erkannt werden können. Im freien Luftraum jagende Fledermausarten benutzen daher Frequenzen um die 20 kHz, Arten die zwischen Gebüschen und Gestrüpp jagen, stoßen Schreie bis zu einer Frequenz von 150 kHz aus. Die Kenntnis über kleinere Detailerkennung mit höheren Frequenzen bei niedriger Eindringtiefe hat auch ihre Konsequenzen für die Medizin. So ist es mit den in der inneren Medizin oder Chirurgie eingesetzen Ultraschallscanner nicht möglich, exakte feingewebliche Informationen zu erlangen. Diese Geräte können lediglich grobe anatomische Gegebenheiten visualisieren. Der Dermatologe benötigt aber mikromorphologische Informationen über das Hautorgan, dafür aber zumeist eine nur geringe Eindringtiefe von einigen Millimetern. Diese Forderung ist nur mit Geräten zu erfüllen, die mit einer entsprechend hohen Frequenz arbeiten. Derartige, für die dermatologische Diagnostik taugliche Scanner arbeiten mit Frequenzen von mehr als 15 MHz. Definitionsgemäß werden diese von uns als *„hochfrequente"* Scanner bezeichnet. Im Umkehrschluß einer verbesserten Detailerkennung bei höheren Frequenzen werden derartige Geräte auch als „hochauflösende" Ultraschallscanner bezeichnet [3, 4, 5]. Neben der guten Detailerkennung besteht aber noch das Problem einer bildlichen Darstellung der erlangten Information. Dies war in den letzten Jahrzehnten durchaus schwierig, da Computer recht teuer waren und somit nur wenigen Zentren eine ausreichende Rechnerkapazität zur Verfügung stand. Mit der raschen Entwicklung der Mikroelektronik hat sich dies jedoch grundsätzlich geändert. Es gibt nur wenige Bereiche in der Technik, in denen eine so rasche Entwicklung bei ständig fallenden Preisen zu beobachten ist. Heute stehen uns Scanner zur Verfügung, die uns ein sogenanntes B-Bild ermöglichen. Das B-Bild (Brightness) wird aus einer Vielzahl von sogenannten A-Scans (Amplitude) errechnet. Das B-Bild stellt einen zweidimensionalen Schnitt durch die untersuchte Struktur dar und erlaubt daher eine topographische Orientierung [2, 11].

Um die Technik der Scanner sowie das sonographische Reflexverhalten eines Gewebes und damit die entsprechende Nomenklatur zu verstehen, muß man sich einige grundsätzliche physikalische Phänomene in Erinnerung rufen. Das Ultraschallsignal wird durch Nutzung des piezoelektrischen Effekts in einem sogenannten Transducer erzeugt und später auch wieder empfangen. Der Transducer ist also der Sender und Empfänger des Signals. Da dieses Signal an der Luft sofort reflektiert werden würde, ist es notwendig, Vorlaufstrecken zur „Ankopplung" des Schallsignals an das Untersuchungsmedium zu verwenden. In der inneren Medizin und in anderen Fächern reicht hierfür im allgemeinen ein sogenanntes Ultraschallgel. In der Dermatologie würde dies aufgrund seiner Konsistenz und wegen der benötigten Menge zu Störreflexen führen, so daß eine *„Wasservorlaufstrecke"* verwendet werden muß. Nach Durchlaufen der Vorlaufstrecke trifft das Signal auf die erste Grenzschicht, bei der Untersuchung der Haut das Stratum corneum, an der die erste Reflexion entsteht. Wir sprechen bei der Beschreibung des hierdurch ausgelösten echoreichen Bandes in unseren B-scan-Bildern von einem *„Eintrittsecho"*.

Reflexionen entstehen immer dann, wenn das Signal auf Grenzschichten von zwei Geweben mit unterschiedlicher Impedanz trifft. Die Impedanz wird durch die Spannung (Steifigkeit) und Dichte eines Gewebes bestimmt. Für den

Dermatologen ist es daher ein Glücksfall, daß die Impedanz von Stratum corneum, Epidermis, Corium, Haarfollikel und im Corium eingelagerten Fettgewebsinseln unterschiedlich ist und so Reflexionen entstehen. Die Unterschiede von der Wasservorlaufstrecke zum Stratum corneum sind besonders groß. Es kommt daher zu einer besonders kräftigen Reflexion. Diese Reflexion überstrahlt in aller Regel die daruntergelegene reflexarme, bisweilen sogar völlig reflexlose, restliche Epidermis. Beim weiteren Durchlaufen der folgenden Hautschichten kommt es insbesondere im Corium an Kollagenfaserbündeln immer wieder zu weiteren Reflexionen, die zum Transducer zurückkehren, dort aufgefangen werden und später im Rechner weiter verarbeitet werden können. Aus einer Vielzahl von einzeln in definiertem Abstand, beim Wandern des Transducers über die Haut, abgestrahlten Ultraschallsignalen, die das Gerät zunächst als A-scan (Amplitudenbild) verarbeitet, wird dann letztlich das B-Bild berechnet. Mittels spezieller Rechnerprogramme kann zusätzlich noch ein sogenannter C-Scan berechnet werden. Der C-Scan entspricht einem tomographischen horizontalen Schnitt durch eine untersuchte Struktur.

Die Reflexamplituden, die im Gewebe entstehen, werden nach einem vorher festgelegten Schema in 255 Stufen eingeteilt. Aus diesen Stufen können sowohl Graubilder als auch Farbdarstellungen berechnet werden. Bei den hochfrequenten Scannern in der Dermatologie werden im allgemeinen Farbdarstellungen bevorzugt, da diese besser differenzierbar sind als Graubilder. Dies liegt daran, daß das menschliche Auge nur ca. 64 Graustufen sicher unterscheiden kann. Dieses Problem besteht bei der Farberkennung nicht, das Auge kann nahezu unbegrenzt Farben voneinander diskriminieren. Die zuvor für die Farbdarstellung zur Unterteilung der jeweiligen Amplitudenhöhen gewählten Stufen, entsprechen auch den Meßwerten der Densitometrie. Die Densitometrie beschreibt die Echogenität der untersuchten Struktur. Die Farbstufen entsprechen der Schalldichteskala, der dimensionslosen Einheit der Echogenität (Abb. 3).

Mit hoher Wahrscheinlichkeit wird eine subjektive Gewebedifferenzierung, und dies wird ein vorrangiges Ziel unserer Bemühungen sein müssen, nur in Farbdarstellungen möglich sein. Das eine ausreichend sichere Gewebsdifferenzierung und damit die exakte Differentialdiagnose bislang nicht möglich war, liegt am immer noch nicht ausreichenden Auslösungsvermögen der eingesetzten Geräte. Als Auflösung bezeichnet man das minimale Diskriminierungsvermögen des Scanners, zwei nahe beieinander liegende Punkte auch getrennt darzustellen. Die 20-MHz-Geräte haben ein axiales Auflösungsvermögen, das bei ungefähr 80 µm liegt und ein laterales Auflösungsvermögen, das bei ca. 200 µm liegt. Die axiale Auflösung wird im wesentlichen durch die Frequenz des Ultraschallsignals bestimmt, wohingegen die laterale Auflösung vor allem durch die Form des ausgestrahlten Schallsignals (sogenannte Schallkeule) definiert ist. Es stellt nun ein besonderes Problem dar, die Frequenz zu erhöhen und gleichzeitig eine schmale (fokusierte) Schallkeule zu behalten. Dies ist aber nur ein Grund, weshalb es nicht ohne weiteres möglich ist, die Frequenz zu erhöhen. Ein weiterer wichtiger Grund für eine nicht wahlweise Frequenzerhöhung ist die Schwierigkeit, Ultraschallsender (Transducer) zu bauen, die entsprechend gut definierte Signale mit hoher Frequenz abstrahlen. So arbeitet ein in unserer Arbeitsgruppe entwickeltes 50-MHz-Gerät bereits nicht mehr mit einem Keramiktransducer, sondern mit einem PVDF-Wandler [10]. Die Technik, die für das Betreiben eines solchen Scanners notwendig ist, ist aber für die Routinediagnostik sicher noch zu aufwendig. Zu beachten ist auch, daß die Eindringtiefe bei steigender Frequenz fällt und so bei 50 MHz tiefer als 3 mm liegende Strukturen nicht erkannt werden können. Die verwertbare Eindringtiefe liegt bei 20 MHz immerhin noch um 12 mm. Eine weitere Besonderheit der in der Dermatologie eingesetzten Scanner ist die digitale Bildverarbeitung. Sie erlaubt uns, die erlangten Ergebnisse auf elektronischen Speichermedien zu archivieren. So stehen uns für alle Geräte sowohl Disketten als auch Festplatten zur Bildabspeicherung zur Verfügung. Dies ermöglicht uns, die untersuchten Kollektive, je nach wachsendem Kenntnisstand oder auch nach der Entwicklung verbesserter Verarbeitungssoftware, nach neuen Kriterien aufzuarbeiten.

Aus der volldigitalen Bildverarbeitung ergibt sich außerdem die Möglichkeit, ein Bild computergestützt mittels Bildanalyse zu untersuchen. In die heute in der Routinediagnostik eingesetzten 20-MHz-B-Scanner sind daher Rechnersysteme und Computerprogramme implementiert, die elektronische Bildvermessung und Bildverarbeitung sowie Signalanalysen erlauben. Ein Problem der immer noch zu langsamen Bildbearbeitung im Rechner ist, daß trotz Volldigitalisierung noch immer keine Untersuchung des Zielorgans Haut in Echtzeit möglich ist. Das heißt, die derzeit verfügbaren hochfrequenten Scanner benötigen einige Sekunden, um das Bild zu berechnen und auf den Monitor zu bringen. Dies erschwert bisweilen den Untersuchungsgang, da dynamische Untersuchungstechniken, wie zum Beispiel das Straffen der Haut während der Untersuchung mit dem Scanner, Probleme bereiten können. Es kann aber als gesichert gelten, daß diese Probleme bei der oben bereits erwähnten, sich explosionsartig verbessernden Computertechnik, lösbar sind. Es ist ebenfalls wahrscheinlich, daß mittels verbesserter Computerprogramme eine Erhöhung des Informationsgehaltes des einzelnen Ultraschallbildes möglich sein wird.

Die Anwendung der hochfrequenten Sonographie zur Untersuchung des Basalioms

In unserer Klinik wurden seit Oktober 1988 insgesamt 412 Basaliome sonographisch untersucht. Histologisch fanden sich in der Mehrzahl der Fälle solide Basaliome (Abb. 1). In der Anfangsphase stand uns hierzu nur ein 20 MHz-Scanner (DUB 20, Taberna pro medicum, Lüneburg, D) zur Verfügung. Nach unseren ersten positiven Erfahrungen mit diesen Geräten konnten wir unsere Untersuchungsmöglichkeiten durch ein Ultraschallmikroskop, welches im GHz-Bereich arbeitet und Auflösungen bis zu 3 µm in vitro erlaubt

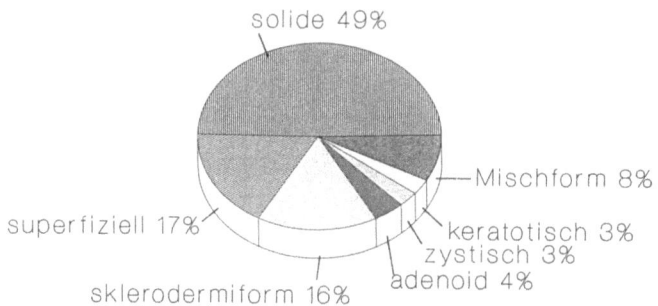

Abb. 1. Histologische Typen der sonographisch untersuchten 412 Basaliome

[9], einen zweiten 20 MHz-Scanner (Dermascan C, Cortex Technology, Hadsund, DK), sowie einen in unserer Arbeitsgruppe entwickelten 50 MHz-Scanner erweitern. Sämtliche von uns untersuchten Basaliome wurden in mehreren Schnittebenen untersucht. Die Untersuchungsebenen wurden vor der sonographischen Untersuchung auf dem Tumor eingezeichnet. Dieses Vorgehen erlaubt später dem Operateur, die zur feingeweblichen Untersuchung eingesandten Gewebeanteile entsprechend der Markierung zuzuschneiden [16, 17]. Die laterale Auflösung eines 20 MHz-Scanners liegt bei 200 µm (die wichtigere axiale Auflösung bei 80 µm), die Dicke eines feingeweblichen, zur histologischen Untersuchung gelangenden Schnittes liegt bei 7 µm. Es werden also primär 200 µm dicke mit 7 µm dicken Schnitten verglichen. Es ist daher nach unserem Dafürhalten notwendig, die eingesandten Gewebeschnitte in Serienschnitten aufzuarbeiten, um eine möglichst genaue Korrelation von im Ultraschallbild gefundenen Strukturen und dem Befund des histologischen Schnittes zu ermöglichen. Sämtliche histologischen Schnitte wurden Hämatoxyllin und Eosin gefärbt und bei einer 25fachen Vergrößerung fotografiert. Ein weiteres Problem beim Versuch des exakten Vergleichs ist, daß die Monitorwiedergabe des Ultraschallbildes in axialer und lateraler Richtung nicht mit der gleichen Vergrößerung erfolgt. Die Monitorvergrößerung des Ultraschallbildes beim DUB 20 liegt zum Beispiel bei einer 24fachen axialen und 8fachen lateralen Vergrößerung. Der zu vergleichende histologische Schnitt ist sowohl axial als auch lateral 25fach vergrößert. Es ist daher augenscheinlich, daß hierdurch ein exakter Vergleich erschwert wird. Hier findet sich eine wichtige Aufgabe für die Gerätehersteller, uns verbesserte Computerprogramme zur Verfügung zu stellen, die diesen Mangel beheben.

Allgemeine Ergebnisse

Typisch für das Ultraschallbild des Basalioms sind reflexarme Tumorareale (93%) mit flauen (97%), inhomogen verteilten (93%) Binnenechos. Die echoarmen Strukturen des Basalioms waren allseitig zumeist glatt berandet (76%). Selten erstreckten sich hyporeflektive Ausläufer in die Umgebung. Es

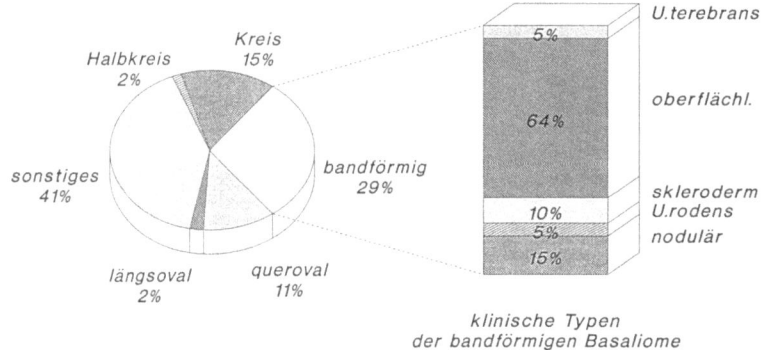

Abb. 2. Formen der Erscheinungsbilder der Basaliome im sonographischen Bild. Mit Ausnahme der oberflächlichen Basaliome, die sich besonders häufig bandförmig darstellen, war eine exakte Zuordnung von histologischem Tumortyp und sonographischer Erscheinungsform nicht möglich

ist aber festzuhalten, daß sich Basaliome zur Tiefe häufiger (74%) als zur Seite hin (61%) scharf abgrenzen. Beim Vergleich der sonographischen Tumorformen mit den klinischen Typen der untersuchten Basaliome zeigte sich eine hohe Varianz der Tumorformen. Dem klinischen Typ eines Basalioms ist kein eindeutiges sonographisches Erscheinungsbild zuzuordnen (Abb. 2). Im histologischen Bild war es aber möglich, sowohl die echoarmen Areale als auch die umliegenden im Sonogramm dargestellten Strukturen den wesentlichen feingeweblichen Strukturen zuzuordnen. Die Schnittbilder mit unscharfer Begrenzung zur Seite stammen auffällig häufig (90%) vom Kopf – also aus UV-exponierten Arealen. Die unscharfe seitliche Begrenzung ist stets kombiniert mit einem unter dem Eintrittsecho gelegenen (Grenzschicht Wasser/Epidermis) echoarmen Band, das man auch in der kontralateral gelegenen, nicht tumorös veränderten gesunden Haut finden kann. In ca. 20% der Fälle kann dieses echoarme Band durch eine dynamische Untersuchungstechnik zum Verschwinden gebracht werden. Hierbei wird das zu untersuchende Hautareal in verschiedenen Spannungszuständen untersucht. Hierdurch ist es in den oben beschriebenen Fällen möglich, eine seitliche Eingrenzung des Tumorareals zu ermöglichen. Histologisch fand sich in der überwiegenden Mehrzahl der Fälle (82%) eine aktinische Elastose in den Bereichen mit den unter dem Eintrittsecho gelegenen echoarmen Arealen. In einer Vielzahl der Sonogramme von Basaliomen (76%) ist das dorsale (unter dem Tumor gelegene Areal) Reflexverhalten verändert. Selten war eine dorsale Schallabschwächung (15%) oder ein dorsaler Schallschatten (14%) zu sehen. Beide Erscheinungen kamen außerdem nie unter dem gesamten Tumorareal, sondern zumeist nur in Teilbereichen vor. Klinisch waren den Schallschatten sehr häufig Krusten oder dickere fibrinoide Beläge zuzuordnen. Hingegen findet man je nach Basaliomtyp in bis zu 70% der untersuchten Fälle eine dorsale Schallverstärkung. Nur selten sind Lateralschatten zu beobachten. Die sonographisch bestimmte Dicke der Basaliome (Sonometrie) war gut mit der histometrischen

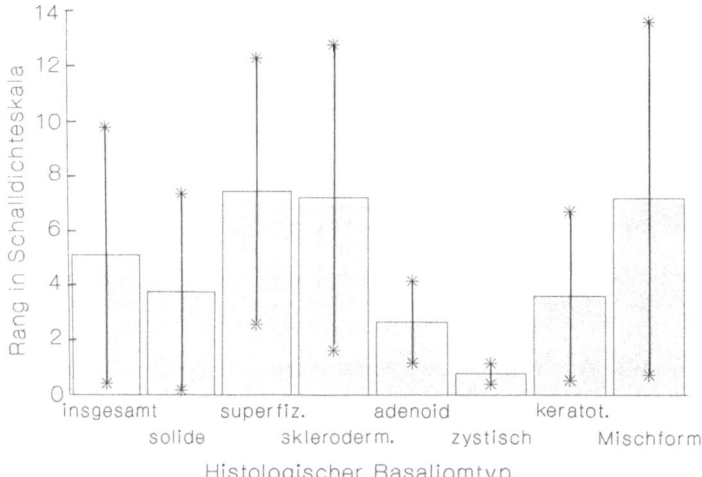

Abb. 3. Densitometrische Meßwerte des Basalioms eingeordnet nach histologischen Typ. Je höher der Bindegewebsanteil des histologischen Typs, desto höher der Rang in der Schalldichteskala

Dicke der Basaliome zu korrelieren (r = 0,81). Es fällt jedoch auf, daß die sonometrischen Meßwerte in aller Regel höher liegen als die am feingeweblichen Schnitt erlangten Daten ($\varphi \approx +211\,\mu m$). Nicht korrelierbar war die Dicke des Eingangsechos mit der Dicke der Epidermis. Hier fanden sich Differenzen bis zu 80% der Meßwerte zwischen Sono- und Histometrie [14]. Bei der densitometrischen Beurteilung der echoarmen Tumorareale fand sich eine hohe Streuung der Meßergebnisse. Besonders reflexarm waren adenoide und zystische Basaliome. Eine eindeutige Zuordnung des histologischen Typs zu den densitometrischen Meßwerten war nicht möglich (Abb. 3).

Fallbeispiel

Sklerodermiformes Basaliom mit einem zentralen Nodus in aktinisch geschädigter Haut (Abb. 4). Abbildung 5 zeigt zwei Sonogramme (I + II) aus diesem Tumor, den zentralen nodulären Anteil und die seitliche Grenze des Basalioms. Sonogramm I zeigt ein echoarmes bis echoloses Tumorareal (T) mit wenigen randständigen Binnenreflexen (Sterne). Der Tumor ist bis an das untere Corium (C) herangewachsen, eine Abgrenzung zur Tiefe ist nicht möglich (Pfeil). Das Eintrittsecho (E) ist an beiden Seiten unterbrochen. Hierbei handelt es sich nicht um Ulzerationen sondern um Artefakte. Das Ultraschallsignal wird beim Auftreffen auf die seitlichen Tumorränder zur Seite reflektiert, so daß es nicht mehr zum Transducer zurückkehren kann. Im Sonogramm II ist die Haut nach manueller Spannung dargestellt. Trotz der kräftigen aktinischen

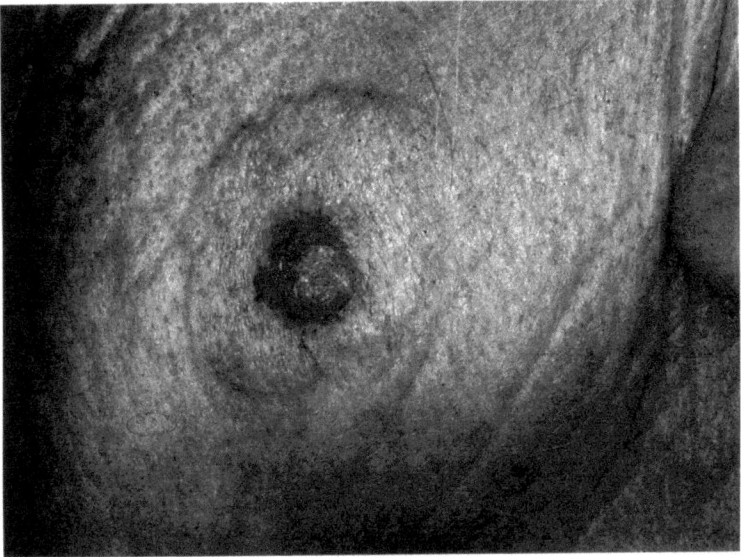

Abb. 4. Sklerodermiformes Basaliom mit zentralem nodulären Anteil. Striche = Untersuchungsebenen entsprechend den Sonogrammen in Abbildung 7

Elastose ist der seitliche Tumorrand (Pfeil) gut abzugrenzen. Die aktinische Elastose imponiert nur noch mit einer geringen Reflexverminderung (Sterne) im oberen Corium (C) direkt unter dem Eintrittsecho (E).

Zusammenfassung

Aus der Sicht unserer Arbeitsgruppe ist die hochfrequente Sonographie eine wichtige und besonders zukunftsträchtige Bereicherung der dermatologischen Routinediagnostik [6, 7, 13, 14]. Hierbei ist natürlich nicht nur an die sonographische Diagnostik beim Basaliom, Malignen Melanom oder anderen Hauttumoren zu denken, sondern auch an andere Fragestellungen wie die Verlaufskontrolle bei der Sklerodermie und entzündlich akzentuierten Hauterkrankungen [1, 2, 15].

Derzeit ist keine exakte Differentialdiagnose allein anhand des Ultraschallbildes möglich [17, 18, 19, 20]. Nach dem jetzigen Stand der Technik kann die hochfrequente Sonographie, insbesondere aufgrund der noch mangelhaften Auflösung, die feingewebliche Untersuchung nicht ersetzen. Sie ist aber durchaus in der Lage, differentialdiagnostische Hinweise zu geben, da eine Reihe von Hauttumoren ein durchaus vom Basaliom zu unterscheidendes Reflexverhalten hat. Zumeist einfach ist die sonographische Einordnung einer Verruca seborrhoica, die durch Ihren dorsalen Schallschatten von anderen Hauttumoren abzugrenzen ist. Jedoch sind auch andere Malignome der Haut zumindest in einigen Fällen von Basaliomen zu unterscheiden. Mittels der

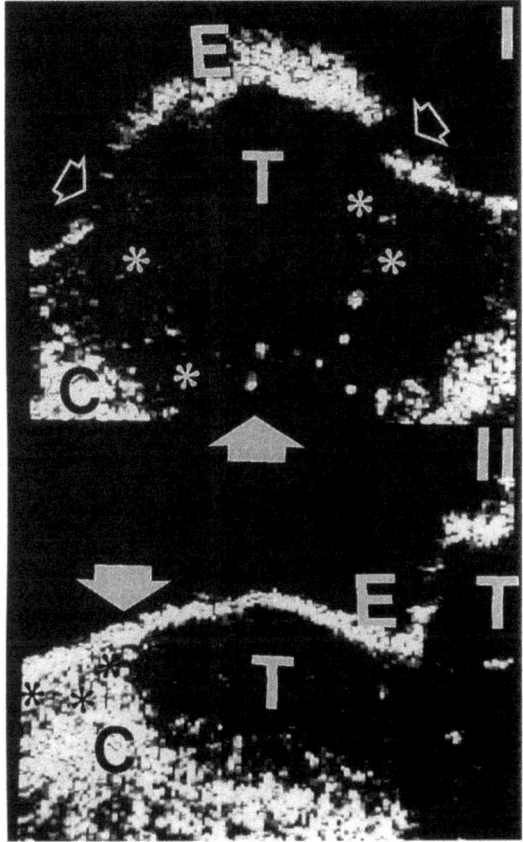

Abb. 5-I

Abb. 5-II

Abb. 5-I. E = Eintrittsecho, C = Corium, T = Tumor, offene Pfeile = durch Signalstreuung entstehende Artefakte, geschlossene Pfeile = Wachstum des TU bis an die Corium Subcutisgrenze, Sterne = randständig gelegene Binnenreflexe

Abb. 5-II. E = Eintrittsecho, C = Corium, T = Tumor, Pfeil = seitliche Tumorgrenze bei gespannter Haut, Sterne = noch schwach nachweisbare aktinische Elastose

bereits erwähnten, in die Rechner implementierten, Bildanalysesysteme ist es möglich die Dichte und Stärke von Reflexionen im echoarmen Tumorareal exakt zu quantifizieren (Densitometrie einer region of interest). Hierbei unterscheiden sich die Meßwerte von Malignem Melanom, Basaliom und Plattenepithelkarzinom. Das Maligne Melanom ist dabei reflexärmer und das Plattenepithelkarzinom reflexreicher als das Basaliom. Aufgrund der großen Streuung der Meßwerte ist aber auch dieser Parameter kein eindeutiges Unterscheidungskriterium. Inwieweit die zusätzlichen Informationen aus dem Ultraschallbild unsere Sicherheit bei der Differentialdiagnose verbessert, muß in weiteren Studien geklärt werden. Wir nehmen heute eine Verbesserung der Spezifität von 5–10% an. Eine weitere wichtige Frage ist die Sensitivität, mit der Basaliomzellen in der Haut erkannt werden können. Die exakte Eingrenzung der Tiefen- und Seitenausdehnung eines Basalioms ist eine für den klinischen Alltag besonders relevante Fragestellung. Ein modernes Zentrum, in dem Basaliome therapiert werden, bietet eine Vielzahl von therapeutischen Möglichkeiten zur Basaliomtherapie an. Diese reichen von der Bestrahlung mit Röntgenstrahlen über die Kryochirurgie bis zu der sehr sicheren aber auch sehr aufwendigen mikroskopisch kontrollierten Chirurgie. In die Frage, zu welcher Therapie man sich sinnvollerweise entscheiden soll, gehen eine Vielzahl von Fakten wie Alter des Patienten, Lage und Typ des Basalioms aber auch insbesondere Tiefeninvasion und seitliche Ausdehnung mit ein. In der Mehrzahl der Fälle ist die hochfrequente Sonographie in der Lage, uns Antworten oder Hinweise auf die Frage nach der Tiefeninvasion und seitlichen Ausdehnung des Tumors zu geben. Zwar erreichen die 20 MHz-Scanner mit ca. 80 µm nicht die Auflösung, die benötigt würde, um kleinste Basaliomnester darzustellen. Hier kommt uns aber die spezielle Pathologie des Basalioms zur Hilfe, da ein Wachstum des Tumorparenchyms nur im begleitenden Tumorstroma möglich ist. Der Scanner kann beide voneinander nicht unterscheiden, sondern er stellt sie gemeinsam dar. Dieses Phänomen ermöglicht in einer Vielzahl von Fällen eine Darstellung auch kleinster Basaliomnester. Auch peritumoral gelegene Infiltrate werden zumindest teilweise zusammen mit dem Tumorparenchym und Stroma dargestellt. Dieses Reflexverhalten verschlechtert zwar ebenfalls unseren numerischen Vergleich zwischen histometrischer und sonometrischer Messung, erhöht aber die Sicherheit bei der Festlegung der Tumorgrenzen im sonographischen Bild. Die Tumorgrenzen des Basalioms zur Seite und zur Tiefe werden so mittels der zur Zeit zur Verfügung stehenden Technik eher über- als unterschätzt. Durch die Kombination der Vorteile von mehreren Scannern ist auch das Problem der gemeinsamen Darstellung von aktinischer Elastose und echoarmen Tumorareal zu beherrschen. Während der DUB 20 durch eine volldigitale Bildverarbeitung auffällt, liefert der Dermascan C nahezu Real-Time-Bilder und ermöglicht einen dynamischen Untersuchungsgang (Straffung des um den Tumor gelegenen Gewebes), so daß das echoarme Tumorareal besser abgrenzbar wird.

Die hochfrequenten Scanner sind heute insbesondere dann ein wertvolles Instrument in der Basaliomdiagnostik, wenn man sich entschließt nicht *alle* Basaliome mikroskopisch kontrolliert zu operieren. In der Mehrzahl der Fälle wird es zukünftig möglich sein, Tumorgrenzen sonographisch zu bestimmen, so daß die bisherigen Alternativverfahren zur mikroskopisch kontrollierten Chirurgie, häufig auch ,,Blindverfahren" genannt, an Attraktivität gewinnen dürften.

Literatur

1. Åkesson A, Forsberg L, Hedeström N, Wollheim F (1986). Ultrasound examination of skin thickness in patients with progressive systemic sklerosis (skleroderma). Act Rad Diag 27:91–94
2. Alexander H, Miller DL (1979). Determining skin thickness with pulsed Ultrasound. J Invest Derm 72:17–19

3. Altmeyer P (1989). Dermatologische Ultraschalldiagnostik – gegenwärtiger Stand und Perspektiven (Editorial). Z Hautkr 64:727–728
4. Altmeyer P, Hoffmann K, el Gammal S (1990) Sonographie der Haut. MMW 132(18):14–22
5. Breitbart EW, Hicks R, Rehpennig W (1985) Möglichkeiten der Ultraschalldiagnostik in der Dermatologie. Z Hautkr 61:522–526
6. Breitbart EW, Rehpennig W (1983) Möglichkeiten und Grenzen der Ultraschalldiagnostik zur in vivo Bestimmung der Invasionstiefe des malignen Melanoms. Z Hautkr 58:975–987
7. Breitbart EW, Müller CH, Hicks R, Vieluf D (1989) Neue Entwicklungen der Ultraschalldiagnostik in der Dermatologie. Akt Dermatol 15:57–61
8. Buhles N, Altmeyer P (1988) Ultraschallmikroskopie an Hautschnitten. Z Hautkr 64:926–934
9. El-Gammal S, Hoffmann K, Altmeyer P (1992) A 50 µHz high resolution ultrasound Imaging system for dermatology. Ultrasound in Dermatology. Altmeyer, Gammal, Hoffmann (eds.) 297–325
10. El-Gammal S (1990) Experimental approaches and new developments with high frequency ultrasound in dermatology. Zbl Haut 157:327
11. Görtz S, Hoffmann K, El-Gammal S, Altmeyer P (1990) High frequency B-scan sonography and skin-thickness measurement of normal skin. Zbl Haut 157:319–320
12. Hoffmann K, El-Gammal S, Altmeyer P (1989a) 20 MHz B-scan Sonographie an Händen und Füßen in: Dermatologische Erkrankungen der Hände und Füße. Altmeyer P et al. Edition Roche 285–300
13. Hoffmann K, El-Gammal S, Matthes U, Altmeyer P (1989b) 20 MHz Sonographie der Haut in der präoperativen Diagnostik. Z Hautkr 64:851–858
14. Hoffmann K, Stücker M, El-Gammal S, Altmeyer P (1990) Digitale 20-MHz-Sonographie des Basalioms im B-scan. Hautarzt 41:333–339
15. Hoffmann K, El-Gammal S, Altmeyer P (1990) B-scan Sonographie in der Dermatologie. Hautarzt 41:W7–W16
16. Hoffmann K, Stücker M, El-Gammal S, Altmeyer P (1991) Digitale 20 MHz-Sonographie des Basalioms in der präoperativen Diagnostik. In: Diagnostik und Therapie maligner Melanome. Meigel, Lengen, Schwenzer (Hrsg). Diesbach Verlag 59–64
17. Hoffmann K, El-Gammal S, Jung J, Altmeyer P (1991) Skin tumors in highfrequency Ultrasound in: Ultrasound in Dermatology. Altmeyer P, El-Gammal S, Hoffmann K (Hrsg.). Springer-Verlag 181–201
18. Miyauchi S, Tada M, Miki Y (1983) Echographic Evaluation of Nodular Lesions of the Skin. J Dem 15:263–267
19. Murikami S, Miki Y (1989) Human skin histology using high-resolution echography. J Clin Ultras 17:77–82
20. Querleux B, Léveque JL, de Rigal J (1988) In vivo Cross-Sectional Ultrasonic Imaging of Human Skin. Dermatologica 177:332–337

Dermatoskopie pigmentierter Basaliome und anderer Pigmenttumoren

M. Nilles und W.-B. Schill

Was leistet das Dermatoskop für die präoperative Unterscheidung pigmentierter Basaliome von anderen pigmentierten Tumoren der Haut? Dazu wurden 15 pigmentierte Basaliome unter 800 histologisch kontrollierten Pigmenttumoren der Haut dermatoskopisch analysiert. Dokumentiert wurde mit dem Auflichtmikroskop nach Bahmer und Rohrer [1].

Das Dermatoskop vergrößert 10-fach, wird direkt mit Immersionsöl auf den klinisch unklaren Tumor gesetzt. Klinisch sind pigmentierte Basaliome vielfach von Melanomen nicht abzugrenzen, weil Gefäßvermehrung häufig kaum erkennbar ist. Dermatoskopisch kann diese deutlicher gezeigt werden. Alle hier untersuchten pigmentierten Basaliome zeigten fokale Gefäßvermehrung sowie kein Pigmentnetz, in Übereinstimmung mit den Befunden von Pehamberger [5]. In zweiter Linie fanden sich blattartiges Pigment, hämorrhagische Kruste, plumpe scharf abgegrenzte Pigmentvorwölbungen, Erosionen oder Ulcera (Tabelle 1). Die Pigmentrandstreifen sind abgerundet, ganz anders als bei Naevus oder Melanom. Durch die bessere präoperative Diagnose ist eine Exzision mit geringerem Sicherheitsabstand möglich.

Oberflächenmikroskopie und Pigmentuntersuchung

Im Prinzip ist die Oberflächenmikroskopie eine detaillierte Untersuchung der Pigmentverteilung und spezifischer Depigmentierung. Eine europäische Konsensus-Konferenz arbeitete 23 Einzelkriterien (z. B. Pigmentnetz) aus zur Gesamtarchitektur des pigmentierten Hauttumors. Hiermit können vaskuläre, melanozytäre und epitheliale pigmentierte Hauttumoren charakterisiert und differenziert werden [6].

Tabelle 1. Dermatoskopische Merkmale pigmentierter Basaliome

I. fokale Gefäßvermehrung
II. fehlendes Pigmentnetz
III. blattartiges Pigment, Krusten, plumpe Pigmentvorwölbung, Erosion/Ulcus, peripher halbkreisartige Randstreifen

Tabelle 2. Dermatoskopische Malignitätskriterien

	−	+	+ +	+ + +
Asymmetrische Pigmentverteilung	0	0	0	0
> 3 Farbtöne	0	0	0	0
Schwarze Pigmentverdichtung	0	0	0	0
Dunkelbraune Pigmentverdichtung	0	0	0	0
Pigmentnetz verbreitert	0	0	0	0
Asymmetrische Depigmentierung	0	0	0	0
Atypische Randstreifen	0	0	0	0
Scharfe Pigmentgrenze	0	0	0	0

Diagnostische Richtlinien zur Pigmentanalyse

Bei der in-vivo-Mikroskopie zeigen vaskuläre pigmentierte Hauttumoren scharf umschriebene rot-blaue Areale. Ein Pigmentnetzwerk kann z. T. in naevo-melanozytären Läsionen gefunden werden, fehlt jedoch vielfach. Die folgende Klassifikation (Tabelle 2, modifiziert nach [2]) schließt die Befunde verschiedener Untersucher ein [5–8]. Sie stellt einen Schritt zu einer schnelleren Untersuchung von unterschiedlich validen Kriterien für Malignität dar und kann auch zur Verlaufskontrolle nicht exzidierter Pigmenttumoren benutzt werden. Durch Definition der Schweregrade „fehlt – leicht – mäßig – deutlich" für jedes Item ist eine qualitative und halbquantitative Analyse möglich. Vorläufigen Ergebnissen zufolge (n = 800 naevo-melanozytäre Tumoren) waren die bedeutendsten Hinweise für maligne Melanome eine asymmetrische Pigmentverteilung und Depigmentierung [4]. Spitznaevi zeigten symmetrische Pigmentverteilung, die Pigmentierung fehlte oder war geringgradig [4]. Die Typisierung „Symmetrie versus Asymmetrie" bezieht sich auf die Struktur der Gesamtläsion und ist komplex, ähnlich wie die histologische Struktur eines pigmentierten Hauttumors [3]. Der Einfluß subjektiver Faktoren kann nicht ausgeschlossen werden, wird aber reduziert durch Definition mittels multipler Vergleichsläsionen. Die meisten Naevi hatten keine oder nur einzelne Kriterien [4]. Gelegentlich zeigten sie Veränderungen ähnlich wie Radiärstreifen, aber im Vergleich zum malignen Melanom waren Naevusrandstreifen kürzer, schwä-

Tabelle 3. Ergebnisse der präoperativen Auflichtmikroskopie bei naevo-melanozytären Tumoren

1. Bei malignen Melanomen in der Regel mindestens 2 Malignitätskriterien
2. Asymmetrische Pigmentverteilung und/oder deutliche Depigmentierung bei 97% aller SSM
3. Bei Spitz-Naevi zeigt sich Pigmentsymmetrie, Depigmentierung fehlt oder ist gering
4. Pigmentrandstreifen bei Naevi unterscheiden sich von Radiärstreifen bei Melanomen

cher pigmentiert und pro Läsion niedrig frequent [4]. Depigmentierung ist manchmal schwierig zu bewerten und zeigt besonders die Grenzen der in-vivo-Mikroskopie. Die postoperative Histologie schafft in der Regel eine klare Trennung zwischen benignen und malignen Tumoren, bei der in-vivo-Mikroskopie ist die Grauzone größer. Dennoch wird die präoperative Abgrenzung durch Dermatoskopie und Auflichtmikroskopie erheblich verbessert.

Literatur

1. Bahmer FA, Rohrer C (1985) Ein Beitrag zur Abgrenzung früher Melanome mittels einer einfachen Methode der hochauflösenden Hautoberflächenfotografie. Akt Dermatol 11:149–153
2. Braun-Falco O, Stolz W, Bilek P, Merkle T, Landthaler M (1990) Das Dermatoskop. Hautarzt 41:131–136
3. Maize JC, Ackerman AB (1987) Pigmented lesions of the skin. Lea & Febiger, Philadelphia
4. Nilles M, Kerner K, Weyers W, Schill W-B (1990) Malignitätshinweise im dermatoskopischen und auflichtmikroskopischen Bild. Zbl Haut 158:000–222
5. Pehamberger H, Steiner A, Wolff K (1987) In vivo epiluminescence microscopy of pigmented skin lesions. I. Pattern analysis of pigmented skin lesions. J Am Acad Dermatol 17:571–583
6. Smolle J (1990) Diagnostische Kriterien in der Auflichtmikroskopie. Hautarzt 41:513–514
7. Soyer HP, Smolle J, Hödl S, Pachernegg H, Kerl H (1989) Surface microscopy. Am J Dermatopathol 11:1–10
8. Steiner A, Pehamberger H, Wolff K (1987) In vivo epiluminescence microscopy of pigmented skin lesions. II. Diagnosis of small pigmented skin lesions and early detection of malignant melanoma. J Am Acad Dermatol 17:584–591

Operative Therapie

Operative Therapie des Basalioms – Erfahrungen und Ergebnisse*

J. Petres und R. Rompel

Einleitung

Bei ca. 90–95% der Basaliom-Patienten ist durch eine primäre adäquate Therapie eine Heilung zu erzielen. Im multifaktoriellen Vergleich der verschiedenen Behandlungsverfahren besitzt die chirurgische Entfernung dabei die meisten Vorteile. Zu diesen zählen neben der kurzen Behandlungsdauer, kosmetisch günstige Narbenverhältnisse und die Möglichkeit zu einer dreidimensionalen feingeweblichen Untersuchung des gesamten Tumorareals.

Die Beurteilung der onkologischen Dignität des Basalioms fußt auf statistischen Erfahrungswerten, die aus dem makroskopischen und mikroskopischen Erscheinungsbild des Tumors abgeleitet werden, wobei die heute übliche klinische Einteilung der Basaliome im wesentlichen auf Ehlers [5] und Holubar [7] zurückgeht (vgl. Tabelle 1). Neben dieser sicher nicht besonders exakten und auch verbesserungsbedürftigen Klassifikation sind bei der Therapieplanung das biologische Wachstumsverhalten und die lokalisatorischen Gegebenheiten zu berücksichtigen. Da die biologische Aggressivität eines Basalioms aus der Vielfalt der histologischen Differenzierungsmöglichkeiten – auch innerhalb eines einzelnen Tumors – nicht zu ergründen ist, ergibt sich die Forderung, bei der Therapieplanung weitere prognostische Parameter mit zu berücksichtigen. Dazu zählen Bestandsdauer, Tumorgröße und Tumor-

Tabelle 1. Klinik der Basaliome

I. Knotige, häufiger ulzerierende Basaliome, einschließlich der Typen Ulcus rodens und Ulcus terebrans
II. Plane, seltener ulzerierende Basaliome (pagetoide und morpheaartige Tumortypen), einschließlich der sogenannten Rumpfhautbasaliome
III. Sonderformen des Basalioms (Basalzellnaevus-Syndrom, Fibroepithelioma Pinkus, intraepidermales Epitheliom)

---

* Herrn C. van Velzen, wissenschaftlicher Fotograf der Hautklinik der Städtischen Kliniken Kassel, danken wir für die fotografische Dokumentation; Frau S. Krasselt, medizinische Dokumentarin der Städtischen Kliniken Kassel, danken wir für die statistische Auswertung.

lokalisation. Darüber hinaus sollte bei der Befunderhebung der Tatsache vermehrt Beachtung geschenkt werden, daß Basaliome häufig multipel auftreten [8], wie dies nicht nur bei dem Basalzellnaevus-Syndrom [6] und der Arsen-Basaliomatose [19] der Fall ist. In unserem Krankengut ist eine Multiplizität bei etwa einem Viertel der Patienten gegeben.

Voraussetzung für eine günstige Prognose sind neben den speziellen tumorspezifischen Gegebenheiten wie Differenzierungsgrad und Aggressivität vor allem die frühzeitige Diagnosestellung und die Wahl des optimalen Behandlungsverfahrens. Die Größe der Sicherheitsabstände und die Entscheidung zu einer ein- oder mehrzeitigen Operation sind damit eng korreliert. Schwierige Behandlungssituationen erfordern allerdings eine enge Zusammenarbeit des Dermatologen mit den Kollegen der Kiefer-Gesichts-Chirurgie, der Hals-Nasen-Ohren-Heilkunde, der plastischen Chirurgie und der Strahlentherapie. Dadurch kann das onkologische Therapiekonzept optimiert und ungünstigen Krankheitsverläufen am ehesten vorgebeugt werden.

Eine Vielzahl von Parametern bestimmt also das therapeutische Vorgehen beim Basaliom, und letztendlich ist der Therapeut im Einzelfall immer wieder gefordert das individuell optimale Behandlungskonzept festzulegen [12].

Therapie-Strategien und operative Methoden

Da es sich bei dem Basaliom um eine meist „geriatrische" Tumorkrankheit handelt [10], gehen der Entscheidung zur operativen Therapie neben den tumorbedingten präoperativen Feststellungen auch spezielle patientenbezogene Überlegungen voraus. Erst wenn es der Allgemeinzustand des Basaliomträgers erlaubt, kann die chirurgische Tumorentfernung geplant und durchgeführt werden. Dabei besitzt die Radikalität der Tumorausrottung Priorität vor eventuell einschränkenden Überlegungen, die die spätere Defektrekonstruktion betreffen. Der Operationsplan wird sicherlich bis zu einem gewissen Grad von der Ausbildung und der Erfahrung des jeweiligen Operateurs geprägt sein. Doch sollte dieser, ohne starre Bevorzugung einer bestimmten Technik, unter Berücksichtigung der Lokalisation und Ausdehnung sowie des Alters- und des Allgemeinzustands des Patienten, die am besten geeignete Methode anwenden, um ein optimales Behandlungsergebnis unter Minimierung des Operationsrisikos zu erzielen [12].

Prinzipiell muß die operative Basaliomtherapie stets so geplant werden, daß ein ausreichend großer Sicherheitsabstand eingehalten wird. Für primär knotige Basaliome erscheint ein Sicherheitsabstand von 2–4 mm ausreichend. Bei Problembasaliomen, insbesondere bei Mehrfach-Rezidiven, sind Sicherheitsabstände von 10 mm und mehr einzuplanen. Bestehen trotz Einhaltung der Sicherheitszone Zweifel an einer vollständigen Tumorentfernung in einer Sitzung, so ist in diesen Fällen bis zur histologischen Bestätigung eine passagere Defektdeckung mit synthetischem Hautersatzmaterial sinnvoll [1]. Nach unseren Erfahrungen eignen sich dazu vor allem Polyurethanschaum-Folien.

Durch eine histografisch-kontrollierte topografie-gerechte Chirurgie wird eine dreidimensionale Sicherstellung der vollständigen Tumorexzision ermöglicht, die wiederum Voraussetzung für den definitiven Defektverschluß ist [2, 3, 4].

Infolge der bevorzugten Lokalisation der Basaliome im Kopf-Hals-Bereich [11] müssen bei der Tumorentfernung nicht selten Strukturen geopfert werden, die für den Gesichtsausdruck und die Mimik von eminenter Bedeutung sind. Deshalb sollte dem Ziel einer minimalen Stigmatisierung der Tumorträger durch möglichst optimale Rekonstruktion der proportionalen Integrität besondere Beachtung geschenkt werden. Kleinere und topographisch günstig lokalisierte Basaliome können bereits durch eine ovaläre bzw. spindelförmige Exzision mit anschließendem primären Wundverschluß nach lateraler Wundrandunterminierung im Sinne einer Dehnungsplastik versorgt werden. Die Exzisionslinien sollten dabei den sogenannten „relaxed-skin-tension-lines" folgen [20].

Zur Deckung größerer Defekte bevorzugen wir lokale und regionale Lappenplastiken, da diese Techniken die Gewähr für ein optimales kosmetisches Ergebnis ergeben [14]. Die transponierten Hautpartien entsprechen in der Oberflächenbeschaffenheit weitgehend denen der exzidierten Strukturen. Freie Hauttransplantate wenden wir in der Regel nur dann an, wenn nicht genügend Hautmaterial aus der näheren Umgebung zum Defektverschluß zur Verfügung steht oder bei ausgedehnten Mehrfachrezidiven, bei denen trotz negativem histologischen Befund subjektiv Zweifel an der vollständigen Tumorausrottung bestehen. In diesen Fällen kann es generell günstiger sein, den Defekt bis zu einem Jahr mit einem Spalthauttransplantat zu decken und erst nach Ausbleiben eines Rezidivs die definitive rekonstruktive Versorgung vorzunehmen. Zwischenzeitlich ist auch eine epithetische Versorgung sinnvoll.

Bestehen für einen bestimmten Exzisionsdefekt mehrere Möglichkeiten des Defektverschlusses, so ist dem Verfahren der Vorzug zu geben, welches bei gleichem Risiko das ästhetisch befriedigendere Resultat verspricht. Dies setzt einerseits eine große Erfahrung mit diversen Techniken voraus, andererseits erfordert es ein subtiles Einfühlungsvermögen des Operateurs in die jeweiligen lokalisatorischen Gegebenheiten.

Patientengut und Ergebnisse

Im Zeitraum von 1979–1990 wurden in der Hautklinik der Städtischen Kliniken Kassel insgesamt 3150 Patienten mit einem histologisch gesicherten Basaliom behandelt. Dabei wurde der Tumor bei beiden Geschlechtern in gleicher Häufigkeit und mit einer bevorzugten Erstmanifestation in der 6. bis 9. Lebensdekade festgestellt (Abb. 1).

Hauptprädilektionsstelle für das Auftreten eines Basalioms ist bekanntermaßen der Kopf-Hals-Bereich. In unserem Patientenkollektiv beträgt dessen Anteil 82,4%, mit einer auffallend hohen Konzentration in der zentrofazialen Region (Abb. 2, 3).

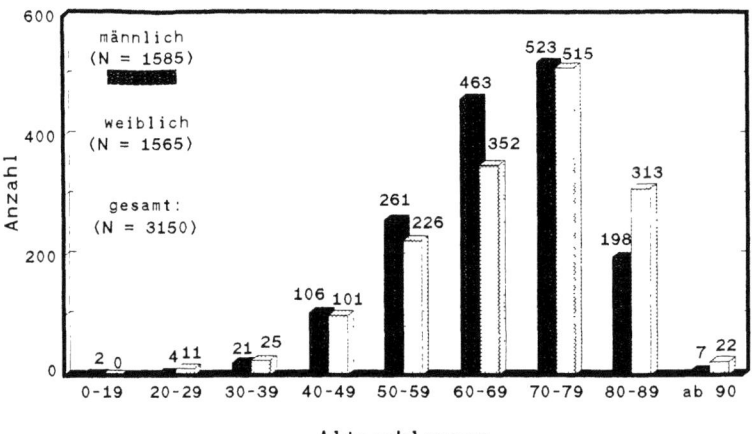

Abb. 1. Basaliompatienten 1979–1990
Alters- und Geschlechtsverteilung

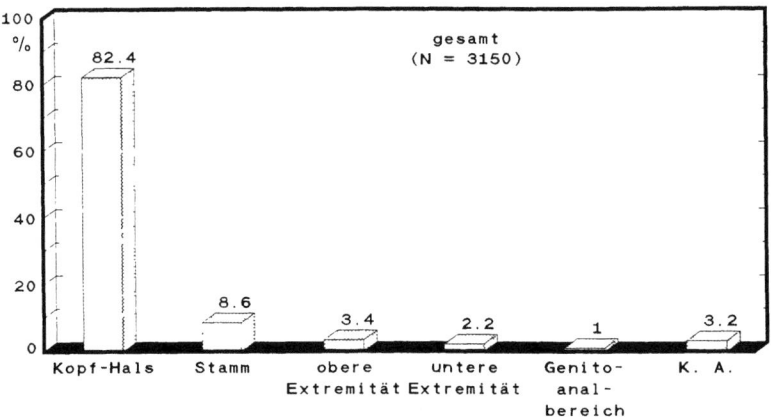

Abb. 2. Basaliompatienten 1979–1990
Lokalisationsverteilung

Bildtafel 1 a–f. Sklerodermiform – wachsendes Basaliom der Oberlippe bei einem 45jährigen Mann (**a**) Operationsdefekt nach histologisch gesicherter in-toto-Exzision des Tumors und Operationsplanung mittels Rotationsplastik (Wangenrotation); (**b**) Zustand nach Präparation des Rotationslappens; (**c**) Verlagerung des Rotationslappens in den Operationsdefekt; (**d**) Zustand nach spannungsfreiem Wundverschluß; (**e**) Präoperativer Befund; (**f**) Zustand 2 Jahre p. op

Operative Therapie des Basalioms – Erfahrungen und Ergebnisse

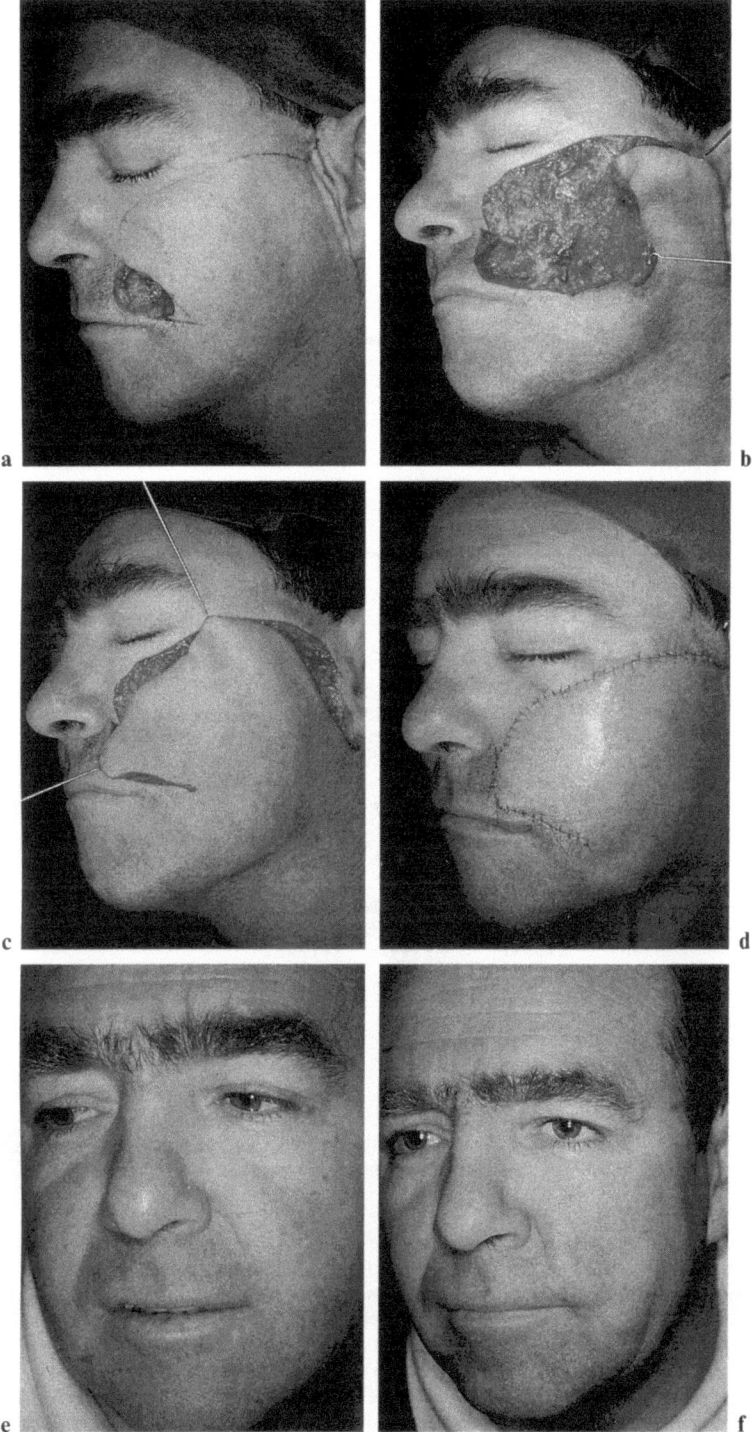

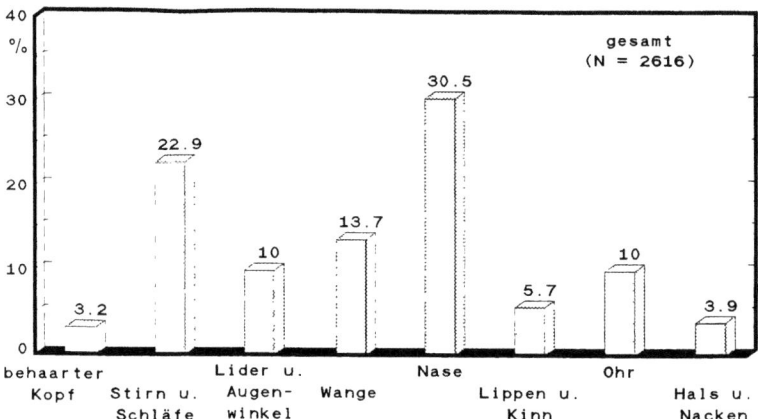

Abb. 3. Basaliompatienten 1979–1990
Lokalisation: Kopfbereich

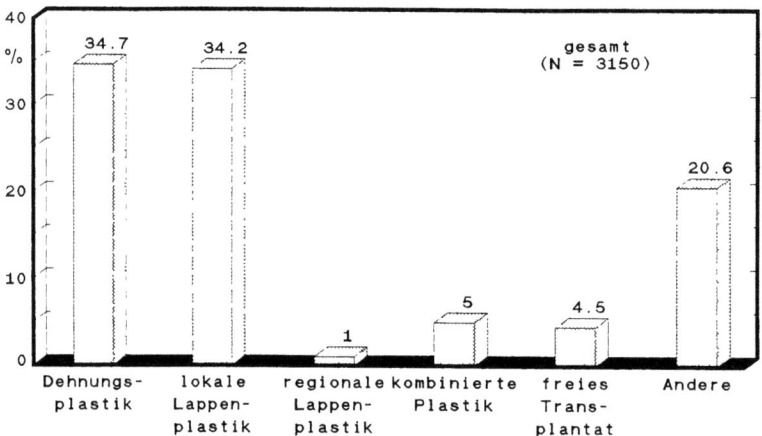

Abb. 4. Basaliompatienten 1979–1990
Verteilung der Operationstechniken

Bildtafel 2a–h. Knotiges Basaliom unterhalb des medialen Lidinnenwinkels bei einer 65jährigen Frau. (**a**) Zustand nach in-toto-Exzision des Basalioms. Primäre Operationsplanung (Rotationsplastik von der Glabella und Verschiebeplastik von caudal; (**b**) Präparation des Rotationslappens von der Glabella; (**c**) Verlagerung des Rotationslappens in den primären Operationsdefekt; (**d**) Zustand nach Einpassens des Glabella-Rotationslappens mit Restdefekt; (**e**) Präparation eines subcutan gestielten Lappens von caudal *entgegen* der ursprünglichen Planung; (**f**) Zustand der Operationsende nach Defektverschluß mittels eines Rotations- und eines subcutan gestielten Lappens

Operative Therapie des Basalioms – Erfahrungen und Ergebnisse

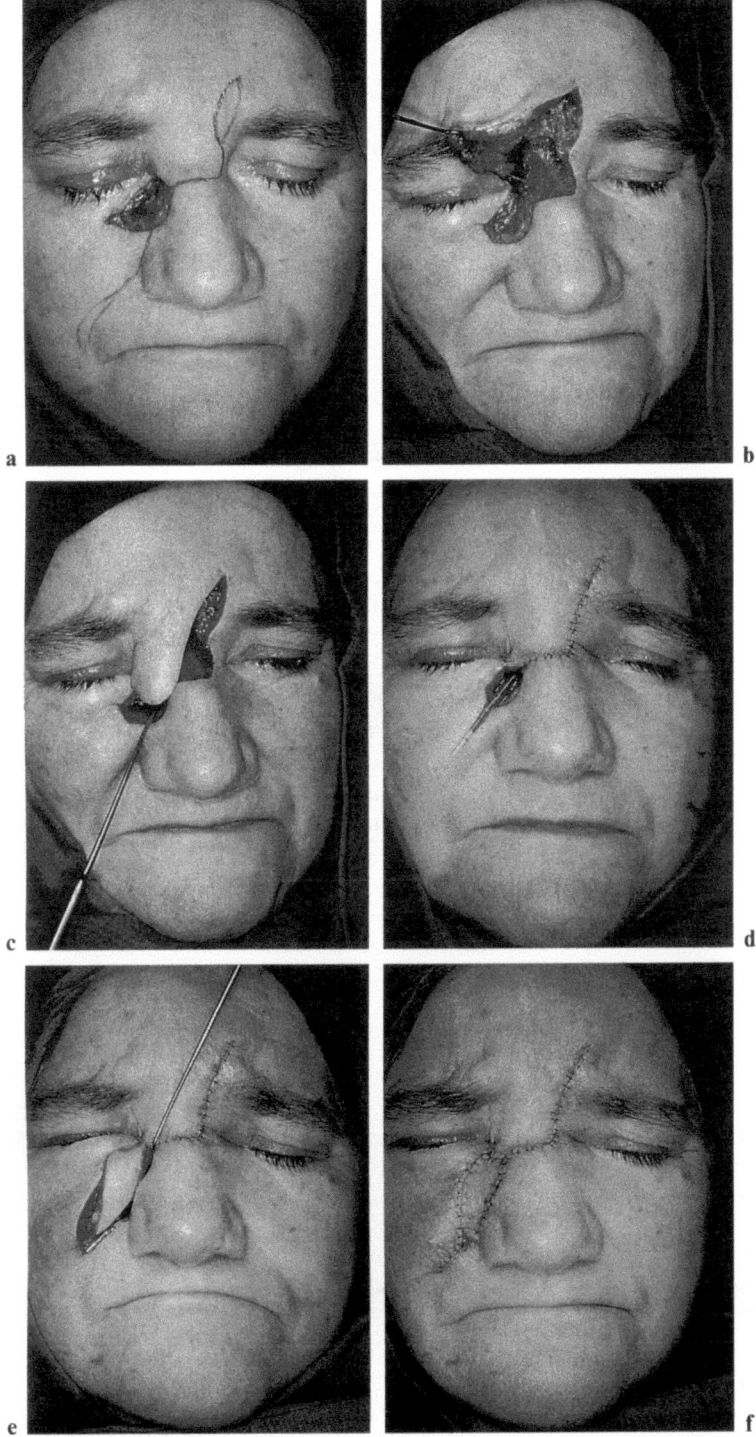

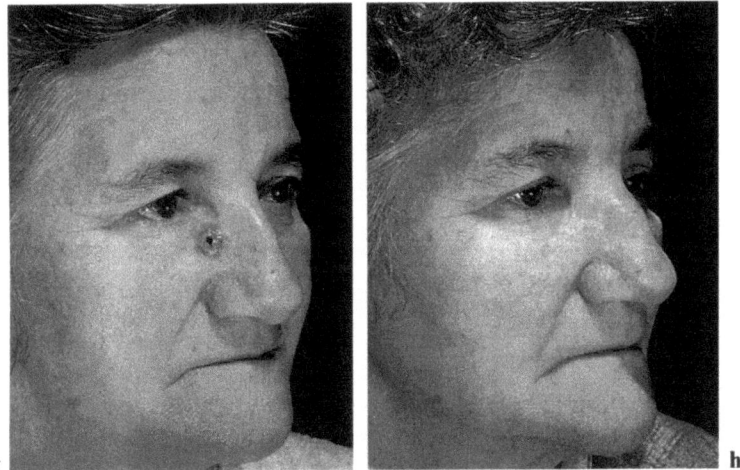

g   h

Bildtafel 2g–h. (**g**) Präoperativer Befund; (**h**) Zustand 20 Monate p. op

Die Wahl unserer jeweiligen operativen Technik orientierte sich nach den oben vorgegebenen Therapiestrategien. In erster Linie kamen zur Defektdeckung Dehnungsplastiken (34,7%) und lokale Lappenplastiken (34,2%) zur Anwendung (Bildtafel 1a–f). Nur in 4,5% erfolgte diese mittels freier Hauttransplantate. Zur Versorgung ausgedehnter und/oder lokalisatorisch problematischer Defekte, vor allem im Gesicht, waren bei 5% unserer Kranken individuell differenziert geplante Kombinationsplastiken (Bildtafel 2a–h) oder regionale Lappenplastiken (Bildtafel 3 u. 4) erforderlich (Abb. 4).

Mit Hilfe der histografisch kontrollierten Chirurgie und der damit verbundenen definitiven Defektdeckung erst nach histologischer Bestätigung

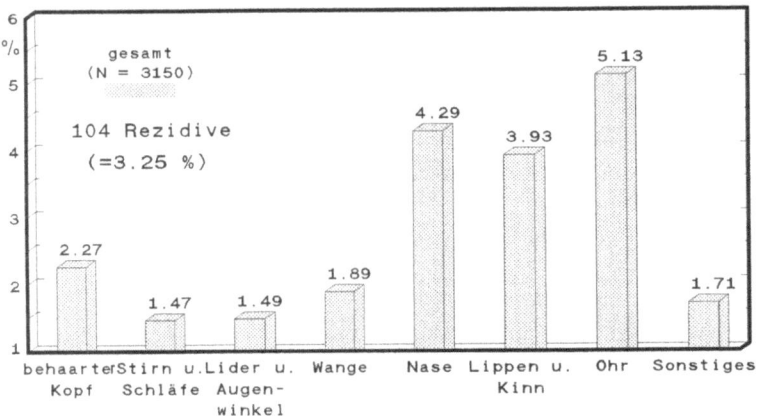

Abb. 5. Basaliompatienten 1979–1990 Rezidivquoten

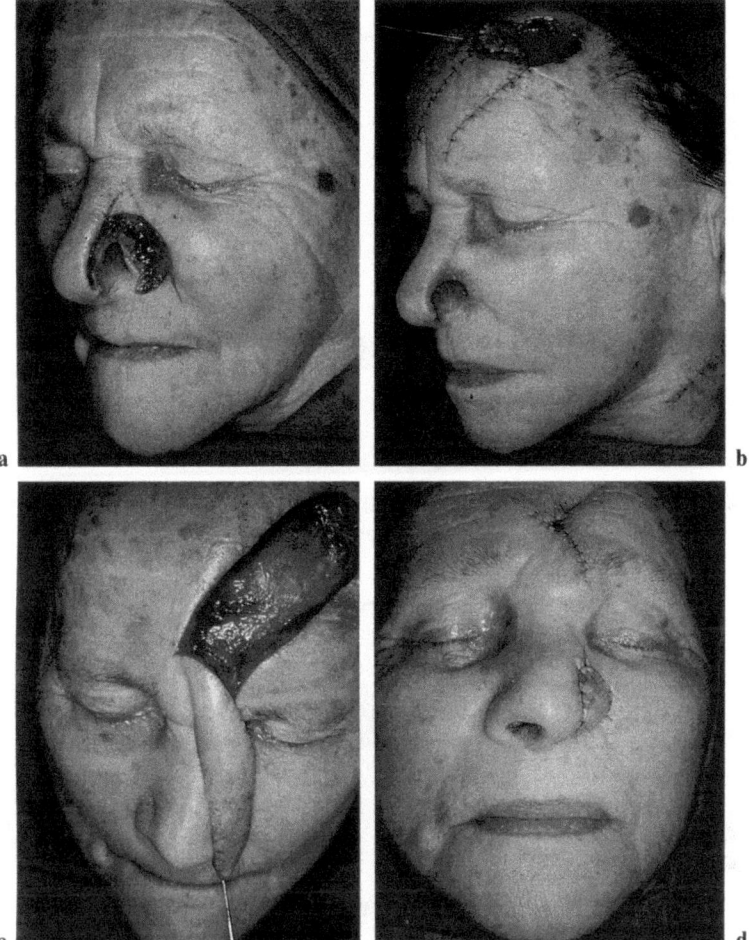

Bildtafel 3a–h. Basaliomrezidiv bei einer 75jährigen Frau mit partiellem Verlust eines Nasenflügels. (**a**) Zustand nach in-toto-Exzision des Tumorrezidivs; (**b**) Zustand nach Präparation des Stirnlappens und Unterfütterung des distalen Lappenanteils mit Hilfe eines freien Hauttransplantats vom Hals zur Innenauskleidung der Nase; (**c**) Nach Einheilen des freien Hauttransplantats Verlagerung des in der ersten Operationssitzung vorbereiteten Stirnlappens in den Nasenflügeldefekt; (**d**) Zustand bei Operationsende

der in-toto-Exzision des Basalioms konnte von uns eine insgesamt äußerst niedrige Rezidivrate von 3,25% (3,0% männlich, 3,5% weiblich) erreicht werden (Abb. 5). Die zahlenmäßige Häufung von Tumor-Rezidiven in der Nasen-Lippen-Region und im Bereich des Ohres dürfte durch die dort vermehrt lokalisierten Basaliome vom multizentrischen Wachstumstyp, mit einer dadurch erschwerten radikalen chirurgischen Versorgung, bedingt sein. Die Mehrzahl der Basaliomrezidive tritt innerhalb der ersten 3–5 Jahre nach

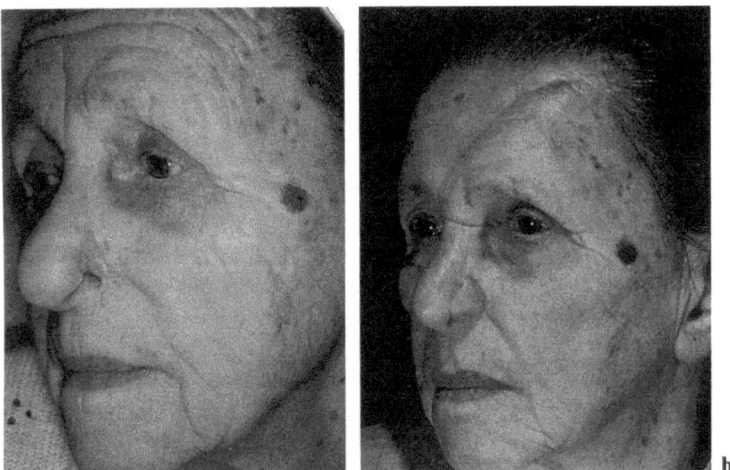

Bildtafel 4a–b. Prä- und postoperativer Befund der auf Bildtafel 4 in einer Mehrschritt-Operation mit einem lateralen Stirnlappen versorgten Basaliom-Patientin

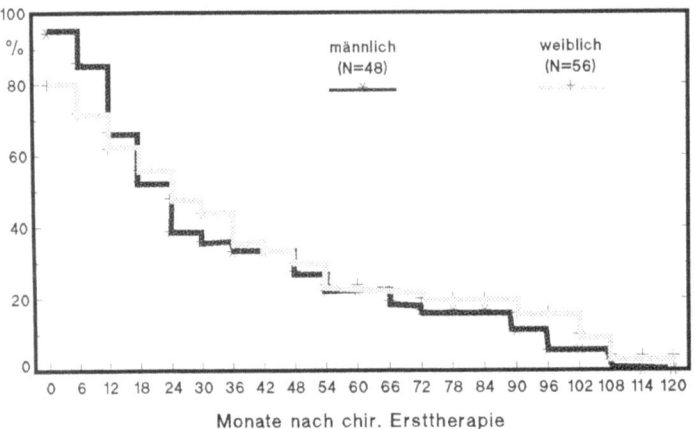

Abb. 6. Basaliompatienten 1979–1990
Auftreten des Rezidives nach chirurgischer Ersttherapie

chirurgischer Ersttherapie auf (Abb. 6). Dies unterstreicht auch, wie sinnvoll eine vierteljährliche Nachsorge während dieses Zeitraumes ist.

Diskussion

Das Basaliom ist der häufigste maligne Tumor des Hautorgans [10]. Deshalb ist das Wissen um seine morphologische Vielfalt, sein nicht selten nur schwer beurteilbares biologisches Verhalten und seine große Rezidivneigung bei minimaler Metastasierungstendenz von eminenter Bedeutung für eine differenzierte onkologische Therapie. Hinzu kommt, daß es sich bei der Basaliom-Erkrankung um eine typische Altersdermatose handelt [8], die bei ca. 85–90% der Kranken im Kopf-Hals-Bereich lokalisiert ist [11]. Diese Aussagen beinhalten aber auch die Notwendigkeit, die kurative Behandlungsstrategie für den Patienten möglichst wenig belastend und entsprechend der ästhetischen Medizin – kosmetisch erfolgreich – auszurichten.

Basaliome wachsen in der Regel langsam und kontinuierlich [21]. Rasches Wachstum deutet auf eine stärkere Infiltrationstendenz und ist ein prognostisch ungünstiges Symptom [15]. Bestandsdauer und Tumorgröße korrelieren in der Regel. Große und seit langem bestehende Basaliome geben häufiger therapeutische Probleme auf als kleine Tumoren, da erstere meist eine größere subklinische Ausdehnung aufweisen [17]. Diese Probleme können aber auch bei kleineren Basaliomen in bestimmten Lokalisationen auftreten, wie z. B. in der Nasolabialfalte, dem Lidinnenwinkel und der Retroaurikularregion. Hier findet man bereits frühzeitig ein destruierendes und in die Tiefe gerichtetes Tumorwachstum [8, 13, 15].

Daraus ist abzuleiten, daß es bei bestimmten Basaliomtypen und Lokalisationen zwingend notwendig ist, der operativen Therapie bei der Erstbehandlung den Vorzug vor anderen kurativen Behandlungsverfahren zu geben. Denn nur auf diesem Wege ist eine dreidimensionale feingewebliche Aufarbeitung der Basaliome möglich, womit auch jenes spezifische Wachstumsverhalten Berücksichtigung findet, bei dem nur ein Teil des Tumors klinisch an der Hautoberfläche sichtbar ist („Eisberg-Phänomen") [10]. Dieses Phänomen kann einerseits durch eine sekundäre Verschmelzung unabhängiger Einzelherde im Sinne der multizentrischen Tumorentstehung, andererseits durch kontinuierliches Vorwachsen im Korium mit Vergrößerung der Tumorzellkomplexe seine Erklärung finden [13, 18].

Als Problem-Basaliome sind solche Tumoren zu bezeichnen, die infolge einer langen Bestandsdauer nicht nur eine große Flächenausdehnung erreichen, sondern auch tiefer gelegene Strukturen, wie Knochen und Knorpel involviert haben. Ferner sind dazu Basaliome zu zählen, die multilokulär entstanden sind und Rezidiv-Tumoren. Mehrfach-Rezidive und Rezidive, die von in der Tiefe belassenen oder in die Tiefe verlagerten Tumorresten ausgehen, gestalten sich ebenso als äußerst problematisch. Für solche Tumoren ist die mikroskopisch kontrollierte Chirurgie eindeutig die Methode der Wahl [16].

Wiederholte und insuffizient durchgeführte operative, kryochirurgische, chemochirurgische und radiologische Behandlungsmaßnahmen können einen Wandel der Tumor-Dignität bewirken [9]. So würde dann ein primär harmloses Basaliom in einen destruierend wachsenden Problem-Tumor mit Metastasierungspotenz transformiert, was dann die Therapie um ein erhebliches Maß erschwert.

Verantwortlich für ein Tumor-Rezidiv sind nicht-eliminierte Tumorreste. Dies bedeutet, daß die sichere Entfernung eines Basaliom erst nach Beseitigung auch der letzten Basaliomzelle sichergestellt ist. Das Erreichen dieses Zieles dürfte bei einem Tumortyp mit kontinuierlich fortschreitendem Wachstumsverhalten erfahrungsgemäß leichter sein als bei jenen Basaliomen, deren

Wachstumsmuster diffuser und infiltrierender ist. Diese biologische Aggressivität zu erkennen, ist die wichtigste und schwierigste Aufgabe des Therapeuten, da von ihr die Behandlungsstrategie und der Erfolg im wesentlichen abhängen.

Um möglichst frühzeitig Basaliomrezidive oder neu entstandene Basaliome zu erkennen, sollte jeder Tumorträger für die Dauer von 5 Jahren einer sorgfältigen Nachsorge unterzogen werden. Bei Problem-Basaliomen treten wir für eine Nachbeobachtungszeit von 10 Jahren ein.

Literatur

1. Albom M (1977) The management of recurrent basal-cell carcinomas. Please, no grafts of flaps at once. J Dermatol Surg Oncol 3:382–384
2. Breuninger H, Schippert W, Black B, Rassner G (1989) Untersuchungen zum Sicherheitsabstand und zur Exzisionstiefe in der operativen Behandlung von Basaliomen. Hautarzt 40:693–700
3. Burg G, Hirsch R, Konz B, Braun-Falco O (1975) Histographic Surgery: Accuracy of Visual Assessment of the Margins of Basal-Cell Epithelioma. J Derm Surg 1(3):21–24
4. Burg G (1990) Grundlagen, Planung, Durchführung und Ergebnisse der mikrografischen Chirurgie. Z Hautkr 66 (Suppl 3):120–122
5. Ehlers G (1966) Zur Klinik der Basalzellepitheliome unter Berücksichtigung statistischer Untersuchungen. Haut u Geschl-Kr 41:226–238
6. Gorlin RJ (1987) Nevoid basal-cell carcinoma syndrome. Medicine 66:98–113
7. Holubar K (1981) Basaliome. In: Korting GW (Hrsg) Dermatologie in Praxis und Klinik. Band IV. Georg Thieme Verlag, Stuttgart New York, S 41.21–41.40
8. Kopf AW (1979) Computer analysis of 3531 basal-cell carcinomas of the skin. J Dermatol 6:267–281
9. Mikhail GR, Nims LP, Kelly AP Jr et al. (1977) Metastatic basal cell carcinoma. Review, pathogenesis, and report of two cases. Arch Dermatol 113:1261–1269
10. Miller SJ (1991) Biology of basal cell carcinoma (Part I). J Am Acad Dermatol 24:1–13
11. Mora RG, Robins P (1978) Basal-cell carcinomas in the center of the face. J Dermatol Surg Oncol 4:315–321
12. Müller RPA (1984) Operative Therapie. In: Petres J, Kunze J, Müller RPA (Hrsg) Onkologie der Haut. Grosse Verlag, Berlin, S 23–33
13. Panje WR, Ceilley RI (1979) The influence of embryology of the mid-face on the spread of epithelial malignancies. Laryngoscope 89:1914–1920
14. Petres J, Hundeiker M (1978) Dermatosurgery. Springer-Verlag, New York Heidelberg Berlin
15. Roenigk RK, Ratz JL, Bailin PL et al. (1986) Trends in the presentation and treatment of basal cell carcinoma. J Dermatol Surg Oncol 12:860–865
16. Row DE, Carroll RJ, Day CL Jr (1989) Mohs surgery is the treatment of choice for recurrent (previously treated) basal cell carcinoma. J Dermatol Surg Oncol 15:424–431
17. Salasche SA, Amonette RA (1981) Morpheaform basal-cell epitheliomas. A study of subclinical extensions in a series of 51 cases. J Dermatol Surg Oncol 7:387–394
18. Salasche SJ (1983) Curretage and electrodesiccation in the treatment of midfacial basal cell epithelioma. J Am Acad Dermatol 8:496–503
19. Shannon RL, Strayer DS (1989) Arsenic induced skin toxicity. Hum Toxicol 8:99–104
20. Weckbecker J (1991) Schnittführung bei Exzisionen im Gesichtsbereich. Z Hautkr 66:539–543
21. Weinstein GD, Frost P (1970) Cell proliferation in human basal cell carcinoma. Cancer Res 30:724–728

Regionale Lappen und freie Transplantate zur Defekt-Rekonstruktion der Nase nach Basaliomresektion

O. Staindl

Einleitung

Überlegungen zur Nomenklatur

Das Basaliom wird im deutschsprachigen Raum häufig zu den sogenannten „semi-malignen" Tumoren gezählt. Dies resultiert daraus, daß das Basaliom zwar infiltratives und destruktives Wachstum – also zwei wesentliche Merkmale der Malignität – aufweist, darüber hinaus aber durch fehlende Metastasierung charakterisiert ist. Basaliome können jedoch in sehr unterschiedlichen Wachstumsformen auftreten, wobei das jeweilige feinstrukturelle Erscheinungsbild in direktem Zusammenhang mit dem Malignitätsgrad steht. Langsam wachsende knotig-solide oder solid-cystische Basaliome weisen eine geringere Malignität als etwa multilokuläre, sklerodermiforme oder nekrotisierende Tumoren – wie das Ulcus rodens bzw. das Ulcus terebrans – auf. Letztere stellen häufig eine destruierende dramatische und nicht selten auch zum Tode führende Tumorerkrankung dar. Für derartige Geschwülste erscheint die in der englischsprachigen Literatur gebräuchliche Nomenklatur des „basal cell cancer" gerechtfertigt.

Diese Überlegungen zur Nomenklatur stellen unserer Auffassung nach kein rein theoretisch-akademisches Problem dar, sondern es ergibt sich aus der Diagnose eines „Basalzellkrebses" eine dreifache therapeutische Konsequenz:

1. Die Auswahl des Behandlungsverfahrens

Da das Basaliom eine Lokalerkrankung darstellt, ist eine nahezu 100%ige Heilungsquote dann zu erwarten, wenn es gelingt, die Geschwulst bis zur letzten Tumorzelle sicher zu entfernen. Dies bedeutet, daß der radikalen chirurgischen Therapie der Vorzug vor allen anderen Behandlungsverfahren einzuräumen ist. Alternative Behandlungsmethoden wie Radiotherapie, Kryotherapie, Chemotherapie etc. sollten nur dann in Erwägung gezogen werden, wenn der Allgemeinzustand oder begleitende Erkrankungen der häufig geriatrischen Patienten eine radikale chirurgische Intervention ausschließt [12].

2. Die Sicherung der Radikalität

Die Rezidivquote nach chirurgischer Behandlung von Basaliomen wird international zwischen etwa 2 bis 10% angegeben. Definitionsgemäß handelt es sich bei einem Rezidiv um das „Wiederauftreten eines Tumors mit gleicher Histologie am gleichen Ort oder am gleichen Organ nach vorausgegangener radikaler Behandlung." Unserer Auffassung nach liegt jedoch dem „Basaliomrezidiv" in den allermeisten Fällen nicht das Wiederauftreten einer zuvor radikal entfernten Geschwulst zugrunde, sondern es handelt sich um das Weiterwuchern eben nicht komplett entfernter Tumoranteile. Daraus ergibt sich, daß die Radikalität der Geschwulstresektion histologisch abgesichert werden muß. Dazu eignet sich die intraoperative Schnellschnittdiagnose nur sehr bedingt, wenngleich ihre Treffsicherheit bei erfahrenen Histologen relativ hoch sein kann. Eine wesentlich größere Sicherheit ist durch die dreidimensionale histografisch kontrollierte Aufarbeitung der entfernten Tumoren gegeben.

Bei Basaliomen, die einen besonders aggressiven Wachstumstyp aufweisen, ebenso wie bei Rezidivtumoren ist es daher sinnvoll, von einer definitiven Defektdeckung zunächst Abstand zu nehmen und diese lediglich mit synthetischem Hautmaterial durchzuführen. Erst nach histologischer Bestätigung der Radikalität der Resektion kann die Rekonstruktion im Sinne eines „delayed grafting" erfolgen.

3. Die Nachbehandlung der betroffenen Patienten

Da Basaliome häufig auf (solar?) vorgeschädigter Haut auftreten, ist zu erwarten, daß sich bei einem Patienten, der einmal an einem Basaliom erkrankt ist, gelegentlich auch weitere Tumoren entwickeln. Dies gilt nicht nur für das Basalzellnaevus-Syndrom und die Arsenbasaliomatose, sondern für rund 25% aller an einem Basaliom erkrankten Patienten. Dies bedeutet, daß ein von einem Basaliom betroffener Patient praktisch lebenslänglich einer sorgfältigen Nachsorge unterzogen werden sollte. Zumindest erscheint in der Praxis eine regelmäßige Kontrolle über 5 Jahre erforderlich.

Zur Defektdeckung nach Basaliomresektion an der Nase

An eine moderne Tumorchirurgie im Gesichtsbereich ist nach dem heute hochentwickelten Stand plastisch-rekonstruktiver Operationsverfahren die Anforderung zu stellen, daß die optimale Rekonstruktion eines Defektes unter Berücksichtigung aller funktioneller sowie ästhetischer Gesichtspunkte zu erfolgen hat. Dies setzt die Kenntnis unterschiedlichster rekonstruktiver Techniken, aber auch die Berücksichtigung der unmittelbar an die Nase grenzenden ästhetischen Einheiten des Gesichtes (Stirne, Wange, Lidregion) in der Operationsplanung voraus.

Regionale Lappen und freie Transplantate

Grundsätzlich stehen uns zum Verschluß eines Defektes vier verschiedene Methoden zur Verfügung:

I der primäre Wundverschluß
II regionale Lappenplastiken
III freie Transplantate
IV kombinierte Verfahren

Der primäre Wundverschluß

Ein primärer Wundverschluß wird lediglich bei sehr kleinen Tumoren in günstiger Lokalisation und genügend verschieblicher Haut möglich sein. Problematisch kann das Verfahren dann werden, wenn Defekte der Nase nahe an den medialen Kanthus reichen oder im Nasenspitzen-Nasenflügelbereich liegen. Die Schnittführung sollte bei kleinen Tumoren entweder im Bereiche einer gegebenen Hautfalte erfolgen oder aber dem RSTL (relaxed skin tension lines) entsprechen [7].

Regionale Lappenplastiken

Die zentrale Stelle, die die Nase im Gesichtsbereich einnimmt, hat zur Entwicklung zahlreicher regionaler Lappenplastiken geführt, da in unmittelbarer Nachbarschaft zum Operationsgebiet ein umfangreiches Reservoir rotierbarer bzw. transponierbarer Haut zur Verfügung steht [5, 6, 9]. Als Entnahmestellen für regionale Lappenplastiken kommen drei Möglichkeiten in Frage:

1. Lappen aus der Nasenhaut
2. Lappen aus der Stirnregion
3. Lappen aus der Wangenregion

Lappen aus der Nasenhaut

a) Einfache Rotationslappen
   Bei Tumoren, bei denen ein primärer Wundverschluß nicht möglich ist, kann ein solcher mit einfachen Transpositions- bzw. Rotationslappen erreicht werden. Die Verlagerung des Gewebes erfolgt dabei um einen Drehpunkt und erfordert neben einer ausreichenden Schnittführung auch die entsprechende Unterminierung des Gewebes. In der Planung ist zu berücksichtigen, daß die Lappenlänge der Entfernung zwischen Lappenstiel und äußerem Defektrand sorgfältig angepaßt werden muß. Gute Ergebnisse können mit dieser Methode vor allem bei Defekten erzielt werden, deren Ausdehnung sich mehr gegen die Nasenwurzel oder die Glabellaregion sowie den Nasenrücken selbst erstreckt [1].
b) Sind etwas größere Defekte zu versorgen, kann die einfache Rotationslappenplastik in eine Doppellappenplastik (bilobed flap) ausgedehnt werden, wie dies von Weerda [19, 21] mehrfach empfohlen wurde.

c) Gut bewährt hat sich auch die Verwendung des klassischen „Limberg-Lappens" (rhomboid flap) [11, 16]. Bei dieser Technik, die eine geometrische Planung voraussetzt, gelingt es, die späteren Narben entsprechend den RSTL anzulegen. Eine doch relativ lange Narbenlinie kann somit derart unterteilt bzw. in Form einer Zickzacklinie „aufgelöst" werden, so daß kosmetisch günstige Resultate zu erwarten sind.

Lappen aus der Stirnregion

Die Stirnregion stellt eine nahezu ideale Spenderzone für die Defektdeckung an der Nase dar. Lappen aus dieser Region gewähren hinsichtlich Aussehen und Beschaffenheit eine weitgehende Übereinstimmung mit der Nasenhaut. Sie stehen in den allermeisten Fällen in ausreichender Dicke zur Verfügung, da sie bis an das Periost des Stirnbeines entnommen werden können. Zudem muß als besonders vorteilhaft angeführt werden, daß in der Stirnmitte zwischen den beiden musculi frontales ein muskelfreies Hautareal liegt. Dieser Umstand ermöglicht bis zu einer Breite von 4 bis 5 cm einen primären Wundverschluß nach Lappenentnahme, der im allgemeinen nach einfacher Wundrandmobilisation gelingt. Damit läßt sich zumeist auch eine unauffällige Narbenbildung unter Erhaltung der Stirnmimik erzielen.

Bei Verwendung der in den letzten Jahren zunehmend an Bedeutung gewinnenden Hautexpander kann auch noch bei wesentlich größeren Defekten weitgehend problemlos ein primärer Wundverschluß durchgeführt werden.

Von den vielen Möglichkeiten regionaler Stirnlappenplastiken haben sich in der Praxis die folgenden Varianten bewährt:

a) Der VY-Lappen.
   Es handelt sich um einen relativ kleinen Lappen, der vorwiegend aus den Gewebeteilen der Glabella und den unteren Stirnregionen entnommen wird und vor allem zur Deckung von Defekten, die bis nahe an den medialen Kanthus reichen, dient.
b) Der kleine mediane Stirnlappen mit einem Schwenkradius bis 90°.
   Auch dieser eignet sich zur Deckung von Defekten, die bis unmittelbar an den medialen Kanthus reichen. Dieser Lappen ist an der gegenüberliegenden Nasenseite bzw. an der Oberlidregion gestielt. Er ergibt jedoch durch die quer über den Nasenrücken verlaufenden Narben nicht immer ausreichend gute Resultate in kosmetischer Hinsicht.
c) Insellappen.
   Bei diesem Verfahren wird eine Hautinsel aus dem Bereiche des Versorgungsgebietes der Arteria frontalis umschnitten. Dieses Gefäß endet ca. 2 cm oberhalb der Augenbraue und muß bei der Präparation des Lappens sorgfältig geschont werden. Der Lappenstiel besteht aus Subkutangewebe, welches die ernährende Arterie enthält. Zwischen dem unteren Lappenende und dem Primärdefekt erfolgt eine Unterminierung der Haut in Tunnelform. Durch den Tunnelgang wird der Insellappen mit dem Stiel in den

Nasendefekt verlagert. An der Entnahmestelle erfolgt primärer Wundverschluß.
d) U-Lappen.
Zur Deckung von Defekten im mittleren Nasendrittel eignet sich der U-Lappen, der aus der gut verschieblichen Glabellahaut entnommen und nach kaudal verschoben wird. Dieser Lappen erfordert die Exzision je eines relativ großen lateralen Burrow'schen Dreieckes, deren Verschluß zumeist kosmetisch sehr günstig in die quer verlaufenden Stirnfalten gelegt werden kann.
e) Der mediane Stirnlappen.
Bei den bisher besprochenen Techniken handelt es sich jeweils um einzeitige Rekonstruktionsverfahren. Bei der Verwendung des medianen Stirnlappens ist eine zweite Operationssitzung notwendigerweise einzuplanen, da eine sekundäre Lappenstieldurchtrennung nach einem Zeitraum von etwa 2 bis 3 Wochen erforderlich ist. Der Lappen kann bis ca. 160° gedreht werden und eignet sich zur Deckung von großen Defekten im Bereich der seitlichen Nasenwände und des Nasenrückens. Beim Verschluß der Entnahmestelle an der Stirne ist die Untertrennung der Schnittränder durch kleine Z-Plastiken zu empfehlen, da dies ein kosmetisch günstigeres Resultat an der Stirne ergibt [10].
f) Der Converse Lappen.
Subtotale oder totale Defekte der Nase lassen sich mit dem 1959 von Converse [2] konzipierten Verfahren aus der seitlichen Stirnhaut rekonstruieren. Dieser Lappen stellt ebenfalls ein zweizeitiges Operationsverfahren dar, wobei ein sehr gut durchbluteter stabiler und weitgehend risikofreier Lappen zur Verfügung steht. Der Nachteil dieses Lappens besteht darin, daß jenes Areal der Stirnhaut, welches zur Rekonstruktion der Nase verwendet wurde, mit einem freien Vollhauttransplant abgedeckt werden muß. Der eigentliche Lappenstiel wird nach Autonomisierung zurückverlagert, wobei der Großteil der Narben in die behaarte Kopfhaut fällt.

Lappen aus der Wangenregion

Die Wange stellt ein umfangreiches Spenderareal für Defektdeckungen vom Nasen-Augenwinkel über die seitliche Nasenpartie bis zum Nasenflügelbereich dar. Unter den vielfältigen Varianten für Wangenlappen sollen im folgenden lediglich einige typische angeführt werden:

a) Der Nelaton-Lappen.
Er eignet sich für größere zwei- und dreischichtige Defekte im Bereich des Nasenflügels. Dieser Lappen, der kranial gestielt ist, wird aus der Nasolabialfalte in den Defekt eingeschwenkt und kann bei dreischichtigen Defekten auch nach innen gefaltet werden [20]. Der Entnahmedefekt liegt in der Nasolabialfalte und ist zumeist leicht zu verschließen. Weniger geeignet ist dieser Lappen allerdings bei Bartträgern.

Abb. 1–4. Prinzip der Defektversorgung an der seitlichen Nasenwand mit einem subkutan gestielten Gleitlappen

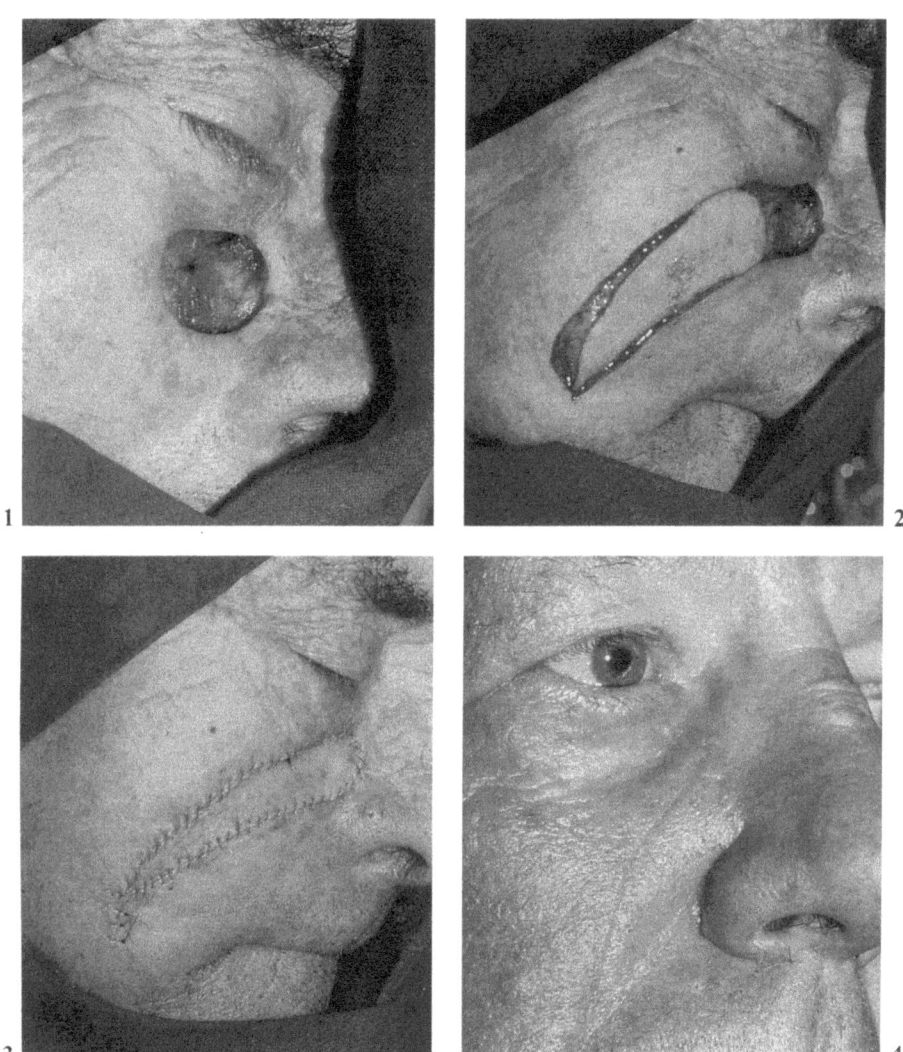

Abb. 1. Defekt nach Resektion eines Basalioms am seitlichen Nasenabhang

Abb. 2. Umschneidung und Mobilisierung eines subkutan gestielten Gleitlappens (Technik nach Herbert)

Abb. 3. Der Gleitlappen ist in den Defekt eingenäht

Abb. 4. Zustand des Patienten aus Abbildung 1, 2 und 3: 2 Jahre postoperativ

b) Der Wangen-U-Lappen nach Szymanowski.
Es handelt sich um einen Verschiebelappen in gerader Richtung, der die Deckung von Defekten vorwiegend am seitlichen Nasenabhang ermöglicht. Dieser Lappen erfordert allerdings die Resektion von 2 Burrow'schen Dreiecken [18].

c) Die Wangenrotation nach Esser.
Bei großen Defekten am seitlichen Nasenabhang, aber auch solchen, die bis zur Unterlid- und Nasen-Augenwinkelregion reichen, kann dieser Lappen mit gutem kosmetischen Ergebnis verwendet werden [4]. Sind gleichzeitig Defekte im Unterlid zu rekonstruieren, erweist es sich als notwendig die tarsokonjunktivale Fläche durch ein freies Knorpel-Schleimhauttransplantat aus dem Nasenseptum zu ersetzen. Dieses dient zur Stabilisierung des rekonstruierten Unterlides und vermindert die Gefahr einer späteren Ektropiumbildung.
Doppellappenplastiken aus der Wangenregion entsprechen dem Prinzip der Esser'schen Wangenrotation. Sie dienen der Verlagerung noch umfangreicherer Gewebeanteile, gewähren allerdings nur bei Patienten mit faltenreicher Altershaut aufgrund der sehr ausgedehnten Narbenbildung gute kosmetische Resultate [19].

d) Subkutan gestielte Gleitlappen.
Subkutan gestielte Lappen zählen aufgrund ihrer Blutversorgung zu den sog. „randomisierten" Lappentypen. Dies bedeutet, daß sie durch ein Gefäßnetz versorgt werden und nicht wie die axialen Lappenarten durch anatomisch definierte Gefäße. Gleitlappen werden rundum im Haut- und Subkutananteil umschnitten, sorgfältig mobilisiert und in den zumeist kranial liegenden Defekt verlagert. Der Lappen „gleitet" am Gefäß- und Subkutanstiel in den Defekt und gewährleistet ein konturgerechtes Einheilen bei kaum sichtbarer Entnahmestelle [8] (Abb. 1–4).

Freie Transplantate

Aufgrund der Vielzahl der Möglichkeiten, Defekte an der Nase mit regionalen Lappenplastiken zu decken, die auch zumeist ein günstiges kosmetisches Resultat im Hinblick auf Farbe und Kontur aufweisen, stellen freie Transplantate nur eine Methode der zweiten Wahl dar. Freie Transplantate haben insgesamt den Nachteil einer unterschiedlich stark ausgeprägten Schrumpfungstendenz und gewährleisten auch keinen zufriedenstellenden Niveauausgleich im Defektbereich. Sie sollten daher lediglich in Ausnahmefällen verwendet werden, wobei hier insbesondere das Mehrfachrezidivbasaliom angeführt werden soll. Bei derartigen Tumoren decken wir die Defekte mit relativ dünnen Vollhauttransplantaten, die der Retroauriculärregion entnommen werden, da unter einem solchen Transplantat ein eventuelles neuerliches Rezidiv besser beobachtet und kontrolliert werden kann [14].

Abb. 5–7. Versorgung eines Defektes mit zweischichtigem Composite graft

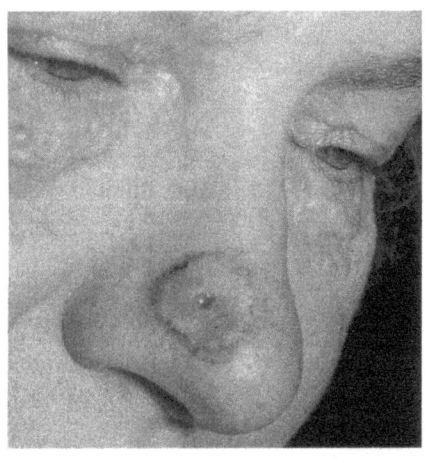

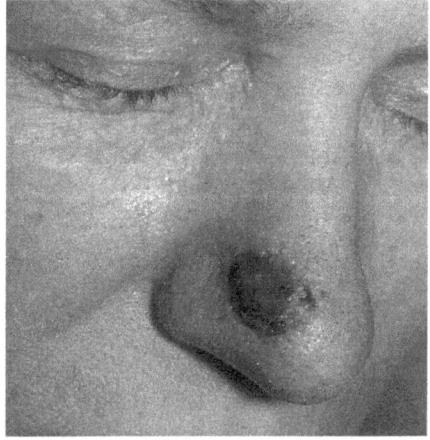

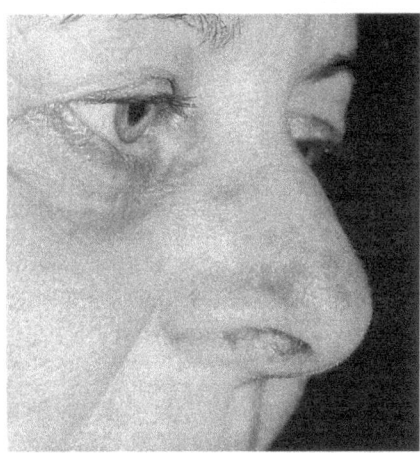

Abb. 5. Flächiges, zentral exulceriertes Basaliom im Nasenflügelbereich

Abb. 6. Zustand nach Tumorresektion und Defektdeckung mit zweischichtigem Composite graft (Hautknorpeltransplantat aus der rechten Ohrmuschel)

Abb. 7. Zustand der Patientin aus Abbildung 5 und 6: 8 Monate postoperativ

Composite grafts

Composite grafts stellen zusammengesetzte Transplantate dar, die aus Knorpel und Haut (bzw. Schleimhaut) bestehen. Grundsätzlich unterscheidet man zwischen zweischichtigen (mit einer Haut-Knorpelkomponente) und dreischichtigen (mit einer Haut-Knorpel-Hautkomponente) Composite grafts. Als Spenderregion dient die Ohrmuschel bzw. bei Knorpel-Schleimhauttransplantaten das Nasenseptum. Derartige Transplantate eignen sich nur zur Rekonstruktion relativ kleiner Defekte und werden vorwiegend im Nasenflügel- oder Nasenspitzenbereich angewandt. Aufgrund ihrer Dicke und zumeist guten Farbanpassung und letztlich ihrer Stabilität, bedingt durch die Knorpelkomponente, können sowohl zwei- als auch dreischichtige Defekte mit gutem kosmetischen Ergebnis rekonstruiert werden. Aufgrund der minimalen Narbenbildung sind derartige Transplantate häufig auch allen anderen Verfahren überlegen (Abb. 5-7).

Kombinierte Verfahren

Sehr ausgedehnte Defekte sind nicht immer mit nur einer der bisher besprochenen Techniken zu verschließen. Dies kann die simultane Verwendung verschiedener Lappentypen oder aber die Kombination von Lappenplastiken und freien Transplantaten erforderlich machen. Überschreitet ein Defekt die ästhetische Einheit der Nase, so erweist es sich als günstiger, diesen mit einer Lappenkombination zu verschließen, wobei dann jeweils eine ästhetische Einheit rekonstruiert wird. Dies gilt vor allem im Bereich des Nasen-Augenwinkels, wobei häufig eine Kombination aus Stirnlappen und Wangenrotationslappen zur Anwendung kommt. Gute Ergebnisse lassen sich auch mit einer Kombination von Nasenflügelrotationslappen mit subkutan gestieltem Gleitlappen bei Defekten im Naseneingangsbereich erzielen [15, 17].

Es wurde bereits oben erwähnt, daß Lappenplastiken auch mit freien Transplantaten kombiniert werden können. Dies gilt einerseits für die Innenauskleidung von Lappen bei perforierenden Nasendefekten, wobei dies mit freien Spalthauttransplantaten (praktisch der einzigen Indikation für die Verwendung von Spalthaut im Bereich der Nase) oder Mundschleimhauttransplantaten erfolgen kann. Letztere erweisen sich als günstiger, da sie weniger zur Austrocknung der Nase und zur nachfolgenden Krustenbildung neigen.

Bei Subtotal- oder Totaldefekten der Nase erweist es sich als notwendig, auch die Stützstruktur der Nase zu rekonstruieren. Dies erfolgt mit freien Knorpel- oder Knochentransplantaten [13] (Abb. 8-11). Knorpeltransplantate werden entweder aus der Rippe oder - falls nur kleine Transplantate benötigt werden - aus der Ohrmuschel entnommen. Als Spenderzone für Knochentransplantate dient der Hüftkamm. Diese Transplantate dienen zur Rekonstruktion der Stützstruktur der Columella, Teilen des Septums, des Nasenrückens und der Nasenflügelregion. Sie werden zumeist mit großen Lappenverlagerungen (Converse Lappen oder medianer Stirnlappen) verwendet. Aber auch bei kleineren Lappen (etwa dem Nelaton-Lappen bei der Rekonstruktion der Nasenflügelregion) kann es sich als günstig erweisen, diese durch freie Ohrknorpeltransplantate zu stabilisieren und damit die primäre anatomische Situation wieder zu imitieren [3].

Die angeführten Operationstechniken stellen lediglich eine Auswahl aus dem vielfältigen Spektrum rekonstruktiver Maßnahmen dar, die zur Rehabilitation sowohl in funktioneller als auch in ästhetischer Hinsicht der modernen plastischen Gesichtschirurgie zur Verfügung stehen. Bei entsprechender Opera-

Abb. 8–11. Versorgung eines perforierenden Subtotaldefektes der linken Nasenseite mit kombinierten Lappenplastiken und freien Transplantaten

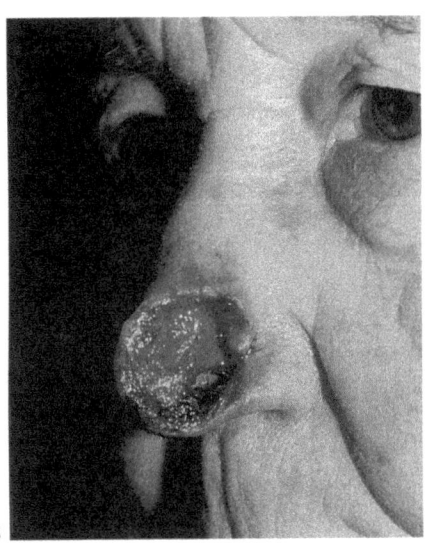
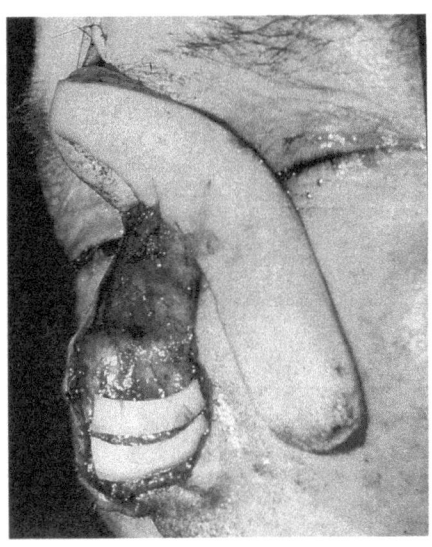

Abb. 8. Exulceriertes, in das Naseninnere perforierendes Basaliom der linken Nasenseite

Abb. 9. Zur Stabilisierung der Nasenflügelregion dienen zwei freie Knorpeltransplantate aus der linken Ohrmuschel. Zur Deckung des äußeren Nasendefektes ist ein medianer Stirnlappen umschnitten und mobilisiert

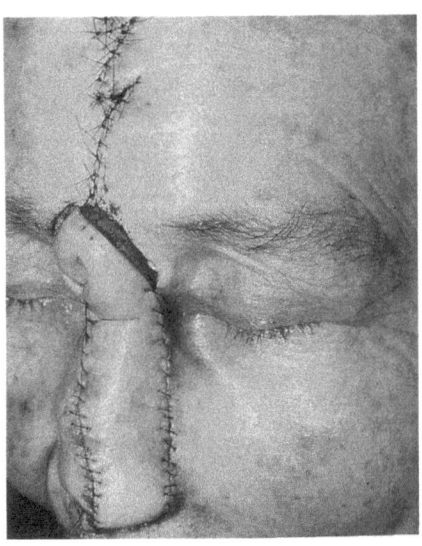
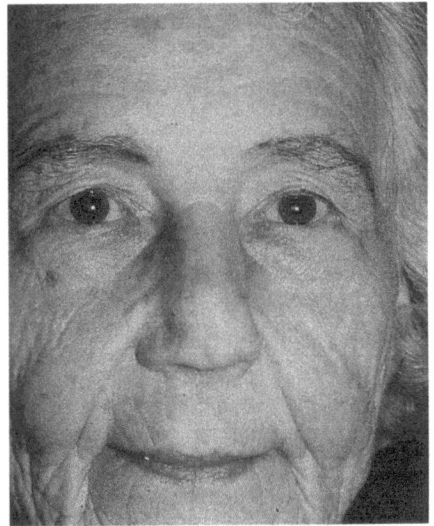

Abb. 10. Der Stirnlappen ist in den Nasendefekt eingenäht. Zur Verbesserung der Narbe an der Stirnmitte werden multiple Z-Plastiken angelegt

Abb. 11. Zustand der Patientin aus Abbildung 8 bis 10: 2 Jahre postoperativ

tionsplanung ist mit diesen Techniken nahezu jeder Defekt an der Nase zu rekonstruieren, wobei allerdings abschließend nicht unerwähnt bleiben soll, daß wir bedauerlicherweise auch heute noch immer wieder mit ausgedehnten Tumoren konfrontiert werden, die das Ausmaß der Operabilität überschritten haben und bei denen durch infiltratives und destruktives Wachstum der „Basalzellkrebs" letztendlich eine zum Tode führende Erkrankung darstellt.

Literatur

1. Anderson R (1963) Use of local rotation flap. Plast reconstr Surg 31:527
2. Converse JM (1959) Reconstruction of the nose by scalping flap technique. Surg clin N Amer 49:2
3. Denecke HJ, Meyer R (1964) Plastische Operationen an Kopf und Hals. (Bd. 1: Korrigierende und rekonstruktive Nasenplastik). Springer, Berlin Göttingen Heidelberg
4. Esser J (1918) Die Rotation der Wange und allgemeine Bemerkungen bei chirurgischer Gesichtsplastik. Vogel, Leipzig
5. Farrior R (1974) Korrigierende und rekonstruktive plastische Chirurgie der äußeren Nase. In: H. H. Naumann (Hrsg). Kopf- und Hals-Chirurgie, Bd. 2, Teil 1. G. Thieme, Stuttgart
6. Haas E (1976) Plastische Chirurgie im Gesichts-Hals-Bereich. Thieme, Stuttgart
7. Haas E (1977) Grundlagen der plastischen chirurgischen Versorgung von Defekten im Schädel-Gesichtsbereich. Arch Otorhinolaryng 46:1
8. Herbert DC, Harrison RG (1975) Nasolabial sucutaneous pedicle flaps. I. Observations of their blood supply. Brit J Plast Surg 28:85–89
9. Kastenbauer ER (1977) Spezielle Rekonstruktionsverfahren im Gesichtsbereich. Arch Otorhinolaryng 216:123
10. Kazanijan VH (1946) The repair of nasal defects with the median forehead flap. Primary closure of forehead wound. Surg Gynec Obst 83:37
11. Limberg AA (1946) Mathematical principles of local plastic procedures on the surface of the human body. Megis, Leningrad
12. Petres I (1969) Defektdeckung nach operativer Entfernung von karzinomatösen und präblastomatösen Prozessen im Nasenbereich. Aesthet Med 18:3–8
13. Sénechal G, Cachin M, Pech A, Cannoni M, Demard F (1977) La chirurgie réparatrice en cancérologie cervico-faciale. Libraire Arnette (Paris)
14. Staindl O (1979) Spalthautklebung in der Kopf-Hals-Chirurgie. Dtsch Z Mund-Kiefer-Gesichts-Chir 3:38
15. Staindl O, Chmelizek-Feurstein C (1979/80) Große Basaliome des Gesichtes. Chir Praxis 26:570
16. Staindl O, Chmelizek-Feurstein C (1980) Der „Rhomboid flap". Grundlagen der technischen Planung, Variationen und klinische Anwendungsmöglichkeiten. HNO 28:273
17. Staindl O (1983) Defektversorgung im Bereich des Nasenrückens und des Nasen-Augen-Winkels. Laryng Rhinol Otol 62:6–18
18. Szymanowsky J (1870) Handbuch der operativen Chirurgie. Vierweg, Braunschweig
19. Weerda H (1978) Das Prinzip des „bilobed flaps" und seine Verwendung für die Konstruktion von Mehrfachlappen. Arch Otorhinolaryngol 220:133
20. Weerda H (1980) Spezielle Lappentechniken bei Defekten im Wangen- und Lippenbereich. Laryng Rhinol 59:630
21. Weerda H (1984) Kompendium plastisch-rekonstruktiver Eingriffe im Gesichtsbereich. Ethicon

Mikrografische Chirurgie:
Die Therapie, die dem lokalen Infiltrationsverhalten des Basalioms gerecht wird

H. Breuninger

Einleitung

Infolge einer praktisch fehlenden Metastasierung stellt die Rezidivneigung das therapeutische Hauptproblem des Basalioms dar. Um die Suffizienz einer Therapie beurteilen zu können, muß man also die Rate der postoperativ auftretenden Rezidive heranziehen. Hier unterscheiden sich die Angaben in der Literatur sehr stark (von 0,3% bis 50%) [4, 6, 8, 9, 11, 12, 13, 20]. Die besten Ergebnisse (0,3–2,5%) weist die mikrografische Chirurgie auf. Diese ist definiert als schrittweise Exzision von Hauttumoren mit einer lückenlosen histologischen Darstellung der gesamten Exzisataußenseite (3-D-Histologie) bis zum Nachweis tumorfreier Schnittränder. Die histologische Aufarbeitung ist sowohl im Kryostatschnitt- als auch im Paraffinschnittverfahren möglich.

Diese guten Ergebnisse werden nur deshalb erzielt, weil diese Verfahren als einzige dem spezifischen Infiltrationsverhalten der Basaliome gerecht werden. Hinweise auf dieses Infiltrationsverhalten gab es von Burg und anderen Autoren [5, 22]. Jedoch fehlte bisher eine statistische Analyse an großen Tumorzahlen.

Diese genaue statistische Analyse der subklinischen lokalen Infiltration ist Voraussetzung für das richtige Verständnis der Dignität dieser Tumoren und hilft bei der Wahl des richtigen Therapieverfahrens. Weiterhin kann mit Hilfe dieser statistischen Kenntnisse die Operationsplanung hinsichtlich Sicherheitsabstand und Schnittiefe optimiert werden. Im folgenden wird dieses Infiltrationsverhalten an über 2000 Basaliomen ausführlich dargestellt.

In einem weiteren Abschnitt wird noch mit einer Untersuchung die Spontanregression bzw. die Rezidivneigung posttherapeutisch in situ belassener Tumoranteile quantitativ analysiert. Durch die Ergebnisse dieser Untersuchung können in Zusammenhang mit dem dargestellten Infiltrationsverhalten bisher noch vorhandene Widersprüche bzgl. der in der Literatur angegebenen stark unterschiedlichen Rezidivraten des Basalioms erklärt werden.

Tabelle 1

Primärbasaliome:	solid	fibrosierende	superfiziell	Mischtypen
	916 (52,1%)	230 (13,1%)	258 (14,7%)	353 (20,1%)
Rezidivbasaliome:	83 (32,0%)	89 (34,4%)	15 (5,8%)	72 (27,8%)

Material und Methode

Wir haben insgesamt 2016 Basaliome prospektiv unselektioniert analysiert (Tabelle 1).

Dabei bedeutet die Einteilung in eine histologische Gruppe, daß der Tumor auf dem repräsentativen Mittelschnitt *überwiegend* den entsprechenden Typ aufwies. In die Gruppe Mischtypen wurden solche Tumoren eingeordnet, die gleichmäßig 2 oder mehr Typen im Mittelschnitt zeigten.

Bei allen Tumoren haben wir folgende Daten EDV-mäßig gespeichert:

1. Klinischer Tumordurchmesser (∅) [größter ∅ und senkrecht darauf stehender ∅].
2. Sicherheitsabstand um den klinisch feststellbaren Tumorrand
3. Exzisionstiefe.
4. Lückenlose 3-D-Histologie des Exzisataußenrandes.
   a. Dokumentation der dargestellten horizontalen Ausläufer nach der Richtung und den betroffenen Sektorbreiten im Randschnitt [2].
   b. Dokumentation der dargestellten vertikalen Ausläufer (zur Tiefe) nach deren Topographie.
5. Herstellung eines Mittelschnittpräparates.
   a. Feststellung des Tumortyps.
   b. Feststellung der Infiltrationstiefe.
   c. Feststellung der Tumorbreite und Tumordicke in mm.
6. Dokumentation der Sicherheitsabstände und Schnittiefen aller notwendigen Nachoperationen bis zur Tumorfreiheit [1].

Aus der Kombination dieser Daten konnte man nun die subklinisch lokale Infiltration sowohl nach deren Muster als auch deren Ausdehnung statistisch erfassen. Um die laterale Ausdehnung übersichtlich darzustellen, wurde auf ein Intervall-zensiertes, mathematisches Verfahren (Maximum-Likelihood) zurückgegriffen (Prof. Dr. K. Dietz, Leiter des Instituts für Biometrie der Universität Tübingen).

Unabhängig von dieser Analyse wurden weiterhin 66 Tumoren nachuntersucht (31 bis 113 Monate, im Mittel 5 Jahre), bei denen man nach der Erstoperation im Rahmen der 3-D-Histologie Tumorausläufer feststellte, die dann aus verschiedenen Gründen in situ belassen wurden. Bekannt waren von diesen Ausläufern der histologische Typ, die Ausdehnung (Sektorbreite am Rand und in der Tiefe) und die Infiltrationstiefe.

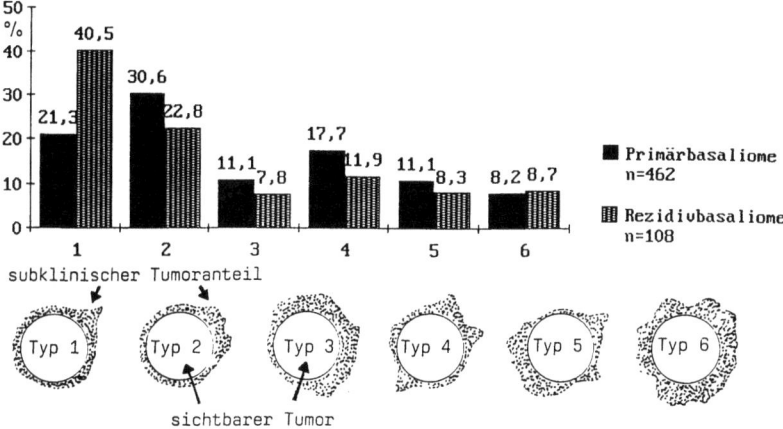

Abb. 1. 6 Infiltrationstypen (horizontal) und ihre Häufigkeiten

Ergebnisse

A. Infiltrationsmuster

A 1. Horizontalebene:
Die Vielzahl der möglichen Muster wurden in 6 Infiltrationstypen unterteilt (Abb. 1). Dies ermöglichte deren prozentuale Verteilung auf die unterschiedlichen Basaliomtypen. Die Primärbasaliome zeigen asymmetrische, überwiegend schmalstrangige oder kleinsektorartige Ausläufer (Typ 1 oder Typ 2). Die anderen Typen sind weniger häufig. Die Rezidivbasaliome infiltrieren signifikant häufiger (p = 0,01) nach Typ 2, jedoch auch noch nach Typ 1 und 4. Unterschiede wurden ebenso auch zwischen den einzelnen histologischen Typen der Basaliome gefunden, z.B. ist der Typ 1 signifikant häufiger (p = 0,01) bei den soliden Basaliomen, während bei den fibrosierenden häufiger der Typ 2 und 4 vorkommt. Insgesamt ist das Infiltrationsmuster asymmetrisch, überwiegend in Form von schmalen Zapfen und kleinen Sektoren.

A 2. Vertikale (zur Tiefe):
Auch die Infiltrationen zur Tiefe zeigen häufig Asymmetrien (Abb. 2).

B. Ausdehnung der Infiltration

B 1. Horizontalebene:
Die Berechnungen erlauben diese subklinische horizontale Infiltration als negative Exponentialkurve darzustellen, wobei die Abszisse den Abstand in mm vom klinisch sichtbaren Tumorrand angibt und die Ordinate die Wahrscheinlichkeit zeigt, bei der bei einem bestimmten Abstand vom Tumorrand noch subklinische Tumorausläufer gefunden werden.

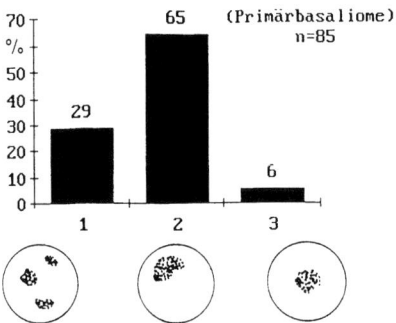

Abb. 2. 3 Infiltrationsmuster in der Tiefe (vertikal) und ihre Häufigkeiten

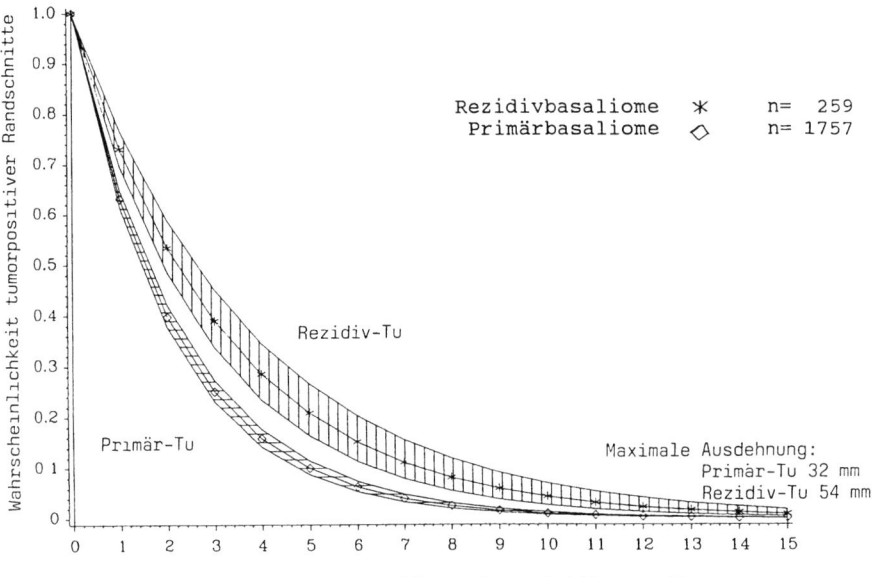

Abb. 3. Ausdehnung der subklinischen Infiltration (Primär- und Rezidivbasaliome)

Die Abb. 3 veranschaulicht nun diese Ausdehnung für die Primär- und die Rezidivbasaliome mit ihren 95% Vertrauensgrenzen. Die Graphik zeigt die bekannte Tatsache, daß die Rezidivbasaliome eine hochsignifikant ($p < 0{,}001$) größere subklinische Ausdehnung haben als die Primärbasaliome. Das Maximum der Ausdehnung betrug für die Primärbasaliome 32 mm und für die Rezidivbasaliome 54 mm.

Die Abb. 4 weist die hochsignifikant ($p < 0{,}001$) größere Ausdehnung der fibrosierenden Basaliome gegenüber den soliden und superfiziellen Typen (die letzteren unterscheiden sich nicht) nach. Sie kann nun statistisch exakt ausgedrückt werden.

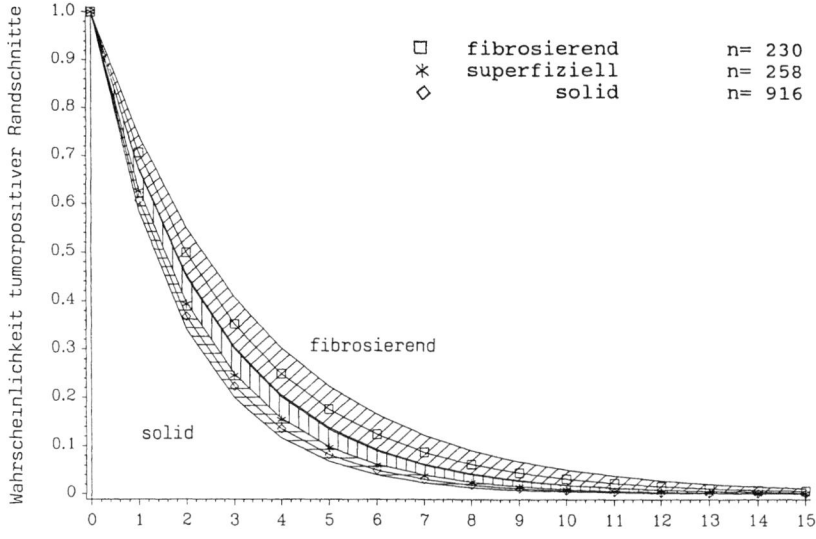

Abb. 4. Ausdehnung der subklinischen Infiltration (Primärbasaliome) entsprechend des Tumortyps

Abb. 5: Wenn man die Tumoren nach der Tumorgröße ordnet, zeigt sich wiederum eine hochsignifikant ($p < 0{,}001$) unterschiedliche subklinische Tumorausbreitung entsprechend der Tumorgröße.

B 2. Vertikale (zur Tiefe):
Die Tabelle 2 macht deutlich, daß zwar die Dicke der Tumoren mit der Tumorgröße zunimmt. Im Vergleich zur horizontalen Ausbreitung ist jedoch die Dickenzunahme wesentlich geringer.

Die Tabelle 3 läßt erkennen, daß die Mehrzahl der Tumoren lediglich das gesamte Korium infiltriert. In die Muskulatur und tiefer infiltriert nur ein sehr kleiner Anteil.

C. Spontanregression

Bei 66 zurückgelassenen Tumorausläufern kommt es nur in 33 der Fälle (50%) nach der mittleren Nachbeobachtungszeit von 5 Jahren zum Rezidiv. Die Rezidivrate war allerdings signifikant ($p = 0{,}01$) abhängig vom Tumortyp dieser Ausläufer (mehr als doppelt so hoch bei den fibrosierenden gegenüber den soliden, siehe Tabelle 4).

Weiterhin ist sie signifikant ($p = 0{,}01$) abhängig von der Sektorbreite, d.h. schmale Zapfen und Ausläufer, die nur einen kleinen Sektor der Zirkumferenz einnehmen, führen nicht so häufig zum Rezidiv wie solche Ausläufer, die breitere Sektoren in der Zirkumferenz einnehmen. Jedoch kann im Einzelfall keine Vorhersage gemacht werden, welcher Tumorrest zum Rezidiv führt oder

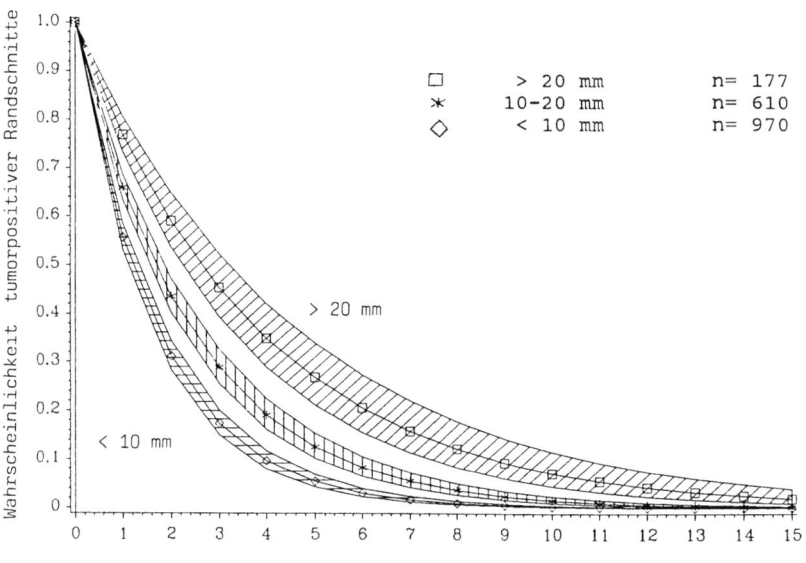

Abb. 5. Ausdehnung der subklinischen Infiltration (Primärbasaliome) entsprechend des Tumordurchmessers

Tabelle 2. Mittlere Tumordicke im histologischen Tumorpräparat in Relation zum Tumordurchmesser (Primärbasaliome n = 1757)

Klin. Tumordurchmesser	Tumordicke MW	Min	Max
< 10 mm	1,7 mm	0,1 mm	5,7 mm
10–20 mm	2,7 mm	0,1 mm	15 mm
> 20 mm	4,1 mm	0,3 mm	16 mm

Tabelle 3. Prozentuale Verteilung der Eindringtiefe des Tumorzentrums (Primärbasaliome n = 1757)

level 2	16%
level 3	10%
level 4	34%
level 5	25%
Muskulatur	4%
Perichondrium/Knorpel	1%
Periost/Knochen	0,5%

Tabelle 4. Rezidivierung in Abhängigkeit vom Tumortyp am Schnittrand (n = 66)

Basaliomtyp	Rezidiv	kein Rezidiv
21 fibrosierend	17 (81%)	4 (19%)
24 solid	7 (29%)	17 (71%)
21 superfiziell	9 (43%)	12 (57%)

Unterschied zwischen solid und fibrosierend mit 0,01 signifikant.

nicht, denn es rezidivieren auch sehr kleine solide Ausläufer, während breitere fibrosierende Anteile durchaus regredieren konnten (allerdings als Ausnahme).

Die Rezidivneigung ist bei den großen Tumoren signifikant ausgeprägter als bei den kleinen Tumoren. Kein Unterschied kann im Regressions- bzw. Rezidivverhalten festgestellt werden bzgl. der Infiltrationstiefe.

Diskussion

Die Untersuchungen zeigen, daß die subklinische lokale Infiltration von Basaliomen deutlich ausgedehnter ist als allgemein angenommen. Sie ist stark asymmetrisch und häufig schmalzapfig und kleinsektorartig (Abb. 1). Dadurch ist es auch nicht möglich, durch repräsentative Querschnitte des Tumorexzisates alle Tumorausläufer zu erfassen. Durch eine zusätzliche Untersuchung an 400 Tumoren [3] konnten wir feststellen, daß eine solche als zweidimensional zu bezeichnende Untersuchung 85% aller subklinischen Tumorausläufer unentdeckt ließ. Das bedeutet, daß eine chirurgische Behandlung mit herkömmlicher histologischer Aufarbeitung als quasi blindes Verfahren einzuschätzen ist. Die Rezidivraten sind demnach auch nicht niedriger als bei den sog. blinden Verfahren, wie Kryo-, Strahlen- und Lasertherapie (ca. 8– 15%) [12, 16, 17, 20].

Die Ausdehnung der Tumorausläufer ist in der Horizontalen wesentlich größer als zur Tiefe (Abb. 3, Tabelle 3). Wir finden z. B. nach der Erstoperation am horizontalen Rand noch ca. 27% Tumorabschnitte, wobei ein durchschnittlicher Sicherheitsabstand von 3,8 mm eingehalten wurde. Dagegen finden sich am vertikalen Rand (zur Tiefe hin) nur ca. 7% Tumorabschnitte, bei einer Schnittiefe von 85% unterhalb der regulären Subkutis (in 15% der Fälle wurde tiefer geschnitten). Wenn man beide Richtungen mit entsprechenden Überschneidungen zusammenfaßt, ergeben sich insgesamt 30% Tumorexzisate, bei denen eine nicht vollständige Entfernung des Tumors nachzuweisen war. Mit anderen Worten: Ungefähr 30% aller Tumoren infiltrieren über eine übliche Zone von 3,8 mm Sicherheitsabstand horizontal hinaus oder dringen in tiefere Strukturen als die Subkutis ein.

Nun wird man sich fragen, warum nicht in einem ebenso hohen Prozentsatz Rezidive entstehen, da doch die Mehrheit der Basaliome ohne mikrografische Chirurgie behandelt werden. Der Grund liegt in der Fähigkeit posttherapeu-

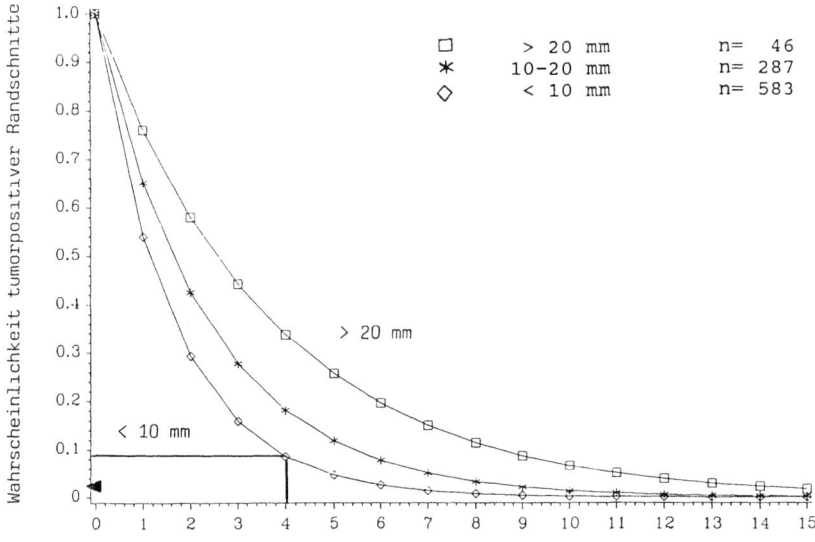

Abb. 6. Ausdehnung der subklinischen Infiltration (solides Basaliom) entsprechend des Tumordurchmessers

tisch zurückgelassener Basaliomanteile zur Spontanregression. Nach unseren Ergebnissen würde nur die Hälfte dieser 30% zurückgelassener Tumoranteile rezidivieren. Der daraus resultierende Anteil von 15% Rezidiven deckt sich mit großen und lang angelegten Untersuchungen [10, 12, 15, 16, 17, 20].

Nun gibt es in der Literatur doch stark unterschiedliche Angaben über Rezidivraten. Diese lassen sich zwanglos damit erklären, daß die Rezidivierung noch von den Faktoren Tumorgröße und Tumortyp bestimmt wird. Zur Erläuterung sollen die Ergebnisse der horizontalen Ausbreitung und der Tumortyp-spezifischen Regression herangezogen werden.

Beispiel 1 (Abb. 6):

Wenn man aus der Gruppe der soliden Basaliome die Tumoren mit < 10 mm Durchmesser herausgreift und einen durchschnittlichen Sicherheitsabstand von 4 mm annimmt, kann man bei diesem Abstand mit einer Wahrscheinlichkeit von 8% noch Tumorausläufer im Randbereich antreffen. Angenommen, diese bleiben infolge eines blinden Therapieverfahrens in situ, würden 71% (ca. 2/3) dieser Tumoranteile aufgrund der hohen Spontanregressionsrate von soliden Basaliomen nicht zum Rezidiv führen. Es ergäbe sich also für solch ein Kollektiv eine niedrige Rezidivrate von 2,4%.

Beispiel 2 (Abb. 7):

Wenn man dagegen aus der Gruppe der fibrosierenden Basaliome, die eine hochsignifikant größere Ausdehnung der subklinischen Infiltration besitzen, die großen Tumoren (> 20 mm) herausgreift und ebenfalls einen therapeutischen Sicherheitsabstand von 4 mm annimmt, muß man davon ausgehen, daß

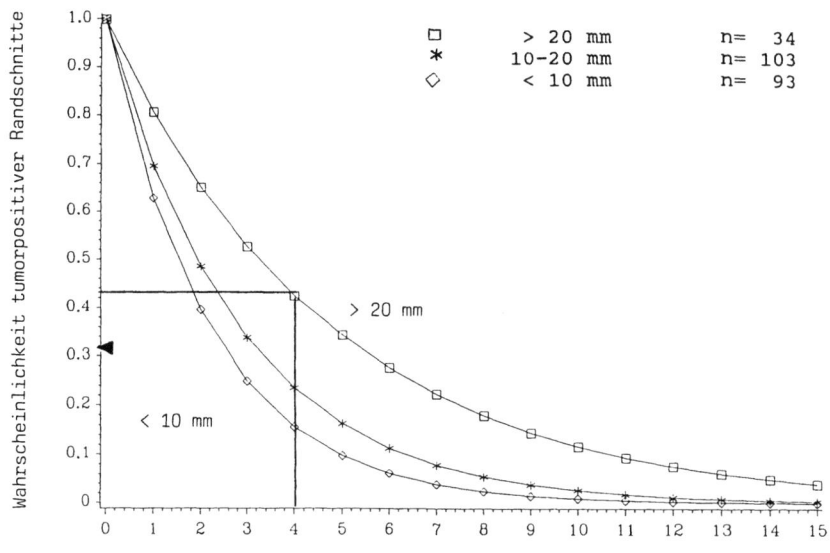

Abb. 7. Ausdehnung der subklinischen Infiltration (fibrosierendes Basaliom) entsprechend des Tumordurchmessers

mit einer Wahrscheinlichkeit von 42% noch Tumoranteile in situ belassen blieben. Wegen der geringen Spontanregressionsneigung fibrosierender Basaliome (19%) erhielte man eine Rezidivrate von ca. 34%.

Wenn in diesen Beispielen noch berücksichtigt wird, daß unabhängig vom Tumortyp bei kleinen Tumoren eher eine Spontanregression eintritt als bei den großen, wäre die Differenz noch größer.

Die starken Schwankungen bei den Angaben von Rezidivraten sind also dadurch erklärbar, daß unterschiedliche Kollektive von Basaliomen behandelt wurden. Eine Vergleichbarkeit von Ergebnissen ist also nur möglich, wenn genaue Angaben über die Tumortypen und die Größe des Tumors gemacht werden. Leider fehlen diese Angaben in aller Regel. Als gesichert kann gelten, daß die Rezidivraten der mikrografisch chirurgischen Methoden durchweg um eine Zehnerpotenz besser sind als die der „blinden" Verfahren.

Die in der Literatur berichteten Rezidivraten betragen für das Kryostatverfahren 1–2,5% für Primärbasaliome und bis 15% für die Rezidivtumoren [11, 13, 18, 21]. Bei einer Nachbeobachtungszeit von maximal 10 und minimal 2 Jahren (im Mittel 6,5 Jahre) von 2900 Tumoren können für das Paraffinverfahren Raten von 0,3–0,4% für die Primär- und 2,3% für die Rezidivbasaliome erreicht werden [4]. Im Kollektiv der Mehrfachrezidive sind 5 Patienten enthalten (1,4% der Rezidivbasaliome), bei denen der Tumor den Knochen infiltrierte und trotz Teilresektion des Knochens sowie Bestrahlungsversuchen therapieresistent wurde. Hier ist zu berücksichtigen, daß bei Knocheninfiltration eine mikrografische Chirurgie nicht mehr möglich ist.

Dies unterstreicht nachdrücklich, daß schon bei Primärbasaliomen im Kopfbereich die mikrografische Chirurgie Anwendung finden muß, da sie als einziges Therapieverfahren dem lokalen Infiltrationsverhalten des Basalioms gerecht wird und alle subklinischen Tumorausläufer aufdecken kann.

Es gibt momentan keine Methode, den subklinischen Tumoranteil prätherapeutisch mit ausreichender Sicherheit festzustellen. Die hochauflösende Sonografie kann bisher noch nicht einmal sicher zwischen Tumor und Infiltrat differenzieren [7]. Sie müßte die Auflösung der histologischen Untersuchung erreichen, um eine suffiziente Darstellung der zum Teil sehr diskreten Tumorausläufer zu ermöglichen. Doch davon ist diese Methode sehr weit entfernt.

Schlußfolgerungen

1. Die mikrografische Chirurgie ist das einzige Behandlungsverfahren, das dem Infiltrationsverhalten von Basaliomen gerecht wird und eine Dauerheilung von nahezu 100% erreichen kann. Die hochauflösende Sonografie ist mit dem heutigen Stand der Technik nicht in der Lage, die z. T. sehr diskrete, nur in einem gut gefärbten HE-Schnitt erkennbaren Tumorausläufer in der Peripherie prätherapeutisch aufzudecken. Bisher ist nur die homogene zentrale Tumormasse zu erkennen, wobei noch nicht einmal zwischen Infiltrat und Tumor unterschieden werden kann. Ob das Kryostatschnitt- oder das Paraffinverfahren zur Anwendung kommt, hängt von individuellen Gegebenheiten ab, da beide spezifische Vor- und Nachteile haben (Tabelle 5).
2. Durch das Paraffinschnittverfahren wird auch allen niedergelassenen Kollegen diese Methode zugänglich gemacht. Bei einem nicht zu kleinen Sicherheitsabstand bei der Erstoperation kann die Wahrscheinlichkeit einer notwendigen Nachoperation gering gehalten werden (diese Wahrscheinlichkeit kann man den dargestellten Exponentialkurven, Abb. 3 – 7, entnehmen). In aller Regel kann in allen unkomplizierten Fällen der Defekt wie bei einer konventionellen chirurgischen Behandlung geschlossen werden. Falls in der dreidimensionalen Histologie noch Tumorausläufer gefunden wer-

Tabelle 5

Kryostatschnitt	
Vorteil:	Schnelle Verfügbarkeit des Ergebnisses (ca. 1/2 – 3/4 Stunde).
Nachteile:	Qualitativ schlechtere und zahlenmäßig mehr Schritte mit höherem Arbeitsaufwand, da außerhalb der Routineprozedur.
Paraffintechnik:	
Vorteile:	Relativ wenig Schnitte von guter Qualität im normalen Routinebetrieb durchführbar. Versendung von Exzisaten auf dem Postweg ist möglich.
Nachteile:	Wartezeit von mindestens 20 Stunden.

den, können diese nach 3–8 Wochen gezielt nachoperiert werden. Die Haut ist nach diesem Zeitraum wieder entspannt (natürliche Expandertechnik). Auch sind dabei evtl. notwendige Drehpunkt- oder Narbenkorrekturen möglich. Bei schwieriger Lokalisation, unklarer Begrenzung und großen Tumoren sollte der Defekt bis zum Nachweis tumorfreier Schnittränder offen gelassen werden.
3. Alle blinden Therapieverfahren sind mit einer unvermeidbaren Rezidiventstehung belastet. Diese ist jedoch je nach behandeltem Kollektiv und therapeutischem Sicherheitsabstand sehr unterschiedlich. Evtl. läßt sich eine Gruppe kleiner solider Tumoren (< 8 mm) definieren, bei der z. B. eine Kryotherapie mit entsprechend großer Gefrierzone (ca. 5 mm) ebenso sichere Ergebnisse bringt, wie die mikrografische Chirurgie.
4. Gerade im Gesicht und hier vor allem im zentrofazialen Bereich ist jedes vermeidbare Rezidiv ein Rezidiv zuviel. Dies sollte auch unter juristischem Aspekt gesehen werden. Insofern muß die mikrografische Chirurgie als Behandlungsmethode der Wahl bei allen Basaliomen des Kopfbereiches angesehen werden. Innerhalb der Dermatologie ist eine enge Verzahnung von Operateur und Dermatohistologe möglich, da oft beide unter einem Dach vereint sind. Besonders günstig ist eine Personalunion, d.h. der Operateur befundet auch die entsprechenden histologischen Präparate. Dies ist für den Operateur nicht nur sehr interessant, sondern schult auch seine Vorstellungen vom Tumorwachstum.

Literatur

1. Breuninger H, Black B, Maucher Ch, Schippert W, Rassner G. Untersuchungen zum Sicherheitsabstand und zur Exzisionstiefe in der operativen Behandlung von Basaliomen. Hautarzt, im Druck
2. Breuninger H, Maucher Ch, Black B, Flad P, Rassner G (1989) Statistische Erfassung der Wachstumsmuster von Basaliomen. Akt Dermatol 15:37–40
3. Breuninger H, Mors U, Rassner G (1988) Untersuchungen zur Operationsradikalität bei Basaliomen mittels der histologischen Schnittrandkontrolle von Tumorexzisaten. Der Pathologe 9:153–157
4. Breuninger H, Schaumburg-Lever G, Rassner G, Steitz A (1989) Langzeiterfahrung mit der Technik der histologischen Schnittrandkontrolle (3-D-Histologie) Hautarzt 40:14–18
5. Burg G, Hirsch R, Konz B, Braun-Falco O (1975) Histographic surgery. Accuracy of visual assessment of the margins of basal-cell epithelioma. J Dermatol Surg 1:21–25
6. Casson P (1980) Basal cell carcinoma. Clin Plast Surg 7(3):301–311
7. Hoffmann K, Stücker M, el-Gammal S, Altmeyer P (1990) Digitale 20 MHz Sonografie des Basalioms im b-Scan. Hautarzt 41:333–339
8. Koplin L, Zarem HA (1980) Recurrent basal cell carcinoma. A review concerning the incidence, behavior and management of recurrent basal carcinoma, with emphasis on the incompletely excised lesion. Plast Reconstr Surg 65:656–664
9. Lang PG jr., Maize JC (1986) Histologic evaluation of recurrent basal cell carcinoma and treatment implications. J AM Acad Dermatol 14(2 ptl):186–196
10. Levin H (1983) Cutaneous carcinoma of the head and neck: Management of massive and previously uncontrolled lesions. Larygoscope 93(1):87–105

11. Mohs FE (1974) Prevention and treatment of skin cancer. Wiscon Med J 73(8):85–91
12. Nevrkla E, Nweton KA (1974) A survey of the treatment of 200 cases of basal cell carcinoma (1959–1966 inclusive). Br J Dermatol 91:429–433
13. Reyman F (1980) Basal cell carcinoma of the skin. Recurrence rate after different types of treatment a review. Dermatologica 161:217–226
14. Rigel DS, Robins P, Friedman J (1981) Predicting recurrence of basal-cell carcinomas treated by microscopically controlled excision. A recurrence index store. J Dermatol Surg Oncol 9/10:807–810
15. Rowe DE, Caroll RJ, Day CL (1989) Long-term recurrence rates in previously untreated (primary) basal cell carinoma: Implications for patient follow up. J Dermatol Surg Oncol 15(3):315–328
16. Schmid-Ganz K, Eichmann A (1989) Rezidivhäufigkeit bei 396 chirurgisch behandelten Basaliomen. In: Breuninger H, Rassner G (Hrsg) Fortschritte der operativen Dermatologie, Bd 5, Springer Verlag
17. Schubert H, Wolfram G, Güldner G (1979) Basaliomrezidive nach Behandlung. Dermatol Mschr 165:89–96
18. Stegman SJ, Tromovitsch TA (1980) Modern chemosurgery-microscopally controlled excision. West J Med 132(1):7–12
19. Taylor GA, Baarisoni D (1973) Ten years experience in the surgical treatment of basal cell carcinoma. Brit J Surg 60:522–525
20. Waldmann U, Wätzig V (1979) Zur Problematik der Basaliomrezidive nach chirurgischer Therapie. Dermatol Monatsschr 165:531–535
21. Weissmann I, Konz B, Burg G, Bönninger-Becker F (1981) Mikroskopisch kontrollierte (histographische) Chirurgie der Basaliome: Operatives Vorgehen und Behandlungsergebnisse. In: Eichmann F, Schnyder U (Hrsg) Das Basaliom. Springer, Berlin Heidelberg New York
22. Wolf DJ, Zitelli JA (1987) Surgical margins for basal cell carcinoma. Arch Dermatol 123:340–344

Möglichkeiten der Defektrekonstruktion im Nasenbereich

B. Fietze-Fischer und J. Petres

Die Nase als prominentestes Organ des Gesichtes ist auch die häufigste Lokalisation für das Vorkommen von Basaliomen. Wie dargestellt, fand sich dies auch in unserem Krankengut. Insgesamt waren 814 Patienten von dieser Lokalisation betroffen. Geschlechtsspezifische Häufigkeitsunterschiede bestanden nicht (Graphik: Basaliompatienten 1979–1990 Lokalisation Nase).

Im operativen Vorgehen bevorzugen wir das zweizeitige Verfahren. Da wir im Gegensatz zu unseren „beruflichen Vorfahren" bei Wilhelm Busch eine gezielte Tumorexzision vornehmen und nicht gleich eine Teilamputation durchführen und das Exzidat nicht der natürlichen Entsorgung überlassen, sondern unseren Pathologen zur Schnittrandkontrolle vorlegen, ermöglicht uns dieses Vorgehen die dem Tumor angemessene Radikalität angedeihen zu lassen, ohne jedoch unnötig große Defekte in Kauf nehmen zu müssen.

Bei einer Rezidivrate von 4,3% für Basaliome im Nasenbereich sehen wir uns in unserem Konzept bestätigt (Graphik: Basaliompatienten 1979–1990 Lokalisation Nase Rezidivquoten).

Die Möglichkeiten der Defektrekonstruktionen im Nasenbereich sind stark abhängig von der Größe des Substanzdefektes mit eventuellen Knorpel-Knochenverlusten, ihrer Lokalisation sowie der Hautbeschaffenheit.

Innerhalb unseres Krankengutes führten wir die überwiegenden Defektdeckungen im Nasenbereich mittels einer Nah- oder Verschiebelappenplastik durch, gefolgt von Dehnungs- und VY-Plastiken und Transplantaten. Größere und tiefer greifende Substanzdefekte wurden durch Regionallappenplastiken und kombinierte Plastiken rekonstruiert.

Die Dehnungsplastik als einfachster Defektverschluß nach Basaliomexzision wenden wir überall dort an, wo auch im Nasenbereich am ehesten „Hautreserven" zur Verfügung stehen, wie zum Beispiel in der Glabellaregion, am Nasenrücken, gegebenenfalls auch im Nasenspitzen- und Nasenflügel-Nasolabialfaltenübergangsbereich. Bei entsprechender Wundrandmobilisierung kann mit dieser einfachen Plastik ein gutes kosmetisches Ergebnis erzielt werden ohne Veränderung des ursprünglichen Nasenprofils.

Für größere und zentral gelegene Defekte im Nasenspitzen-Nasenrückenbereich bietet sich als eine Möglichkeit der Rekonstruktion der U-Lappen an. Seine Mobilisierung erfolgt auf dem Periost bis in Höhe der Glabella. Ausgleichsdreiecke werden kosmetisch möglichst unauffällig im Hautspalten-

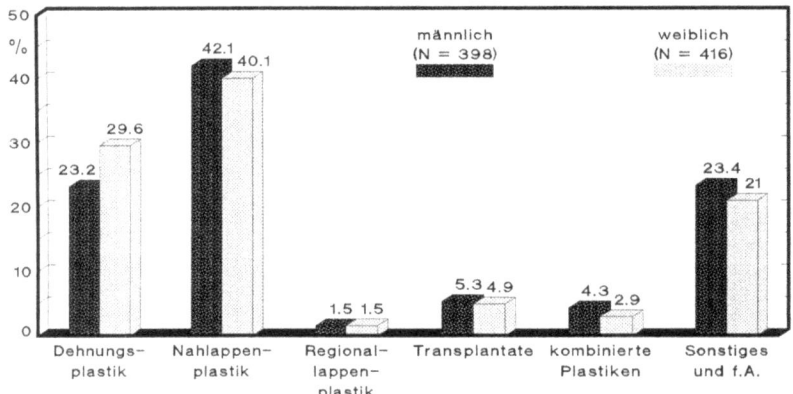

Graphik 1

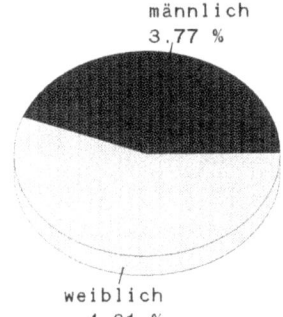

Graphik 2

verlauf parallel zum Augenbrauenverlauf angelegt, so daß eine spannungsfreie Einpassung des Lappens im Defekt erfolgen kann.

Bei weiter lateral gelegenen Defekten dieser Region bietet die Rieger-Lappen-Plastik zur Defektdeckung häufig die bessere Alternative gegenüber dem U-Lappen. Hierbei handelt es sich um eine Verschiebung aus der Glabellaregion, die aufgrund ihrer einseitigen, am seitlichen Nasenrücken gelegenen Schnittführung überwiegend zu einem sehr guten kosmetischen Spätergebnis führt.

Für Rekonstruktionen von Nasenflügeldefekten steht als eine Möglichkeit der Schwenklappen aus der Nasolabialfalte zur Verfügung. Auch bei medial gelegenen Defekten ist diese Methode durchführbar, dann allerdings unter der Voraussetzung eines biloaped flaps. Selbst bei ausgedehnten Nasenflügeldefekten, die bis an die Nasolabialfalte heranreichen, ist die Rekonstruktion durch einen Schwenklappen möglich. Eine Kombination mit einem zum Beispiel subcutan gestielten Gleitlappen aus der distalen Nasolabialfalte wird dann

Möglichkeiten der Defektrekonstruktion im Nasenbereich 171

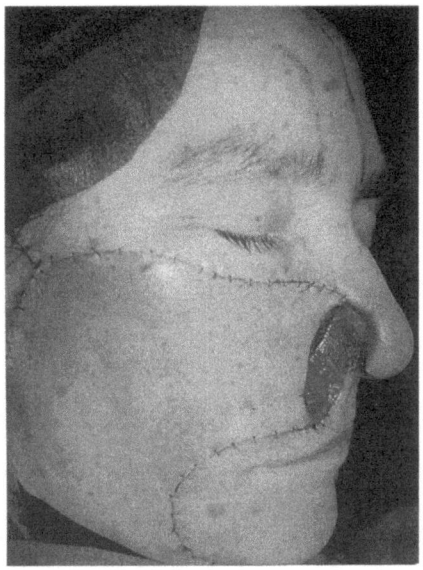
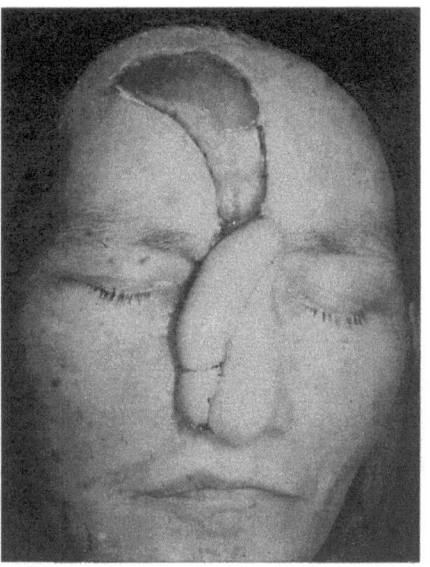

Abb. 1. Teildefektdeckung durch Wangenrotation mit bestehendem Restdefekt

Abb. 2. Rückverlagerung des Stirnlappenstiels nach endgültiger Defekteinpassung

notwendig, wenn die Schwenklappenentnahmestelle so groß sein muß, daß ein primärer Verschluß nicht mehr erreicht werden kann.

Der subcutan gestielte Gleitlappen aus der Nasolabialfalte an sich stellt ebenfalls eine Methode der Wahl zur Defektdeckung von lateral gelegenen Nasenflügeldefekten dar. Eine ausreichende Mobilisierung des Lappens ist notwendig, um den Erhalt der symmetrischen Nasenkontur zu gewährleisten.

Für Defektdeckungen im Nasenrückenbereich stehen, wie bereits erwähnt, der U-Lappen, bei entsprechenden Hautreserven der Glabellaregion eine Verschiebungs- und Rotationsplastik aus diesem Gebiet, ein Stirnlappen oder auch nach Wundgrundkonditionierung des Defektes ein Vollhauttransplantat zur Verfügung.

Daß auch ausgedehnte, penetrierende Nasendefekte nicht als hoffnungslos in der Rekonstruktion anzusehen sind, möchten wir anhand des letzten Beispiels aufzeigen. Sie erfordern jedoch einen höheren Aufwand und mehr Geduld vom Patienten. Alle operativen Eingriffe wurden auch in diesem Fall in örtlicher Betäubung durchgeführt.

Zur Defektdeckung stand ein penetrierender Nasenflügeldefekt mit Übergriff auf Wange und Oberlippe an. Im ersten operativen Teilschritt erfolgte die Deckung des lateralen Defektanteils mittels einer Wangenrotation (Abb. 1). Für den penetrierenden Nasenflügeldefekt wurde in gleicher Sitzung ein medio-lateraler Stirnlappen unterfüttert. Nach Transplantateinheilung wurde die Positionierung des Stirnlappens im Restdefekt vorgenommen. Vierzehn

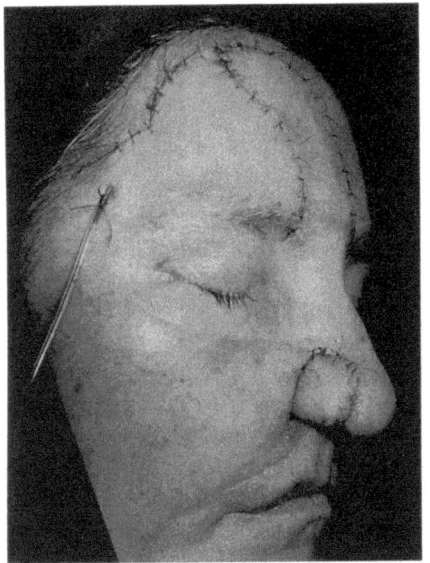 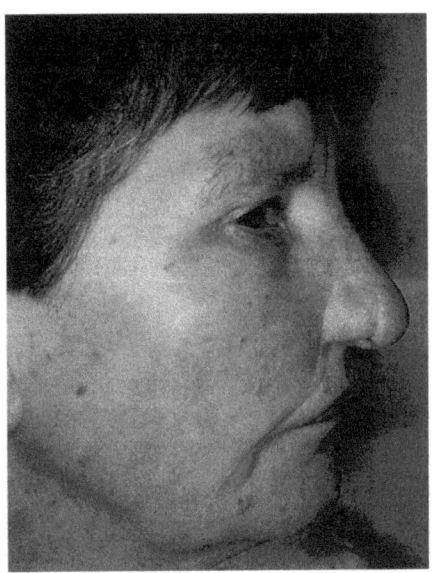

Abb. 3. Fertigstellung des Rotationslappens

Abb. 4. Postoperativer Befund nach 6 Monaten

Tage später erfolgte die endgültige Defekteinpassung nach Lappenstieldurchtrennung und Rückverlagerung (Abb. 2). Der Restdefekt der Stirnlappenentnahmestelle wurde mittels einer Rotationsplastik gedeckt (Abb. 3).

Insgesamt hoffen und meinen wir, daß unsere Patienten nach Abschluß der Behandlung fröhlicher in den Spiegel schauen als bei Wilhelm Busch „Dem gewandten, kunstreichen Barbier und seinem klugen Hund" gezeigt.

Literatur

1. Braun-Falco O (1975) Maligne epitheliale Tumoren im Gesichtsbereich. In: Bohnert H (Hrsg) Plastische Chirurgie des Kopf-Halsbereichs und der weiblichen Brust. Thieme, Stuttgart
2. Konz B (1976) Dermatochirurgie im Gesichtsbereich. In: Braun-Falco O, Marghescu S (Hrsg) Fortschritte der praktischen Dermatologie und Venerologie, Bd. 8. Springer, Berlin Heidelberg New York
3. Müller RPA, Petres J (1984) Semimaligne und maligne Tumoren der Haut im Kopf-Hals-Bereich. In: Müller RPA, Friedrich HC, Petres J (Hrsg) Fortschr Operative Dermatol, Bd 1, Operative Dermatologie im Kopf-Hals-Bereich. Springer, Berlin Heidelberg New York Tokyo
4. Naumann HH (1974) Kopf- und Hals-Chirurgie, Bd II Gesichts- und Gesichtsschädel, T 1. Thieme, Stuttgart
5. Petres J, Hundeiker M (1975) Korrektive Dermatologie. Springer, Berlin Heidelberg New York

6. Petres J, Müller RPA (1985) Passagere Defektdeckung in der Tumorchirurgie der Haut. Z Hautkr 60:185–196
7. Pitanguy J (1981) Aesthetic Plastic Surgery of Head and Body. Springer, Berlin
8. Rees ThD (1980) Aesthetic Plastic Surgery. Saunders Philadelphia
9. Tilkorn H, Voss W, Drepper H (1980) Die Therapie des ausgedehnten Basalioms im Gesichts- und Kopfbereich. Zbl Haut- u Geschl Krh 143:1–8
10. Tritsch H (1984) Basaliome + Karzinome. Klinik. In: Petres J, Kunze J, Müller RPA (Hrsg) Onkologie der Haut. Grosse-Verlag, Berlin
11. Zoltan J (1984) Atlas der Hautersatzverfahren. Karger, Basel

Die operative Versorgung von Basaliomen der Nase mittels RIEGER-Plastik und Plastik nach SCHMID

H. Baumann

Nasendefekte in Form von Nasenspitzen-, Nasenflügel- und Nasenrückendefekten bedürfen heutzutage vor allem nach Tumorexzisionen bei Basaliomen der rekonstruktiven Versorgung. Dabei ist entscheidend, ob der zu versorgende Defekt nur den einschichtigen Ersatz der äußeren Hautbedeckung erfordert oder ob ein mehrschichtiger Defekt der knorpeligen oder knöchernen Nase zu versorgen ist. Auch Tumorgröße, Wachstumsmuster, eventuelle Vorbehandlungen sowie Nasenfunktionserhalt sind neben Ästhetik und Tumorexzision unter Beachtung feststehender Resektionsabstände zu beachten. Bezüglich des Tumorwachstums kann heute davon ausgegangen werden, daß das knorpelige Gerüst des Nasenflügelknorpels und des Seitenknorpels der Nase eine relativ sichere Barriere für die Tumorausbreitung darstellt. Dagegen ist mit dem Übergriff von Tumorzapfen auf das Periost die Resektion der befallenen Knochenstrukturen unter tumoradäquater Radikalität erforderlich.

Diese Faktoren bedingen im Wesentlichen das operative Vorgehen, welches im Idealfall nach gesicherter dreidimensionaler Histologie kurzfristig erfolgen sollte.

Generell können für die Rekonstruktion der Nase entsprechend des Tumorsitzes und der Tumorgröße Dehnungsplastiken, freie Transplantate, Fernlappen und Nahlappen, die aus der direkten Defektumgebung stammen, Verwendung finden. Bei Defekten im Bereich der Nasenspitze ist bezüglich der Wahl der geeignetesten Methode unbedingt zu beachten, daß die Haut im Nasenspitzenbereich wegen des innigen Kontaktes mit dem darunterliegenden Flügelknorpel nahezu unverschieblich ist. Direkte Wundrandvereinigungen mittels Dehnungsplastik sind kaum möglich und haben zusätzliche Verziehungen der Nasenspitze zur Folge. Die Wundheilung kann gefährdet sein, da die Ernährung überwiegend über die Hautgefäße des Defektrandes erfolgt.

Bei Verwendung freier Transplantate, die in der Regel aus der Ohrregion stammen, ist diese ungünstige Revaskularisation in Rechnung zu stellen. Ein gutes Ergebnis kann durch Wundheilungsstörungen, Teilnekrosen oder Schrumpfungsneigung gefährdet sein. Zu dieser Problematik nahm schon Esser (1918) Stellung.

Gute Ergebnisse zur Defektdeckung an der Nasenspitze lassen sich relativ einfach durch die lokale Transposition von Lappen aus der unmittelbaren Defektumgebung erzielen. Diese Nahlappen bieten die Chance einer günstigen

Modellierung und der nahezu komplikationslosen Einheilung bei einzeitigem Operationsverfahren. Sie eignen sich vor allem zur ein- und zweischichtigen Defektdeckung der Nasenspitze. Sie können aber auch in Form des gefalteten Nasolabiallappens nach Nelaton (1977) beim rekonstruktiven Aufbau des Vestibulum nasi Verwendung finden.

Als lokale Transpositionslappen zur Wiederherstellung äußerer Defekte der Nasenspitze finden die Verfahren von Esser (1918) und Elliot (1969) in Form des „bilobed flap" sowie in jüngerer Zeit die Rekonstruktion mittels Rieger-Plastik (1967) Anwendung. Letztere hat sich bei uns seit 1979 als sicheres Rekonstruktionsverfahren bei vielen Patienten bewährt. Sie kann auch bei größeren Defekten der Nasenspitze und des knorpeligen Nasenrückens mit einer Ausdehnung bis an den Rand des Naseneinganges empfohlen werden. Das Prinzip der Methode besteht darin, die gesamte Nasenrückenhaut unter Einbeziehung der Glabella- und supraorbitalen Region zu mobilisieren und in den Nasenspitzendefekt zu rotieren. Dabei ist das operative Ergebnis umso besser, je weiter der Hautschnitt die gesamte bedeckende Fläche auf der Nasengegenseite mit einbezieht. Nach Tumorexstirpation unter Berücksichtigung der geforderten Resektionsabstände zwischen 2 bis 3,8 mm ist zusätzlich zur von Rieger angegebenen Methode ein Burow'sches Dreieck an der unteren Lappenbegrenzung in Richtung Drehpunkt auszuführen (Abb. 1 und 2).

Der im Nasenwurzelbereich entstehende Defekt läßt sich relativ leicht durch eine VY-Plastik verschließen. Die Rieger-Plastik läßt sich am besten in einer Sitzung durchführen. Wir erzielten bei unseren Patienten eine spannungsfreie Defektdeckung sowie ein problemloses Einheilen des Hautlappens. Das

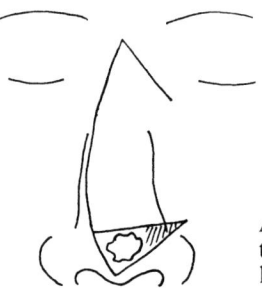

Abb. 1. Darstellung des umschnittenen Nasenspitzendefektes, der zu mobilisierenden Nasenrückenhaut und des zusätzlichen Burow'schen Dreiecks

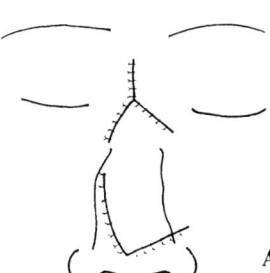

Abb. 2. Der Nasenspitzendefekt wird durch Rotation geschlossen

postoperative kosmetische Ergebnis entsprach den Erwartungen unserer Patienten, weshalb wir ableiten möchten, daß diese Plastik ein einfaches, sicheres und empfehlenswertes Rekonstruktionsverfahren zur Defektdeckung an der Nasenspitze darstellt.

Für größere Defekte der Nasenflügel, der seitlichen Nasenpartien und des Nasenrückens ist die Stirn die beste Spenderzone, wenn die Haut nicht durch Narben geschädigt ist. Der Grund für die gute Verwendbarkeit der Stirnhaut liegt darin, daß sie hinsichtlich der Farbe und Textur der Nasenhaut sehr ähnlich ist.

Weitere Vorteile sind:

- gute Blutversorgung der Stirnhaut
- großzügige Gestaltungsmöglichkeit hinsichtlich Torsion und Faltung des Lappens
- Rekonstruktion in einer Sitzung.

Der Nachteil liegt in neuen Narben in der Stirn und damit der mimischen Beeinträchtigung. Deshalb wird dem medialen Stirnlappen vor dem schräg angelegten Stirnlappen der Vorzug gegeben oder es kann die Möglichkeit des frontotemporal gestielten Lappens nach Schmid (1952) geprüft werden. Letzterer eignet sich in einer Sitzung für die Rekonstruktion größerer Defekte von Nasenrücken und seitlicher Nase sowie in zweizeitiger Defektdeckung unter Anlegen einer Hauttasche mit Knorpelimplantation für den Nasenflügelersatz. Der Lappenstiel ist später abzusetzen oder zurückzuverlagern.

Unsere Erfahrungen mit diesem Lappen bei Nasenrückendefekten möchten wir wie folgt darstellen:

Es erfolgt zunächst die Tumorexzision im geforderten Resektionsabstand von ca. 3 mm und die Anzeichnung eines 10–15 mm breiten, unmittelbar oberhalb und parallel zur Augenbraue liegenden Haut-Brückenlappens, der im Schläfenbereich sich zu einem Lappenfuß verbreitert. Die Größe des Lappenfußes entspricht der Defektgröße des Nasenrückens (Abb. 3). Der Brückenlappen wird unter Schonung des Muskulus frontalis sowie des Nervus supraorbitalis umschnitten und abgelöst. In ihm verläuft die zur Ernährung wichtige Arteria frontalis lateralis, die erhalten bleiben muß. Im zweizeitigen Vorgehen bleibt der Lappen an der Glabella und lateral an der Schläfe gestielt. Eine Heraustrennung aus der Schläfe erfolgt dann nach eventueller Knorpelimplantation nach 3 Wochen. Beim einzeitigen Operieren wird der Lappenfuß in das Nasenwundbett eingeschwenkt und eingenäht. Der Schläfendefekt und der supraorbitale Defekt werden primär verschlossen, was meist mühelos gelingt (Abb. 4). Die offenen Wundflächen des supraorbitalen Lappenstiels können mit Spalthaut abgedeckt werden. Bei uns verbleiben sie unversorgt und werden mit salbengetränkten Mullkompressen unterlegt. In den ersten postoperativen Stunden ist mitunter infolge Nachblutens ein Verbandwechsel erforderlich, jedoch nicht dramatisch. Sehr wichtig ist zur Sicherung der Durchblutung, daß der Brückenlappen nicht geknickt und durch Druckverbände in der Ernährung gedrosselt wird. In der Folgezeit können leichte Epitheldesquamationen

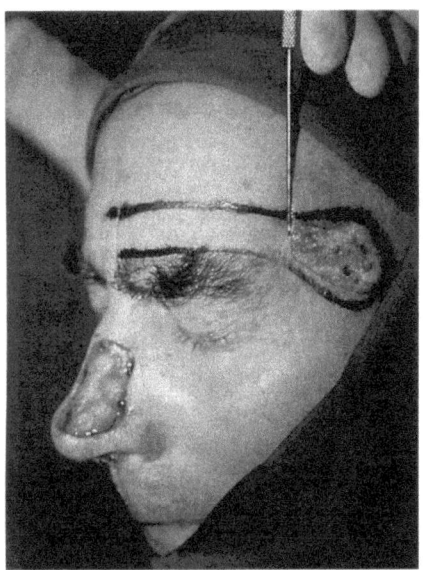 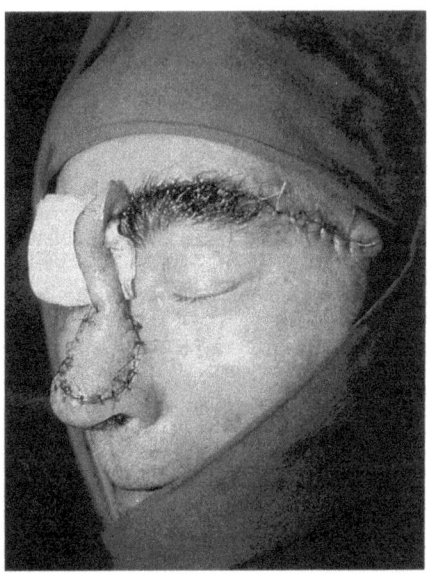

Abb. 3. Planung des frontotemporal gestielten Lappens; die Größe des Lappenfußes wird entsprechend des Hautdefektes bestimmt

Abb. 4. Der Lappenfuß ist im Defektrand eingenäht, die Spenderregion primär verschlossen, der Lappenstiel wird spannungsfrei positioniert

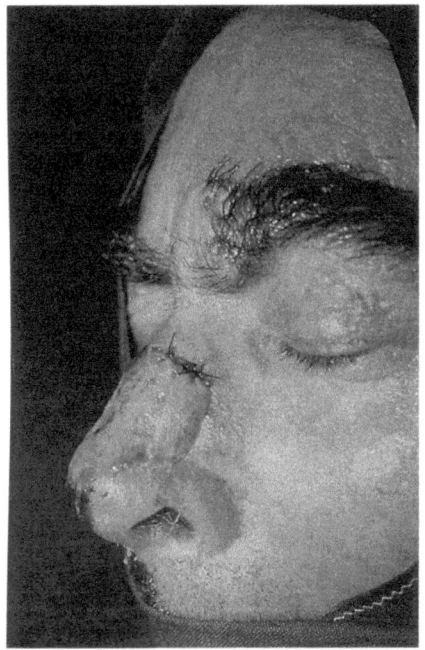 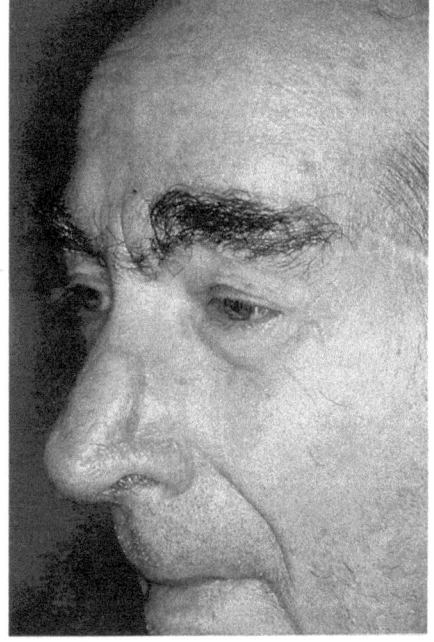

Abb. 5. Operationssituation nach dem Absetzen des Lappenstiels

Abb. 6. Postoperatives Endergebnis

auftreten, die die Lebensfähigkeit des Lappens nicht in Frage stellen. Das Absetzen des Brückenlappens ist in ca. 14 Tagen möglich (Abb. 5).

Gegenüber anderen Verfahren, wie den Methoden nach Schuchardt (1944), Gillies (1939) und Malbec (1958) hat der frontotemporale Lappen eine Reihe von Vorteilen.

Er hinterläßt in der Spenderzone über der Augenbraue und an der Schläfe kaum Narben. Er ist sehr beweglich und erfordert gegenüber Fernlappen keine Fixierung des Kopfes. Das Spendermaterial ist hinsichtlich Farbe, Pigmentierung, Oberfläche und Hautdicke der Nasenhaut sehr ähnlich. Gefahrenmomente hinsichtlich Verletzungen von Muskulus frontalis, Nervus supraorbitalis, Ramus frontalis des N. fazialis und der Arteria frontalis lateralis sind vermeidbar. Eine störende Anhebung der Augenbraue läßt sich verhindern. In der Regel kann man den frontotemporalen Lappen aus praktisch-chirurgischer Sicht zu den Methoden der Wahl bei großen Defekten der bedeckenden Nasenhaut und der Nasenflügel zählen (Abb. 6).

Literatur

1. Elliot RA (1969) Rotation flaps of the nose. Plast Reconstr Surg 44:147–149
2. Esser JFS (1918) Gestielte lokale Nasenplastik mit zweizipfligem Lappen, Deckung des sekundären Defektes vom ersten Zipfel durch den zweiten. Dtsch Z Chir 143:385–390
3. Gillies HD (1939) Practical use of the tubed pedicle flap. Amer J Surg 43:201–215
4. Malbec EF, Beaux AR (1958) Reconstruction of columella. Br J Plast Surg 9:142–146
5. Nelaton Ch (1977) Zit. aus Kastenbauer ER: Spezielle Rekonstruktionsverfahren im Gesichtsbereich. Arch Oto-Rhino-Laryngol 216:153
6. Rieger RA (1967) A local flap for repair of the nasal tip. Plast Reconstr Surg 40:147–149
7. Schmid E (1952) Über neue Wege in der plastischen Chirurgie der Nase. Bruns' Beitr klin Chir 184:385–412
8. Schuchardt K (1944) Die Rundstiellappen in der Wiederherstellungschirurgie des Kiefer-Gesichtsbereiches. Georg Thieme Verlag, Leipzig

Defektrekonstruktion der äußeren Ohrregion

M. Krokowski und J. Petres

Die operative Therapie des äußeren Ohres bei Tumorerkrankungen und damit auch die Defektrekonstruktion dieser Region stellt – ebenfalls wie u.a. die Nasenregion – ein Grenzgebiet verschiedener medizinischer Fachrichtungen dar. In diesem Beitrag soll aus dermatologischer Sicht zu dem Thema Stellung bezogen werden.

Die Hautklinik in Kassel behandelte in 11 Jahren 273 Basaliome mit der Lokalisation äußeres Ohr und äußerer Gehörgang operativ. Diese Basaliommenge entspricht 10,4 % von der Gesamtmenge an Basaliomen des Kopf-Hals-Bereiches.

Diese 273 Basaliome verteilen sich zu 68,5 % auf Männer und zu 31,5 % auf Frauen. Bei beiden Geschlechtern wird das äußere Ohr häufiger befallen als der äußere Gehörgang (Schema 1).

Die Behandlung des Basalioms, egal ob konservativ oder operativ, muß sich mit dem Problem des Lokalrezidivs auseinandersetzen. Zur Minimierung dieses Lokalrezidivrisikos wird auch im Problembereich Ohr in unserer Klinik in den meisten Fällen das mehrzeitliche, mikrographisch kontrollierte operative Vorgehen gewählt. Dieses Verfahren führt am Ohr zu einem Lokalrezidivrisiko von durchschnittlich 5,13 %, wobei Frauen in unserer Klinik gering höhere Lokalrezidive aufweisen als Männer (Schema 2).

Für den Verschluß von Exzisionsdefekten am Ohr werden prinzipiell die bekannten defektdeckungstechnischen Verfahren herangezogen, d.h., von der

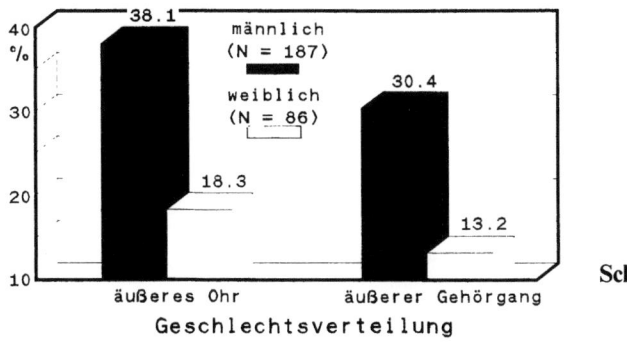

Schema 1

Lokalisation: Ohr

$N_{ges} = 273 / N_m = 187 / N_w = 86$

Rezidiv-Quoten

Lokalisation: Ohr

Rezidiv-Quoten in %

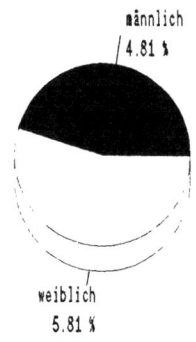
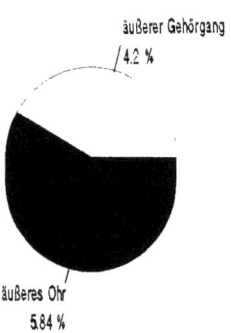

Schema 2

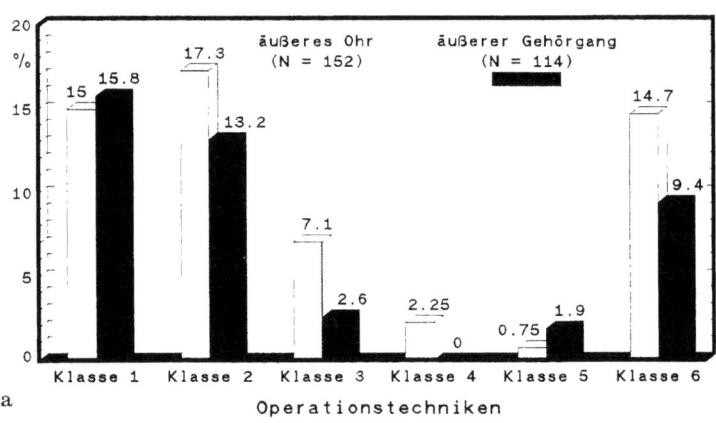

Klasse 1: Dehnungsplastik, VY-Plastik

Klasse 2: lokale Lappenplastiken

Klasse 3: Transplantat

Klasse 4: gestielte regionale Lappenplastik

Klasse 5: kombinierte Plastik

Klasse 6: f.A.

Schema 3

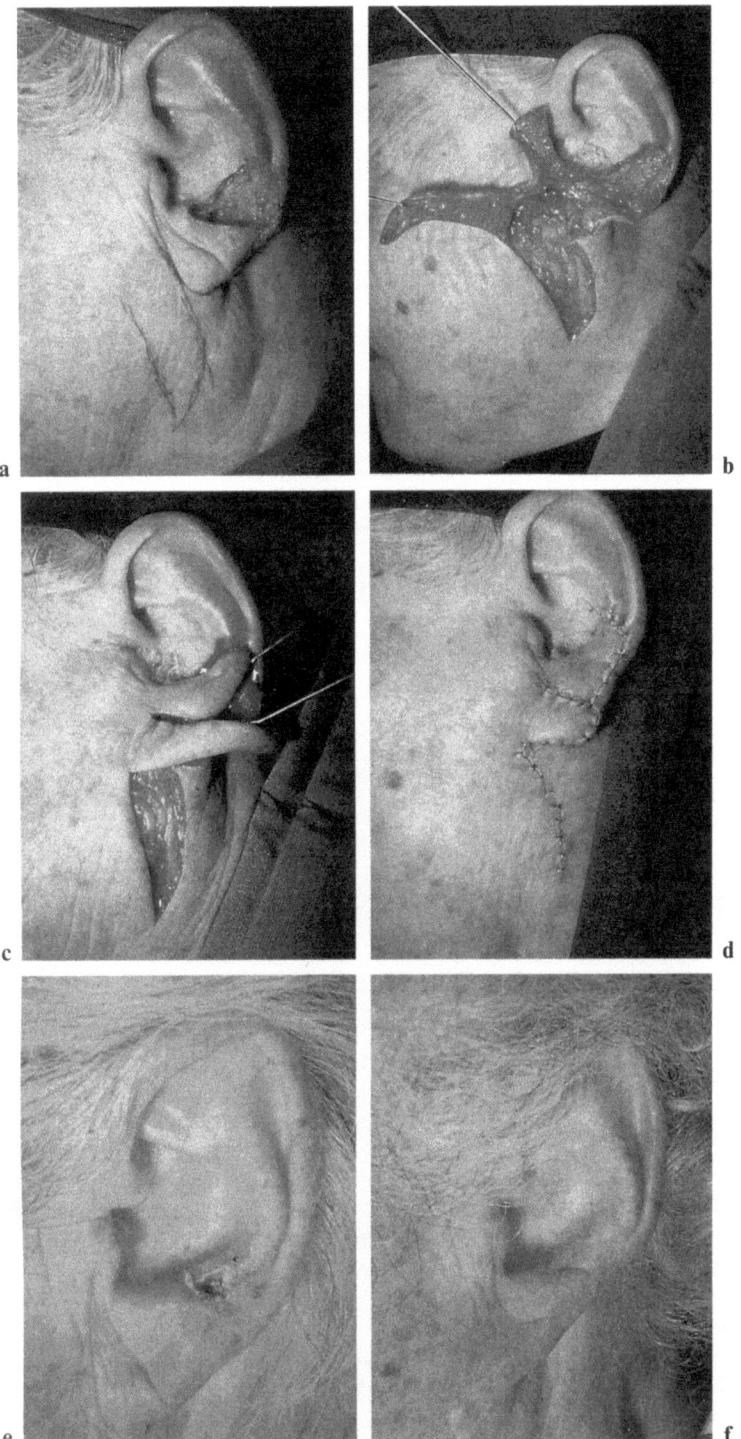

Abb. 1a–f. (a) Exzisionsdefekt mit eingezeichneter Schnittführung eines doppelten Schwenklappens – bilobed flap (b–d) Mobilisierung und Einnähen des Lappens (e–f) Präoperativer Befund und 6 Monate postoperativ

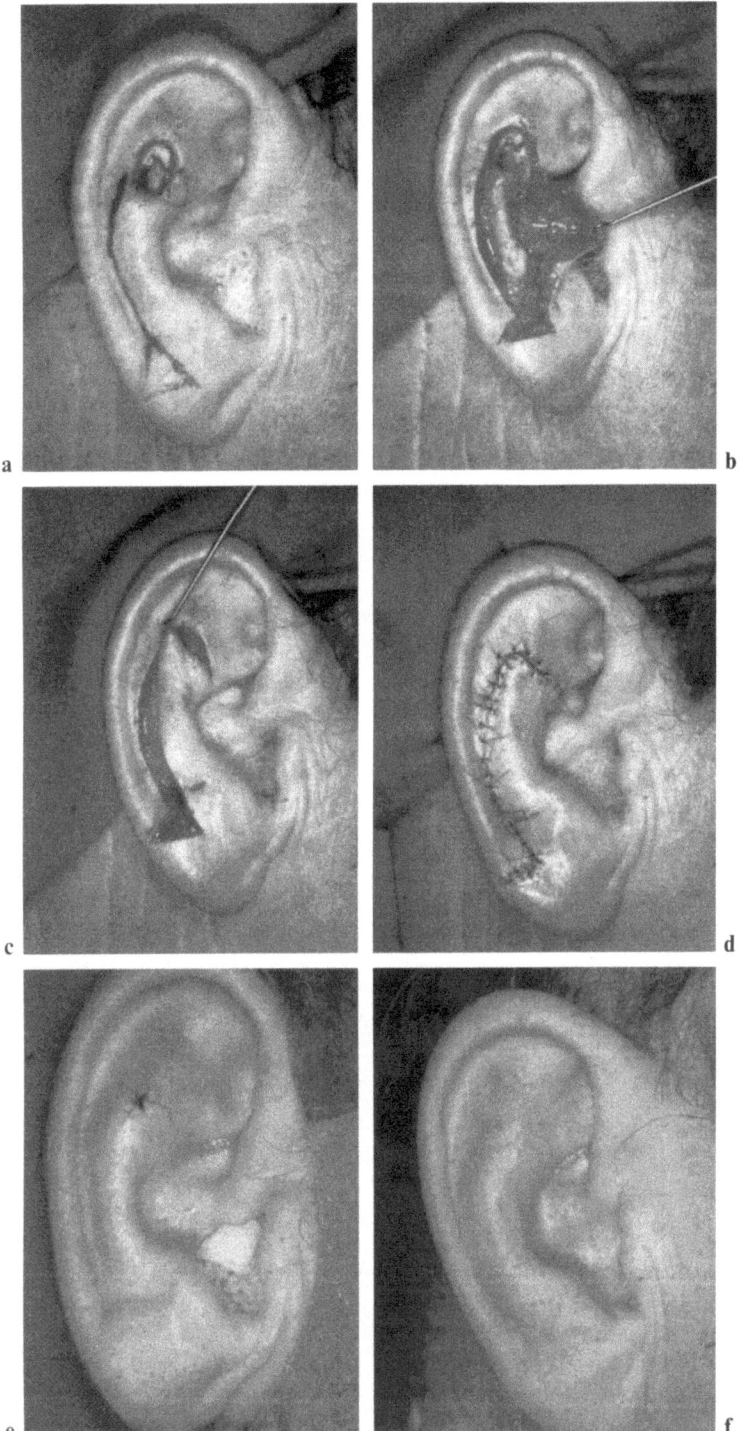

Abb. 2a–f. (**a**) Exzisionsdefekt mit eingezeichneter Schnittführung eines Verschiebelappens der Ohrmuschelvorderwand (**b–d**) Mobilisierung und Einnähen des Lappens (**e–f**) Präoperativer Befund und 6 Monate postoperativ

Dehnungs- und VY-Plastik über freie Transplantate, Lokallappen (Schwenk-, Verschiebe-, Rotationslappen) und gestielte Regionallappen bis zu deren Kombination (Schema 3a und b).

Je nach Lokalisation und Größenausdehnung des Exzisionsdefektes sowie Alter des Patienten und Können und Vorliebe des Operateurs müssen diese Grundtechniken für die Erfordernisse im Einzelfall ausgewählt und den anatomischen Gegebenheiten angepaßt werden. Ziel ist natürlich eine weitgehende Wiederherstellung der Ohrkontur.

Manche Techniken, so etwa der Dehnungsverschluß, lassen sich bei ausreichender Kleinheit des Defektes an fast jeder Stelle am Ohr verwenden.

Bei größeren Defekten haben sich im Laufe der Jahre lokalisationsbezogen bestimmte Techniken bewährt:

Helixranddefekte lassen sich u.a. durch eine Keilexzision, Helixrandverschiebung oder Rotationsplastik verschließen.

An der Ohrmuschelhinterwand können die schon erwähnten Verfahren in vielen Fällen verhältnismäßig problemlos verwendet werden.

Tumorresektionsdefekte der Ohrmuschelvorderwand bieten Spielraum für Schwenklappen aus prä-, supra- oder infraaurikulären Bereichen (Abb. 2a–f), doppelte Schwenklappen (Abb. 1a–f) oder transaurikulär gestielte Lappen von prä- oder retroaurikulären Regionen.

Bei einer Lage des Hautdefektes im Bereich des äußeren Gehörganges bieten sich ebenfalls die prä- oder postaurikulären Schwenklappen an oder auch die transaurikulär gestielten Lappen.

Bei Defekten am Ohrläppchen kann dieser mit einem Keilverschluß zu einer einseitigen Ohrläppchenverkleinerung führen. Dieses geschieht nicht, wenn man zu der Composite-graft-Technik greift. Dabei wird ein Keil vom gesunden Ohrläppchen entnommen und als freies Transplantat in den Defekt des anderen Ohrläppchens eingenäht. Bei richtiger Größenwahl des zu entnehmenden Teils vom gesunden Ohrläppchen resultieren zwei etwa gleich große Ohrläppchen.

Abschließend soll noch eine Technik erwähnt werden, die an fast allen Stellen des Ohres eingesetzt werden kann und meist gute bis sehr gute Ergebnisse liefert:

das Vollhauttransplantat. Wichtig ist hierbei eine gute Wundgrundkonditionierung, die bei uns unter Zuhilfenahme einer Polyurethanfolie gefördert wird.

Konservative Therapie

Die Röntgenweichstrahlentherapie des Basalioms

R. Panizzon

Einleitung

Das Basaliom gehört zu den am meisten strahlensensiblen Hauttumoren und stellt deshalb bei über 50jährigen Patienten mit mittelgroßen Basaliomen, v. a. im Gesichtsbereich, eine ideale Indikation zur Strahlentherapie dar. Die Vorteile einer solchen Behandlung, insbesondere an Lokalisationen wie Augenlidern, Nase, Ohrmuschel und Lippen, sind schon vom funktionell-kosmetischen Gesichtspunkt her evident. Für den Patienten könnten die mehrmaligen Sitzungen einen Nachteil darstellen. Mit Hilfe der entsprechenden Strahlenqualität kann jede beliebige Basaliomdicke angegangen werden. Es gilt die Regel, daß die Tumordicke der Gewebehalbwertstiefe (GHWT) entsprechen sollte. Kontraindiziert für eine Röntgenweichstrahlenbehandlung sind in Knorpel oder Knochen infiltrierende Basaliome. Aufgrund unserer Untersuchungen sollte auch auf den histologischen Typ des Basalioms geachtet werden, steigt doch die Rezidivrate von soliden nicht-szirrhösen Basaliomen mit 5,1% auf über 30% für szirrhös wachsende Basaliome. Das sollte jedoch nicht heißen, daß letztere Basaliomformen für eine Strahlentherapie ungeeignet sind, jedoch sollten die Bestrahlungsparameter angepaßt werden, z. B. durch Bestrahlung mit höheren Einzeldosen bzw. mit schnellen Elektronen.

In unserer Klinik hat die Radiotherapie seit Miescher ihre Tradition und wird auch heute noch, neben den chirurgischen Verfahren als Alternative, und nicht zuletzt auch auf Wunsch der Patienten angewandt. Jährlich behandeln wir etwa 100 neue Basaliom-Patienten mit der Röntgenweichstrahlentherapie.

Betrachten wir zunächst die Strahlensensibilität verschiedener Hauttumoren, so können wir feststellen, daß das Basaliom als ausgesprochen strahlensensibel gilt [4, 5, 6, 10]. Wir können sogar soweit gehen, daß insbesondere bei den über 50jährigen Patienten, das Basaliom eine Indikation par excellence für eine Röntgenweichstrahlentherapie darstellt. Befragen wir über 60jährige Patienten mit einem Basaliom, ob sie lieber ein röntgentherapeutisches oder chirurgisches Verfahren zur Behandlung möchten, so antworten 75% spontan zugunsten der Röntgentherapie. Die Hauptvorteile für den älteren Patienten liegen sicher in der schonungsvollen, schmerzlosen, durchwegs ambulanten und vor allem gewebeerhaltenden Therapiemodalität. Der Nachteil liegt jedoch darin, daß die Patienten zu mehreren Sitzungen kommen müssen [8].

Vor jeder Röntgenbestrahlung fordern wir eine Biopsie und eine histologische Untersuchung: 1. damit die Diagnose Basaliom gesichert ist, 2. um den histologischen Untertyp zu erfahren (s. unten), 3. um die Tiefenausdehnung einigermaßen zu kennen (Angabe des Infiltrationsniveaus) und 4. um bei schwierigen Abgrenzungen die ungefähre Ausdehnung zu erfahren. Mit Hilfe des Begriffs der Gewebehalbwertstiefe [13], anhand der Kilovoltstufen und der ebenfalls daraus gemessenen Halbwertsschichtdicke, können wir die optimale Strahlenqualität, d. h. kV und Filter, einsetzen. Die Feldgröße schließlich bestimmt uns die Einzeldosen, welche seit Miescher (Zit. in [8]) für:

1. Felder bis 2 cm Durchmesser mit 800 cGy Einzeldosen, einmal pro Woche, in 5 bis 6 Sitzungen,
2. Felder von 2–5 cm mit 400 cGy Einzeldosen, zweimal pro Woche, in 10 bis 12 Sitzungen,
3. Felder über 5 cm Durchmesser mit 200 cGy Einzeldosen, täglich, in 26 bis 30 Sitzungen,

angewandt werden.

Dieses von Miescher empirisch aufgestellte Fraktionierungsschema hat sich auch nach dem neueren NSD-Konzept bzw. TDF-Faktor nach Storck [11] bewährt. Nach dem obengenannten Fraktionierungsschema für Basaliome, das wir in der Regel auch für Spinaliome verwenden, resultiert ein TDF-Faktor von 100, was allgemein als optimal angesehen wird [5, 7, 11].

Bereits vom klinischen Befund her können wir vermuten und durch die histopathologische Untersuchung definitiv nachweisen, ob ein Basaliom für die Strahlenbehandlung indiziert ist oder nicht. Für die Röntgentherapie geeignete Basaliomformen sind:

– noduläre Basaliome mit oder ohne Ulzeration
– pigmentierte Basaliome
– pagetoide (Rumpfhaut-)Basaliome

Für die Röntgenweichstrahlentherapie *nicht* geeignete Basaliomtypen sind: das Basaliom im Rahmen des Basalzellnaevussyndroms und das (in Knochen und Knorpel infiltrierende) terebrierende Basaliom [8]. Ungünstig ist auch das klinisch sklerodermiforme Basaliom, da es schlecht abgegrenzt werden kann und histopathologisch oft vom szirrhösen Typ ist (s. unten). Es ist wichtig zu wissen, welche Lokalisationen für eine Röntgentherapie *günstig* sind:

Augenwinkel und Augenlider, Nase und Nasolabialfalte, Ohren und Lippen [4, 5]. In diesen Regionen sind die Therapieerfolge auch bezüglich der funktionell-kosmetischen Ergebnisse praktisch unerreicht.

Im folgenden möchten wir über unsere *Resultate bestrahlter Basaliome, mit besonderer Berücksichtigung der Histopathologie*, berichten.

Zur Auswertung kamen 433 Patienten (213 Frauen und 220 Männer) mit einem Durchschnittsalter von 67,7 Jahren. Die Histologie konnte bei 362

Patienten nachuntersucht werden und wurde in die Kategorien „szirrhös", „partiell szirrhös" und „nicht-szirrhös" unterteilt. 59,1 % der Basaliome waren nicht-szirrhöse, 29,3 % partiell szirrhöse und 11,6 % szirrhöse Basaliome.

Rezidivrate und Histologie: von besonderem Interesse war für uns die Frage, wie sich die Abhängigkeit zwischen Rezidivrate und Histologietyp verhielt. Unsere Untersuchung ergab mit Signifikanz (Fisher's Exakttest, 1-tail, $p < 0{,}001$), daß die nicht-szirrhösen Basaliome mit 5,1 % eine deutlich niedrigere Rezidivrate aufwiesen als die partiell szirrhösen mit 21,7 % bzw. die szirrhösen Basaliome mit 31,0 % [1]. Die szirrhösen Basaliome waren in unserer Untersuchung nicht dicker, allenfalls jedoch zeigten sie einen größeren Tumordurchmesser als die nicht-szirrhösen Basaliome, der Unterschied war aber nicht signifikant. Diese Resultate sollten jedoch keineswegs bedeuten, daß in Einzelfällen nicht trotzdem eine Radiotherapie durchgeführt werden kann. Durch Änderung der Bestrahlungsparameter ist eine erfolgreiche Röntgentherapie durchaus möglich:

1. durch Anwendung höherer Einzeldosen, d. h. über 400 cGy [2]
2. durch Einsatz von schnellen Elektronen [9]

Rezidivrate und Gesamtdosis: von den 433 bestrahlten Basaliompatienten fanden sich folgende Rezidivraten: bei 2000 cGy bis 5000 cGy Totaldosis eine Rate von 14,2 %, bei Totaldosen über 5000 cGy betrug sie lediglich 8,5 % ($p < 0{,}05$) [1].

Rezidivrate und Einzeldosis: hier zeigte sich eine knappe Signifikanz von $p < 0{,}04$, nämlich bei Einzeldosen von 200 cGy bis 400 cGy betrug die Rezidivrate 13,8 % und bei Einzeldosen über 400 cGy sank die Rezidivrate auf 7,4 % [1].

Die mittlere Nachkontrolldauer der bestrahlten und histologisch verifizierten Basaliome war 7,9 Jahre. Dies ist, entsprechend unseren Nachforschungen, eine der längsten Nachkontrollzeiten in der Literatur, werden doch meistens durchschnittliche Nachkontrolldauern von 2 bis 5 Jahren angegeben.

Zeitpunkt des Auftretens der Rezidive: in unserem Krankengut sind 76,6 % der Rezidive innerhalb der ersten vier Jahre nach Radiotherapie aufgetreten [1]. Trotzdem kontrollieren wir unsere bestrahlten Patienten über mindestens zehn Jahre bzw. nach Möglichkeit lebenslänglich, nicht zuletzt wegen der doch immer wieder auftretenden neuen Präkanzerosen oder Hautmalignome.

Zusammenfassend sind wir der Meinung, daß bei mittelgroßen Basaliomen im Gesichtsbereich, mit einem histologisch vorwiegend medullären Wachstumstyp, ohne Infiltration in Knorpel oder Knochen, die Röntgenweichstrahlentherapie ein ausgezeichnetes und von den Patienten sehr geschätztes Therapieverfahren darstellt.

Literatur

1. Ballinari M (1989) Die Röntgenweichstrahlentherapie des Basalioms unter besonderer Berücksichtigung der histologischen Wachstumsform. Universität Zürich, Inaugural-Dissertation
2. Bart RS, Kopf AW, Gladstein AH (1977) Treatment of morphea-type basal cell carcinomas with radiation therapy. Arch Dermatol 113:783–786
3. Braun-Falco O, Lukacs S (1973) Dermatologische Röntgentherapie. Springer-Verlag, Berlin Heidelberg New York, pp 64–67, 93–94
4. Goldschmidt H, Sherwin WK (1983) Office radiotherapy of cutaneous carcinomas II. Indications in specific anatomic regions. J Derm Surg Oncol 9:47–76
5. Goldschmidt H, Panizzon RG (1991) Modern dermatologic radiation therapy. Springer-Verlag, New York, pp 65–121
6. Gladstein AH, Kopf AW, Bart RS (1978) Radiotherapy of cutaneous malignancies. In: Physical modalities in dermatologic therapy, ed. H. Goldschmidt. Springer-Verlag New York, pp 95–114
7. Landthaler M, Braun-Falco O (1988) Application of TDF-factor in soft X-ray therapy. In: Dermatology in five continents. Proc XVIIth World Congr of Dermatology, Berlin, May 24–29, 1987, eds: CE Orfanos R Stadler, H Gollnick. Springer-Verlag, Berlin, pp 928–930
8. Panizzon R (1981) Die Strahlentherapie der Basaliome. In: Das Basaliom. (Hrsg) Eichmann F, Schnyder UW. Springer-Verlag, Berlin, pp 103–112
9. Reisner K, Haase W (1988) Strahlentherapie maligner und benigner Hauterkrankungen. Kursmanuskript, S 75–86, 119–138
10. Schnyder UW (1976) Vor- und Nachteile der Röntgenweichstrahlentherapie der Basaliome. Therap Umsch 33:524–528
11. Storck H (1978) Zur Strahlentherapie der Hautkarzinome unter besonderer Berücksichtigung der fraktionierten Bestrahlung. Zschr f Hautkrh 53:67–74

Die Afterloading-(HDR-)Therapie des Basalioms im Kopfbereich

H.-A. Gitt und A. Brock

Einleitung

Während bei der Behandlung maligner Tumoren des Kopf-Hals-Bereiches die LDR-(low-dose-rate) Kontakttherapie seit Jahren einen festen Platz im therapeutischen Spektrum einnimmt, stellt das Afterloading HDR-(high-doserate) Verfahren eine moderne Methode der Kontakttherapie dar. Das Afterloading-Verfahren bietet neben dem Vorteil der fehlenden Strahlenbelastung für das Personal die Möglichkeit der Verwendung von Radionukliden hoher Dosisleistung und dadurch eine erhebliche Verkürzung der Applikationszeit. Es ist deshalb als nicht invasives Verfahren besonders zur Behandlung älterer oder wenig belastbarer Patienten gut geeignet.

Nachdem anfangs die Afterloading-Technik vorrangig bei der Behandlung gynäkologischer Tumoren eingesetzt wurde, berichteten bis heute nur wenige Autoren über ihre Anwendung im Kopf-Hals-Bereich.

Material und Methode

Seit dem 01.09.1987 wurden in Zusammenarbeit unserer Kliniken 104 Patienten mit Tumoren der Kopf-Hals-Region einer HDR-Afterloading-Therapie unterzogen. Das Geschlechtsverhältnis betrug m/w = 1,3/1. Die Verteilung der Patienten hinsichtlich Tumorlokalisation und histologischer Diagnose ist in Tabelle 1 dargestellt. Es wurden sowohl Tumoren der Kopf- bzw. Gesichtshaut als auch Lippentumoren behandelt. In 19 Fällen handelte es sich um Rezidive die Jahre nach früheren Behandlungen auftraten.

Bei den Indikationen (s. Tabelle 2) zur Afterloading-Therapie ließen wir uns vor allem von zwei Aspekten leiten:

1. Die Methode wurde bisher nur als alleiniges strahlentherapeutisches Verfahren angewendet, um die Effektivität der Methode nachweisen zu können.
2. Es wurden Patienten behandelt, die wegen ihres hohen Lebensalters oder ihres reduzierten Allgemeinzustandes keiner anderen invasiveren Therapie zugeführt werden konnten.

Tabelle 1. Patientenverteilung hinsichtlich Tumorlokalisation und histologischer Diagnose

Tumorlok.	Platten-epi.-Ca	Basaliom	Mb. Bowen	Mb. Dubr.	davon Tm.-Rez.
Schläfe		10			
Nase	2	24			3
Unterlippe	22	2	2		2
Oberlippe		8			4
Lider	5	2			5
Wange	1	10		2	5
Stirn	3	9			
behaarter Kopf	1		1		
Summe	34	65	3	2	19

Tabelle 2. Indikationen zur Afterloadingtherapie im Kopf-Hals-Bereich

1. Operative Therapie absolut oder relativ kontraindiziert: hohes Lebensalter, Nebenerkrankungen, Tumorrezidiv, reduzierter Allgemeinzustand
2. Tumorausdehnung max. 2 cm
3. klinisch kein Anhalt für Lymphknotenbeteiligung
4. histologisch gesicherter Tumor

Zur Behandlung verwendeten wir bis November 1990 das HDR-Afterloading-Gerät DECATRON A (Fa. Thissora Chemnitz, Deutschland) und danach das Gerät MICROSELECTRON (Fa. Nuclethron, Niederlande) an der Radiologischen Universitätsklinik Leipzig.

Die Patienten werden sitzend in einem für die Belange des Verfahrens ausgerüsteten Behandlungsstuhl positioniert. Am fahrbaren Stuhl, der gut an das Therapiegerät adaptiert werden kann, sind sowohl Fixationseinrichtungen für den Patienten als auch eine Applikatorhalterung angebracht, die eine exakte reproduzierbare Bestrahlung bei jeder Applikation ermöglichen. Für die Therapie im Kopf-Hals-Bereich wurde ein eigenes Sortiment von Applikatoren aus gut abschirmenden Metall (WOOD-Metall; Legierung 50% Wismut, 25% Blei, 12,5% Kadmium, 12,5% Zinn) entwickelt.

Die erforderlichen unterschiedlichen Dosisverteilungen werden bei Betrieb mit stehender Quelle (192-Iridium) durch variierende Strahlenaustrittsöffnungen erzeugt. Gleichzeitig ist eine Abschirmung der Umgebung möglich.

Bei allen Patienten erfolgt zum Ausschluß von Dosisspitzen an Nachbarorganen bzw. -geweben eine Dosismessung bei jeder Applikation (s. Abb. 1 und Tabelle 3).

Je nach Applikator und Tumorlokalisation haben wir an den entsprechenden Meßpunkten 0,5–5% der Herddosis gemessen. Durch die identische Fixation des Patienten konnten bei den einzelnen Applikationen annähernd

Tabelle 3. Meßpunkte der Patientendosismetrie

Punkt 1: lateraler Augenwinkel rechts
Punkt 2: lateraler Augenwinkel links
Punkt 3: Halsmitte ventral
Punkt 4: Halsmitte dorsal
Punkt 5: Mundwinkel auf der Tumorseite
Punkt 6: tumornah

Meßpunkte

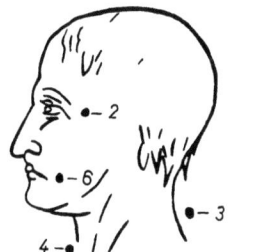
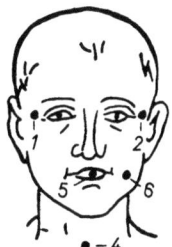

Abb. 1. Position der Meßpunkte

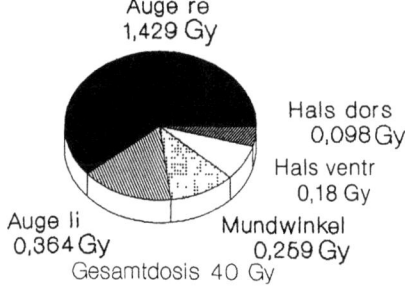

Abb. 2. Gesamtstrahlenbelastung bei einem Tumor der rechten Schläfe

gleiche Dosiswerte gemessen werden. Am Beispiel der Meßwertverteilung bei der Behandlung eines Tumors im Bereich der rechten Schläfe kann das belegt werden (s. Abb. 2 und 3).

Wir applizieren jeweils Einzeldosen von 10 Gy in einer Gewebetiefe von 8 mm bis zu einer GHD von 40 Gy. Die Behandlung erfolgt je nach Differenzierungsgrad und Wachstumsverhalten des Tumors im Abstand von drei Tagen bis zu einer Woche.

Dosisreduktionen werden bei vorbehandelten Rezidivtumoren oder bei Lokalisationen vorgenommen, bei denen von vornherein mit einer verstärkten Strahlenreaktion (z. B. am Nasenrücken) zu rechnen ist.

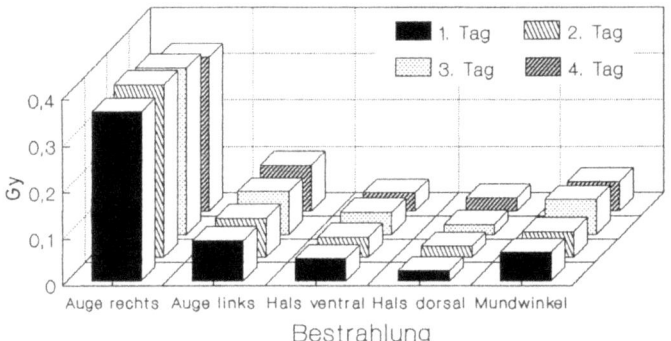

Abb. 3. Strahlenbelastung, fraktioniert beim gleichen Tumor wie Abb. 2

Ergebnisse

Bei den von uns behandelten Patienten (n = 104) konnten wir in 95 Fällen eine komplette Tumorremission (CR = 91,4%) beobachten (s. Abb. 4 und 5). In 9 Fällen wurde keine oder nur eine partielle Tumorrückbildung erzielt. Dabei handelte es sich ausschließlich um strahlentherapeutisch vorbehandelte Rezidive, bei denen schon initial eine Dosislimitierung notwendig war. Bei einem Beobachtungszeitraum von maximal 40 bis minimal 3 Monaten wurden bisher bei 3 Patienten (2,9%) Rezidive diagnostiziert. Diese wurden nach umfangreicher internistischer Vorbehandlung und damit Ausschluß der Kontraindikationen chirurgisch behandelt (1 Unterlippenkarzinom, 2 Basaliome der Nase).

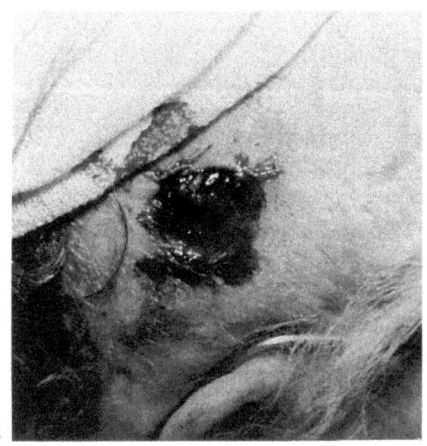
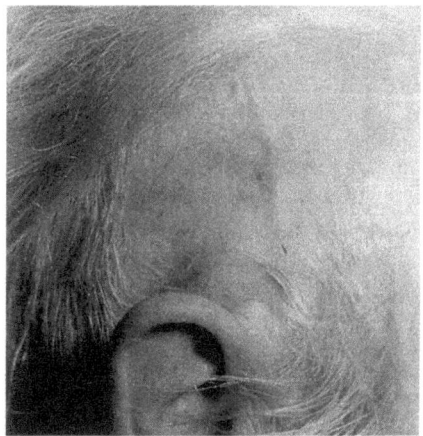

Abb. 4. 79jährige Patientin mit Basaliom der rechten Schläfe vor der Behandlung

Abb. 5. Die gleiche Patientin wie Abb. 2 post radiatio

Leichte bis mäßige Strahlenreaktionen wurden in 33 Fällen registriert. Diese waren innerhalb von 3 Wochen post radiatio unter antiphlogistischer Lokalbehandlung rückbildungsfähig.

Schwere oder irreversible Strahlennebenwirkungen konnten nicht beobachtet werden.

Schlußfolgerungen

Die Afterloading-(HDR-)Therapie ist als nicht invasives Verfahren besonders für ältere, aus verschiedenen Gründen gering belastbare Patienten eine beachtenswerte Ergänzung der therapeutischen Möglichkeiten.

Wir sehen in dem Verfahren eine Alternative zur chirurgischen Intervention, zur LDR-Kontakttherapie und zur Nahbestrahlung. Die Methode hat sich klinisch bewährt.

Das Verfahren ist sowohl als alleinige strahlentherapeutische Methode als auch als boost-Technik in Kombination mit der Percutanbestrahlung anwendbar.

Die begrenzte räumliche Dosisverteilung erlaubt trotz Applikation hoher Einzeldosen eine Schonung der Tumorumgebung. Es ist jedoch hinsichtlich der Tumorausdehnung in seiner Anwendung limitiert.

Weitere Untersuchungen sollen sich auf eine Optimierung des Fraktionierungsrhythmus mit dem Ziel der Reduzierung von Strahlenreaktion und Rezidivrate konzentrieren.

Literatur

1. Akanuma A (1977) High-dose-rate intracavitary radiation therapy for advanced head and neck tumors. Cancer 40:1071–1076
2. Bauer M, Fritz P, Winkel K-L u.a. (1984) Möglichkeiten intrakavitärer Afterloading-Therapie bei Pharynx- und Mundhöhlenkarzinomen. In: Wannenmacher M (Hrsg) Sonderbände zur Strahlentherapie. Bd. 78. Nasopharynx-Tumoren, München Wien Baltimore, Urban & Schwarzenberg, S 168–173
3. Breed JE (1968) High intensity proximity therapy of intraoral cancer, with description of a new after-loading unit. Am J Roentgenol 102:117–128
4. Brock A, Prager W, Pohlmann St (1988) Methodik der Kontakttherapie mit Hilfe des Afterloading-Verfahrens im Kopf-Hals-Bereich. Radiobiol Radiother 29:609–615
5. Brock A, Gitt H-A, Pohlmann St, Prager W (1989) Erste Ergebnisse der High-dose-rate-Afterloading-Behandlung von Tumoren im Kopf-Hals-Bereich. Radiobiol Radiother 30:515–520
6. Busch M, Albert W (1984) Optimierte Afterloading Applikation bei Epipharynxtumoren. Strahlentherapie 160:77–80
7. Fritz P, Bauer M, Fehrenz D u.a. (1985) Kontakttherapie im Pharynx-Mundhöhlen-Bereich: Afterloading-Technik, Bestrahlungsplanung und -ergebnisse. Strahlentherapie 101:293–298
8. Gitt H-A, Brock A: Results of High-Dose-Rate Afterloading Therapy in Tumors of the Face. Proceedings of the 16. Congress of Intern Assoc Max-Fac-Surg in Oita (Japan) 31.03.–03.04.1991:115–117

9. Imdahl A, Salm R, Schildge J u.a. (1988) Indikationen für die intrakavitäre Afterloading-Strahlentherapie in Verbindung mit dem chirurgischen Eingriff. Chirurg 59:323–327
10. Strietzel M, Ehrhardt M, Schwanewede v. H, u.a. (1986) Möglichkeiten der intrakavitären Afterloading-Therapie im zervikofazialen Bereich mit der Afterloading-Therapie-Einrichtung „Decatron". Radiobiol Radiother 27:413–419

Laser-Therapie von Basaliomen

M. Landthaler und U. Hohenleutner

Die Behandlung von Basaliomen mit Laser ist prinzipiell auf drei Wegen möglich:

- Exzision, bzw. Vaporisation mit dem CO_2-Laser,
- Koagulation mit dem Neodym: YAG (Nd:YAG)-Laser, und
- photodynamische Tumor-Therapie.

Der CO_2-Laser ist ein Dauerstrichlaser mit einer Wellenlänge von 10 600 nm. Diese Strahlung wird sehr stark im Wasser absorbiert und sofort in thermische Energie umgewandelt. Mit einem fokussierten CO_2-Laser-Strahl ist es deshalb möglich, Gewebe zu schneiden. Ein defokussierter Strahl ist sehr gut geeignet, Gewebe unter Rauchentwicklung schichtweise abzutragen. Da an den Laserdefekt eine 0,3–0,6 mm breite Koagulationszone anschließt, in der auch Blut- und Lymphgefäße verschlossen werden, zeichnen sich Eingriffe mit dem CO_2-Laser durch ein geringes Blutungsrisiko aus. Das Operationsfeld ist in der Regel trocken und übersichtlich. Auch ist die Neigung zu postoperativen Schwellungen und postoperativen Schmerzen reduziert. Die Laser-Strahlung interferiert nicht mit Schrittmachern oder elektronischen Überwachungssystemen [8].

Der Nd:YAG-Laser emittiert infrarote Strahlung einer Wellenlänge von 1060 nm. Diese Strahlung wird relativ schwach in Wasser absorbiert. Sie dringt deshalb tief in das Gewebe ein und dieser Laser eignet sich deshalb besonders zur tiefen Koagulation. Es können Koagulationstiefen bis zu 6 mm erreicht werden [7].

Die photodynamische Tumor-Therapie ist immer noch ein experimentelles Therapie-Verfahren. Die Tumoren werden mit einem systemisch oder lokal aufgebrachten Fotosensibilisator sensibilisiert. Nachfolgende Bestrahlungen mit rotem Laser-Licht führen zur Bildung von cytotoxischem Singulett-Sauerstoff, der sowohl die Tumorzellen als auch die Tumor-Endothelien zerstört [2–5].

Klinische Anwendung

Bailin und Mitarbeiter beschrieben 1981 ein modifiziertes Verfahren zur mikroskopisch kontrollierten Chirurgie mit dem CO_2-Laser. Anstelle des

Skalpells wurde der CO_2-Laser zur Exzision des Gewebes verwendet. Als Vorteil des Lichtskalpells wird ein trockenes und übersichtliches Operationsfeld angeführt, das eine exakte Orientierung erlaubt. Weiterhin kann auch Knochen ohne Probleme mit dem CO_2-Laser abgetragen werden [1].

Wheeland et al. behandelten 370 oberflächliche multizentrische Basaliome bei 52 Patienten mit einer Kombination aus CO_2-Laser-Vaporisation und Kürettage. Innerhalb der Nachbeobachtungszeit kam es zu keinem Rezidiv, und die kosmetischen Ergebnisse wurden als sehr gut eingestuft. Einschränkend betonen die Autoren aber, daß diese Technik nur für oberfläche multizentrische Basaliome zur Anwendung kommen sollte, keinesfalls für Basaliome in Problem-Lokalisationen und Risiko-Lokalisationen wie Augeninnenwinkel, Wangen und nasolabial [14].

In einer eigenen vorläufigen Studie wurden an 50 Patienten 172 epitheliale Hauttumoren mit dem Nd:YAG-Laser koaguliert, 85% dieser Tumoren waren Basaliome.

Die Tumoren wurden in örtlicher Betäubung mit einer Laser-Leistung zwischen 20 und 30 Watt bestrahlt, eingeschlossen der Sicherheitsabstand von 5–10 mm. Postoperativ kam es zur Ausbildung von haemorrhagischen Schorfen, und die Abheildauer der Wunden betrug 4–5 Wochen. Insgesamt war das kosmetische Ergebnis bei den meisten Patienten sehr gut. Allerdings ergab eine Nachuntersuchung nach 3 Jahren eine Heilrate von nur 85%. Diese nicht akzeptable hohe Rezidivrate läßt sich aber sicher durch Verbesserung der Behandlungstechnik (tiefere Koagulation, größerer Sicherheitsabstand) weiter reduzieren. Vorteile der Koagulation der Basaliome mit dem Nd:YAG-Laser sind die Möglichkeit, die Patienten ambulant zu behandeln, das reduzierte Blutungs- und Infektionsrisiko, die fehlende Interferenz mit Schrittmachern und Überwachungssystemen und die Vermeidung von postoperativen Verbänden. Nachteile einer Koagulation mit dem Nd:YAG-Laser sind die fehlende histologische Kontrolle, die verzögerte Wundheilung und die noch zu geringe Heilrate [9].

Bereits 1981 berichtete Dougherty [3] über die systemische photodynamische Therapie von kutanen und subkutanen Tumoren. In diese Studie waren bereits Patienten mit Basaliomen eingeschlossen und seither sind zahlreiche Studien zur photodynamischen Tumor-Therapie von Basaliom-Patienten publiziert worden [2–5, 10, 11, 13].

Allerdings sind die Patientenzahlen bisher sehr klein, es fehlen ausreichende Angaben zur Histologie und Lokalisation der Basaliome, und außerdem sind die Nachbeobachtungszeiten zu kurz.

Tse und Mitarbeiter behandelten 40 Basaliome bei 3 Patienten mit Basalzellnävus-Syndrom mittels der photodynamischen Tumor-Therapie und erzielten eine Heilrate von 82,5%. Vor allem dickere Tumoren und verkrustete Tumoren sprachen schlecht auf die photodynamische Tumor-Therapie an [13]. Feyh und Mitarbeiter behandelten 42 Tumoren bei 30 Patienten mit systemischer PDT. Eingeschlossen waren 29 Basaliome und 5 spinozelluläre Karzinome der Gesichtshaut. 2 der Basaliome hatten 8 Wochen nach der Therapie histologisch Tumorreste und wurden erneut mit einer photodynamischen

Therapie behandelt. Bei einem Patienten mit Basaliom kam es innerhalb von 9 Monaten zu einem Rezidiv [4].

In scharfem Kontrast zu diesen eher optimistischen Berichten stehen die Ergebnisse von Pennington und Mitarbeitern, die eine fast 100 %ige Rezidiv-Rate bei photodynamischer Therapie von Basaliomen fanden. Diese Autoren schlossen aus ihren Ergebnissen, daß die photodynamische Therapie derzeit keinen Platz in der Therapie von Basaliomen hat [11].

Eine neue, vielversprechende Alternative ist die lokale Applikation des Photosensibilisators zur Behandlung oberflächlicher Basaliome. Santoro und Mitarbeiter behandelten 292 Basaliome mit einer Tumordicke von weniger als 2 mm mit lokaler Anwendung von meso-Tetraphenylporphin-Sulfonat (TPPS). Die Bestrahlung erfolgte mit dem roten Licht eines Farbstoff-Lasers (Wellenlänge 645 nm). Die Autoren erreichten eine Heilrate von 93,5% [12].

Kennedy und Mitarbeiter behandelten 80 oberflächliche Basaliome mit einer 20%igen Lösung von 5-Amino-Laevulin-Säure (ALA), die 3–6 Stunden vor der Bestrahlung auf die Tumoren aufgetragen wurde. Als Lichtquelle diente ein Kodak-Dia-Projektor, der mit speziellen Filtern ausgestattet wurde, um die Wellenlängen unter 600 nm auszufiltern. Die Autoren erreichten eine Heilrate von 90% [6].

Schlußfolgerungen

Ohne Zweifel können Laser zur Behandlung von Basaliomen eingesetzt werden. Allerdings haben Laser in der Tumor-Therapie bei weitem nicht die Bedeutung, die sie bei Behandlung vaskulärer Veränderungen haben. Beispielsweise wurden von insgesamt 4050 Patienten, die an der Dermatologischen Klinik der Ludwig-Maximilians-Universität München seit 1979 mit Lasern behandelt wurden, nur 195 (4,8%) wegen Tumoren der Haut behandelt. Die Laser-Therapie von Basaliomen wird deshalb wohl nur in Einzelfällen in Frage kommen, wenn die speziellen Vorteile der Laser-Therapie gewünscht werden. Indikationen für die Laser-Therapie sind beispielsweise multiple oberflächliche Tumoren bei Basalzellnävus-Syndrom, ältere Patienten, die eine herkömmliche Therapie ablehnen, Patienten mit Schrittmachern und Blutungsneigung, und möglicherweise auch Basaliome in speziellen Lokalisationen wie beispielsweise dem Genitalbereich.

Einem weiten Einsatz der Laser zur Behandlung von Hauttumoren stehen derzeit auch noch die hohen Anschaffungspreise der Laser und die zu geringen Langzeit-Erfahrungen entgegen.

Möglicherweise wird aber die topische photodynamische Therapie in Kombination mit billigen Lichtquellen einen gewissen Platz einnehmen können.

Literatur

1. Bailin PL, Ratz IL, Lutz-Nagey L (1981) CO_2 laser modification of Mohs' surgery. J Dermatol Surg Oncol 11:328–334
2. Carruth JAS (1986) Photodynamic therapy: the state of the art. Lasers Surg Med 6:404–407
3. Dougherty T (1981) Photoradiation therapy for cutaneous and subcutaneous malignancies. J Invest Dermatol 77:122–124
4. Feyh J, Goetz A, Müller W, Königsberger R, Kastenbauer E (1990) Photodynamic therapy in head and neck surgery. J Photochem Photobiol 7:353–358
5. Gomer CJ (1988) Photodynamic therapy in the treatment of malignancies. Sem Hematol 26:27–34
6. Kennedy JC, Pottier RH, Pross DC (1990) Photodynamic therapy with endogenous protoporphyrin. IX: Basic principles and present clinical experience. J Photochem Photobiol 6:143–148
7. Landthaler M, Brunner R, Haina D, Frank F, Waidelich W, Braun-Falco O (1984) Der Neodym-YAG-Laser in der Dermatologie. Münch Med Wschr 126:1108–1112
8. Landthaler M, Haina D, Hohenleutner U, Seipp W, Waidelich W, Braun-Falco O (1988) Der CO_2-Laser in der Dermatotherapie – Anwendung und Indikation. Hautarzt 39:198–204
9. Landthaler M, Haina D, Donhauser G, Hohenleutner U (1989) Laser-Therapie von epithelialen Hauttumoren. In: Breuninger H, Rassner G (Hrsg) Fortschritte der operativen Dermatologie, Bd 5, Operationsplanung und Erfolgskontrolle. Springer, Berlin Heidelberg New York London Paris Tokyo Hong Kong, SS 149–151
10. McCaughan JS, Guy JT, Hicks W, Laufman L, Nims TA, Walker J (1989) Photodynamic therapy for cutaneous and subcutaneous malignant neoplasms. Arch Surg 124:211–218
11. Pennington DG, Waner M, Knox A (1988) Photodynamic therapy for multiple skin cancers. Plast Reconstr Surg 82:1067–1071
12. Santoro O, Bandieramonte G, Melloni E, Marchesini R, Zunino F, Lepera P, De Palo G (1990) Photodynamic therapy by topical meso-tetraphenylporphine-sulfonate tetrasodium salt administration in superficial basal cell carcinomas. Cancer Res 50:4501–4503
13. Tse DT, Kersten RC, Anderson RL (1984) Hematoporphyrin derivative photoradiation therapy in managing nevoid basal cell carcinoma syndrome. Arch Ophthalmol 102:990–994
14. Wheeland RG, Bailin PL, Ratz JL, Roenigk RK (1987) Carbon dioxide laser vaporization and currettage in the treatment of large or multiple superfizial basal cell carcinomas. J Dermatol Surg Oncol 13:119–125

Ergebnisse und Erfahrungen nach 15 Jahren Kryochirurgie des Basalioms

G. Sebastian und A. Scholz

Einleitung

Die effiziente Behandlung des Basalioms mittels tiefer Temperaturen ist heute allgemein anerkannt [1, 2, 15, 16]. Während die Gruppe der Problembasaliome (zu ihr zählen wir die bekannten aggressiv wachsenden Basaliome und Mehrfachrezidive) ausschließlich operativ behandelt werden muß, darf bei ungefähr 90% aller Basaliome, die der Dermatologe beurteilt, die Kryochirurgie als mögliche Behandlungsform zumindestens erwogen werden.

Ergebnisse

1973 begannen wir mit experimentellen Vorarbeiten zur praktischen Kryochirurgie beim Basaliom, um über die klassische operative Dermatologie mit allen Möglichkeiten plastisch-rekonstruktiver Verfahren, die Chemochirurgie (nach Schreus) und Weichstrahl-Röntgentherapie hinaus eine zusätzliche Therapieform präsent zu haben. Damit unsere Patienten nicht das gleiche Schicksal wie Wilhelm Busch's Louis erlitten, erarbeiteten wir aus den experimentellen Untersuchungen zum Temperaturverlauf in vivo, der Histopathologie der Basaliomkryoläsion, einer epidemiologischen Basaliomanalyse und einer umfangreichen Pilotstudie kryochirurgisch behandelter Basaliome Indikationen und Therapierichtlinien für das Contact- und Sprayfreezing abhängig von der zur Verfügung stehenden Gerätetechnik [9, 10, 11, 13, 14].

Patientengut

Insgesamt wurden in 15 Jahren (1974–1988) bei 575 Patienten 716 Basaliome kryochirurgisch behandelt und 2 bis 5 Jahre nachkontrolliert. Das Geschlechtsverhältnis war mit 51% weiblichen und 49% männlichen Patienten ausgeglichen. 92% aller Patienten waren älter als 65 Jahre.

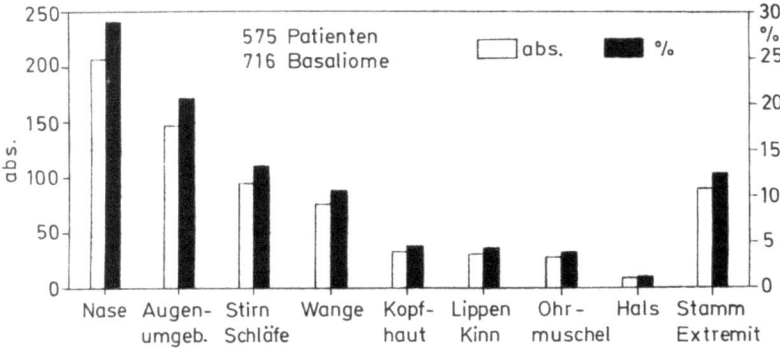

Abb. 1. Basaliom-Kryochirurgie 1974–1988 Lokalisation

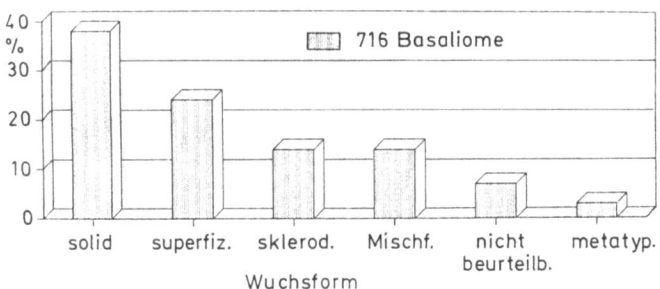

Abb. 2. Basaliom-Kryochirurgie 1974–1988 Histopathologie

Lokalisation und Histopathologie der behandelten Basaliome

87,5% aller kryochirurgisch behandelten Basaliome befanden sich in der Kopf-Halsregion. Am häufigsten wurden Basaliome der Nase (n = 207) und der lidkantennahen Region (n = 147) behandelt. Es folgten in der Häufigkeit Stirn-Schläfenbasaliome (n = 95) und Basaliome betont am Stamm (n = 90) (Abb. 1). Selten wurde die Kryochirurgie bei Basaliomen der Kopfhaut (n = 33), der Lippen-Kinnregion (n = 31), im Ohrmuschelbereich (n = 28) und am Hals (n = 9) eingesetzt. Die mikromorphologischen Wuchsformen des prätherapeutisch entnommenen Tumormaterials ergaben die in Abb. 2 aufgelisteten Häufigkeiten.

Rezidivhäufigkeit

Im Nachbeobachtungszeitraum von 2 bis 5 Jahren rezidivierten 54 der 716 Basaliome. Damit betrug die Rezidivrate 7,6%. Überdurchschnittlich häufig waren Rezidive in den kryochirurgisch bevorzugt behandelten Regionen

Stamm (8,9%) und Augenumgebung (8,8%), eher seltener an der Nase (6,3%). Sklerodermiforme Wuchsformen führten in der Rezidivhäufigkeit. Der Tumordurchmesser der primär behandelten Basaliome war bei Rezidivtumoren im lidkantennahen Bereich stets größer als 7 mm, in den anderen Regionen größer als 10 mm. Alle Rezidive traten innerhalb von 4 bis 24 Monaten auf, 80% waren Randrezidive [12].

Schlußfolgerungen

Basierend auf unseren fünfzehnjährigen praktischen Erfahrungen in der Basaliom-Kryochirurgie mit einer Rezidivrate von 7,6% haben wir in den letzten Jahren vor einer zu großzügigen Indikationsstellung gewarnt [5, 6, 7, 8]. Die „Vorteile" der Kryochirurgie, der Eingriff ist in einer Sitzung technisch unkompliziert auszuführen, er ist nebenwirkungsarm und das Kältemittel preiswert, verführen zur unkritischen Anwendung. Unter Berücksichtigung der von uns aufgestellten patienten- und tumorbezogenen Indikationen für die Kryochirurgie (Tabelle 1) fordern wir vor der endgültigen Entscheidung die histologische Diagnosesicherung. Das sklerodermiform differenzierte Basaliom ist ein Ausschlußkriterium. Der einzeitige Eingriff, der ohne Anästhesie ausgeführt werden kann, sollte besonders bei Patienten im fortgeschrittenen

Tabelle 1. Indikationen zur kryochriurgischen Basaliombehandlung

patientenbezogene I.	tumorbezogene I.

• ambulante Einmalbehandlung
• keine obere Altersbegrenzung
• Kurzzeiteingriff
• Anästhesie vermeidbar
	• sog. „Risiko" Lokalisationen
	  (Augenumgebung/
	  Nasenbereich/Ohrmuschel)
	• Größe
	• Multiplizität

Tabelle 2. Therapieparameter (Kryochirurgie-Geräte IKG 1 und IKG 3)

IKG 1 Contact-freezing	IKG 3	
	Contact-freezing	Spray-freezing
Tumorgröße max. 8 mm ⇩ 120 s + 120 s + 120 s	Tumorgröße max. 15 mm ⇩ 20 s + 20 s + 20 s	Tumorgröße max. 20 mm ⇩ 20 s + 20 s + 20 s
	Tumorgröße max. 25 mm ⇩ 30 s + 30 s + 30 s	Tumorgröße max. 30 mm ⇩ 30 s + 30 s + 30 s größere Tumoren in Felder aufteilen

Alter mit chronisch ischämischen Herzkrankheiten eingesetzt werden. Die von uns erarbeiteten geräteabhängigen Therapieparameter (Tabelle 2) müssen dann von einem intraoperativen Temperaturmonitoring unter dem Tumor oder/und am Tumorrand kontrolliert werden, falls exophytisch wachsende Tumoren präoperativ nicht planiert wurden oder den für die Therapie angegebenen Tumordurchmesser überschreiten.

Die ambulante Einmalbehandlung und die funktionell-ästhetisch ansprechenden Ergebnisse sprechen einerseits für die Methode andererseits belegen die Rezidive die Grenzen der Kryochirurgie des Basalioms [3, 4].

Basaliome bei ansonsten gesunden jungen und alten Patienten sollten stets operativ angegangen werden. Die Vorteile der mikromorphologisch kontrollierbaren Tumorentfernung hat die Rezidivquote auf ein Minimum reduziert.

Literatur

1. Albin RJ (1980) Handbook of Cryosurgery. New York Basel. Marcel Dekker
2. Gage AA (1987) Cryosurgery for cancer of the ear. J Dermatol Surg Oncol 3:417–421
3. Matthäus W, Sebastian G, Scholz A (1977) Die Kryotherapie des Basalioms. Arch Geschwulstforsch 47:412–420
4. Matthäus W, Baerthold W (1978) Das Verhalten der Tränenwege nach Kryotherapie von Lidtumoren. Ophthalmologica (Basel) 176:150–154
5. Scholz A, Sebastian G (1980) Möglichkeiten und Grenzen der Kryotherapie in der Dermatologie. Dt Gesundh-Wesen 35:1024–1028
6. Scholz A, Sebastian G (1982) Zur Indikation chirurgischer und kryochirurgischer Verfahren in der Basaliomtherapie. Dermatol Mon schr 168:535–541
7. Scholz A, Sebastian G (1988) 10-Jahres-Bericht zur Kryotherapie in der Dermatologie. Z Klin Med 43:271–274
8. Scholz A, Sebastian G (1989) Kryotherapie in der Dermatologie. In: Matthäus W (Hrsg) Kryotherapie in Ophthalmologie und Dermatologie und Grundlagen der therapeutischen Kälteanwendung. Leipzig: J. A. Barth
9. Sebastian G, Scholz A (1981) Methodik der Kryochirurgie des Basalioms. Dissertation B. Medizinische Akademie „Carl Gustav Carus" Dresden
10. Sebastian G, Scholz A (1983) Histopathologie der Basaliom-Kryoläsion. Dermatol Mon schr 169:9–17
11. Sebastian G, Scholz A (1983) Intraoperative Temperaturverlaufskontrollen in der Basaliom-Kryochirurgie. Dermatol Mon schr 169:18–27
12. Sebastian G, Scholz A (1985) Rezidive nach kryochirurgischer Basaliomtherapie. Dermatol Mon schr 171:38–44
13. Sebastian G, Scholz A (1986) Computeranalyse histometrisch bestimmter Basaliomdicken. Dermatol Mon schr 172:589–593
14. Wurzer A (1985) Experimentelle Bestimmung der Kältepenetration im Gewebe bei Kryotherapie (spray freezing) mit dem Stickstoff-Handsprühgerät IKG 3. Diplomarbeit. Medizinische Akademie „Carl Gustav Carus" Dresden
15. Zacarian SA (1977) Cryosurgical advances in dermatology and tumors of the head and neck. Springfild: Charles C. Thomas
16. Zacarian SA (1985) Cryosurgery of Skin Cancer and Cutaneous Disorders. St. Louis Toronto Princeton: C. V. Mosby Company

Indikationen der kryochirurgischen Behandlung bei Basaliomen der Kopf- und Halsregion

K. Ernst und M. Hundeiker

Basaliome sind die häufigsten Hautgeschwülste. Fast 90% treten an Kopf und Hals auf. Sie bilden keine einheitliche Gruppe, sondern sind klinisch und morphologisch sehr vielfältig. Dementsprechend unterschiedlich ist auch die biologische Aggressivität dieser Tumoren und die Rezidivgefahr nach Behandlung. Genaue Kenntnis des Wachstumsverhaltens der Basaliome ist für Therapieplanung und Auswahl des geeigneten Behandlungsverfahrens unerläßlich.

Von 1980 bis 1989 sind in der Fachklinik Hornheide 7775 Basaliome der Kopf- und Halsregion behandelt worden. 66% wurden operiert, 31,4% bestrahlt. In nur 2,6% der Fälle wurden Tumoren kryochirurgisch zerstört. Die letztgenannte Zahl bedarf jedoch der Ergänzung: In unserer Dokumentationsabteilung werden Basaliomatosen, wie das Basalzellnaevussyndrom, als jeweils „1 Tumor" erfaßt. Ein solcher Fall kann aber bei diesen Krankheiten Behandlung mehrerer hundert Basaliome bedeuten, u.U. über 100 in einer einzelnen Behandlungssitzung. Beispiele hierfür haben wir bereits bei früheren Gelegenheiten vorgestellt [17]. Bei gewöhnlichen einzelnen Basaliomen ist aber weiterhin die Bevorzugung der „klassischen" Behandlungsmethoden – Operation und Bestrahlung – gut begründet, da sie in vielen Fällen größere Sicherheit bieten. Hierzu einige Erläuterungen:

1. *Operation* ist zweifellos die sicherste Therapieform. Sie ermöglicht vollständige mikroskopische Kontrolle der Radikalität. Bei fibrosierend wachsenden Basaliomen oder bei Rezidivtumoren ist dreidimensionale Schnittrandkontrolle oft unerläßlich [6, 21].
2. *Bestrahlung* ist nicht immer gleich sicher. Sie gehört – wie auch die Kryochirurgie – zu den sogenannten „blinden Verfahren". Meist beruht die Bestrahlungsplanung auf empirischen Werten. Im Zweifelsfall kann man die oberflächliche Tumorausdehnung durch zusätzliche Probeexcisionen und die Tumortiefe mittels Ultraschall bestimmen. Mit diesen zusätzlichen Informationen fällt es dann meist leicht, Bestrahlungsfeld und Tiefendosisverteilung genau festzulegen.
3. *Kryochirurgie* ist bei größeren und schwer abgrenzbaren Tumoren die risikoreichste Behandlungsmethode. Auch hier können horizontale und vertikale Tumorausdehnung mit Gewebeproben und Sonographie ermittelt

werden. Bei dünnen perivasalen oder perineuralen Tumorausläufern, vor allen aber bei sklerosierenden Tumorvarianten läßt sich eine gewisse Fehlerquote nicht ausschalten.

Man ist in solchen Fällen nie ganz sicher, ob alle tiefen Tumoranteile ganz zerstört worden sind. Auch Temperaturkontrolle durch Thermoelemente bietet nicht immer Gewähr für einen Behandlungserfolg. Wenn die Thermoelement-Kanüle zu oberflächlich eingestochen wird, führt das zu ungenügendem Einfrieren tiefer Tumoranteile. In diesen Fällen sind Tiefenrezidive vorprogrammiert [7, 24].

Kontraindikationen

Nach eigenen Erfahrungen ist kryochirurgische Behandlung von Basaliomen meist nicht günstig:

- bei einigen Risikolokalisationen (Hautumschlagsfalten, behaarte Kopfhaut)
- bei bestimmten histologischen Wachstumsformen (fibrosierend wachsende Basaliome, „verwilderte" Basaliome)
- bei Rezidivtumoren (Rand- und vor allem Tiefenrezidive).

In solchen Fällen sind nach kryochirurgischer Behandlung mit erhöhter Wahrscheinlichkeit Rezidive zu erwarten. Rückfälle nach inadäquater Behandlung können aus einem relativ harmlosen Basaliom einen Problemtumor machen, der therapeutisch schwer, manchmal gar nicht zu beherrschen ist.

Risikolokalisationen sind vor allem Tumoren in den Hautumschlagsfalten. Perinasal, retroaurikulär und periorbital ist das Risiko für Basaliomrezidive besonders groß. Randall und Mitarbeiter haben bei 1620 unterschiedlich behandelten Basaliomen die Rezidivhäufigkeit untersucht [22]. An der Nase wurden die meisten Rezidive beobachtet (24%). Darauf folgen Ohrregion (20%) und Periorbitalgegend (17%). Hautumschlagsfalten bieten günstige Voraussetzungen für die Entstehung des gefürchteten Basalioma terebrans. Wenn bei diesen Lokalisationen nicht radikal behandelt wird, führen Tiefenrezidive zu großen Zerstörungen.

Zwischen 1980 und 1989 wurden in der Fachklinik Hornheide 138 destruierende Basaliome der Kopf- und Halsregion behandelt. In 60 Fällen muß eine Exenteratio orbitae, Ablatio nasi oder Ablatio auriculi durchgeführt werden. Bei den meisten Patienten lagen Rezidivtumoren vor, die möglicherweise bei rechtzeitiger radikaler Behandlung nicht aufgetreten wären. Große, multizentrisch wachsende Basaliome der behaarten Kopfhaut zählen ebenfalls zu den Risikolokalisationen. Sie zeichnen sich neben flächenhafter Ausbreitung durch gefährliche Tiefenausbreitung aus. Diese Tumoren durchsetzen die Galea und infiltrieren die ossären Strukturen. Bei Risikolokalisationen ist Kryochirurgie ein sehr problematisches Verfahren. In diesen Fällen haben andere Behandlungsmethoden meist den Vorrang. Am sichersten ist die

Operation, da sie die vollständige histologische Aufarbeitung des Excidates ermöglicht [1, 23].

Fibrosierend wachsende Basaliome sind eine weitere Gegenanzeige für die Kryochirurgie. Diese Basaliomvariante zeichnet sich durch narbenähnliche Veränderungen ohne charakteristische Randbetonung aus. Histologisch findet man kleine Inseln und schmale Stränge basaloider Zellen, umgeben von Bindegewebe und entzündlichem Infiltrat. Der Aspekt ist szirrhös. Größere Tumoren dieses Typs haben eine Tendenz zum Tiefenwachstum [4]. Im eigenen Krankengut zeigten 23,5% aller Basaliome der Kopf- und Halsregion eine zumindest teilweise fibrosierende Wachstumsform. Die schlechte Abgrenzbarkeit bzw. das ausgedehnte subklinische Wachstum erfordert in allen Fällen Einhaltung eines großen Sicherheitsabstandes zur Seite und zur Tiefe. Der Sicherheitsabstand sollte 8–15 mm betragen. Wegen mangelnder Genauigkeit der Abgrenzung und der damit verbundenen erhöhten Rezidivgefahr kommt kryochirurgische Behandlung bei fibrosierend wachsenden Basaliomen nicht in Betracht [14, 16].

„*Verwilderte*" *Basaliome* sind ebenfalls eine histologische Variante, bei der kryochirurgische Behandlung nicht angezeigt ist. Diese Tumoren weisen in einzelnen Abschnitten typische Basaliomstrukturen, in anderen einen völligen Verlust jeder charakteristischen Differenzierung auf. „Verwilderte" Basaliome sind häufig Rezidivgeschwülste. In der Fachklinik Hornheide wurden solche Wachstumsformen bei 4,4% der Basaliome im Kopf- und Halsbereich festgestellt. Relativ viele „verwilderte" Basaliome traten nach kryochirurgischer Behandlung auf. Bei diesen karzinomähnlichen, oft mit erheblicher destruktiver Potenz ausgestatteten Basaliomen empfiehlt sich als Therapie der Wahl die histologisch kontrollierte Excision [16].

Rezidivbasaliome sind eine besonders gefährliche Kategorie von Tumoren. Sie dürfen normalerweise nicht – wie gewöhnliche Primärbasaliome – kryochirurgisch behandelt werden. Rezidive haben meist eine größere subklinische Ausdehnung in einem durch Narben veränderten Gewebe. Sie wachsen infiltrierend zur Seite und zur Tiefe. Meist überwiegt das horizontale Wachstum. Die Infiltration zur Tiefe zeigt häufig periphere Lokalisation. Die tiefsten Tumoranteile befinden sich nicht in der Mitte, oft sogar im Randbereich des Rezidivs. Es ist leicht zu verstehen, daß diese spezielle Wachstumsform zusätzliche therapeutische Probleme bereiten kann. In solchen Fällen ist Excision mit dreidimensionalen Schnittrandkontrolle erforderlich [3, 5, 18, 19].

Die ein Basaliomrezidiv begünstigenden Faktoren werden in der Praxis häufig nicht beachtet. Durch gute kosmetische Ergebnisse ermutigt, wagt man die kryochirurgische Behandlung von „Risikobasaliomen". Die in der Literatur angegebenen günstigen Ergebnisse müssen jedoch angezweifelt werden. Die Nachbeobachtungszeiten sind meist zu kurz. Die Rezidivquote wird oft nur global berechnet und nicht nach Lokalisationen aufgegliedert. Nur so sind die angeblich guten Behandlungsergebnisse zu erklären. Große Statistiken mit langen Nachbeobachtungszeiten (bis zu 10 Jahren) ergaben nach einfacher Basaliomexcision eine Rezidivquote von 15%. Wahrscheinlich liegt die Rezidivquote kryochirurgisch behandelter „Risikobasaliome" noch höher [2, 13].

Indikationen

Trotz so vieler Gegenanzeigen kann die Kryochirurgie neben den klassischen Behandlungsmethoden (Operation und Bestrahlung) bestehen. Aufgrund des geringen Aufwandes, der ausgezeichneten kosmetischen Ergebnisse und der Wiederholbarkeit eignet sich die kryochirurgische Behandlung hauptsächlich für oberflächliche Basaliome sowie für multiple Tumoren, die im Rahmen von Basaliomatosen oder auf vorgeschädigter Haut auftreten. In diesen Fällen ist die Kryochirurgie den klassischen Behandlungsverfahren oft überlegen [11, 20, 25].

Oberflächliche solitäre Basaliome an Stirn, Schläfen, Nasenrücken und Ohrmuscheln eignen sich sehr gut für kryochirurgische Behandlung. Voraussetzung ist allerdings die Einhaltung gewisser Sicherheitsmaßnahmen (Einzeichnung einer Sicherheitszone, Wiederholung des Gefrier-Auftauzyklus). Für den kryochirurgischen Eingriff eignet sich vor allem flüssiger Stickstoff im Sprayverfahren. Mit diesem Verfahren können auch unregelmäßige Behandlungsfelder problemlos eingefroren werden. Bei dünnen Basaliomen kann man auf Temperaturkontrolle während der Behandlung verzichten [8, 10].

Basaliomatosen (Naevobasaliom-Syndrom, Trichoepitheliom-Syndrom, Cylindrom-Syndrom) sind wichtige Indikationen. Die multiplen, gleichzeitig und sukzessiv auftretenden Tumoren sind für die Kryochirurgie prädestiniert, da rasche, wiederholbare und narbenarme Behandlung erforderlich ist. Stellvertretend für alle Basaliomatosen sei hier das Naevobasaliom-Syndrom diskutiert. Bestrahlung sollte beim Naevobasaliom-Syndrom möglichst vermieden werden. Excision kommt nur bei größeren Tumoren in Frage. Meist findet man im Excisat der größeren klinisch erkennbaren Tumoren in den Randpartien winzige superfizielle der Epidermis oder den Haarfollikeln anliegende Basaliomkomplexe – gewissermaßen neue „Tumorkeime", die makroskopisch noch nicht sichtbar waren. Bei Excision können solche Komplexe natürlich auch direkt an den Schnittrand gelangen, sich u.U. weiterentwickeln und dadurch Rezidive vortäuschen. Bei kryochirurgischer Zerstörung bleibt die (ja nicht excidierte) Fläche im Behandlungsfeld erhalten, nichts wird von außen hereinverlagert. Die Basaliomkomplexe sind empfindlicher als anderes Gewebe. Die Behandlungsstelle bleibt dadurch frei. Deshalb ist Kryochirurgie besonders geeignet für die zahllosen winzigen Tumoren bei den Basaliomatosen, besonders beim Basalzellnaevus-Syndrom, da sie auch Überschneidungen der Behandlungsfelder und zum Teil „flächendeckende" Behandlung ermöglicht, zwar mit Pigmentverschiebungen, aber bei diesen kleinen Tumoren mit wenig Narben [15, 17].

Auch mehrfache *Basaliome* auf *vorgeschädigter Haut* sind ein weiteres großes Anwendungsgebiet der Kryotherapie. Multiple Basaliome nach iatrogener Strahlenschädigung, Verbrennungen, bei Xeroderma pigmentosum, in Arsenhaut usw., machen gewöhnlich zahlreiche Eingriffe erforderlich. Da den Möglichkeiten einer plastisch-chirurgischen Versorgung durch die sukzessiv auftretende Tumoren oft eine Grenze gesetzt wird, sind andere Behandlungsverfahren gefragt. In diesen Fällen hat sich die Kryochirurgie bewährt. Sie bewahrt die Patienten vor weiteren Defekten und Entstellungen im Gesicht [9].

Schließlich können neben tumorabhängigen Kriterien auch patientenabhängige Gesichtspunkte, den Einsatz der Kryochirurgie erfordern. Bei Operationsverweigerung, Marcumarisierung oder Keloidneigung ist sie eine Alternative zur chirurgischen Behandlung [12].

Kryochirurgie ist heute ein etabliertes Behandlungsverfahren. Sie ersetzt aber nicht generell die klassischen Behandlungsmethoden, wie Operation oder Strahlentherapie. Sie ergänzt diese vielmehr in speziellen Situationen, wo sie, *gezielt* angewendet, hervorragende Ergebnisse bringen kann.

Literatur

1. Bieß B, Drepper H (1982) Zusammenarbeit zwischen Operateur und Pathohistologen in der Diagnostik der Gesichtstumoren. In: Pfeifer G, Schwenzer N (Hrsg). Maligne Epitheliome der Gesichtshaut. Fortschritte der Kiefer- und Gesichtschirurgie, Bd. 27, Thieme, Stuttgart
2. Breuninger H, Rassner G, Undeutsch W (1984) Operative Behandlung von Basaliomen mit errechnetem Sicherheitsabstand und histologischer Randkontrolle. Hautarzt 35:303–307
3. Breuninger H (1987) Probleme und Planung der Excision großer Basaliome. Z Hautkr 62:269–279
4. Breuninger H, Flad P, Rassner G (1989) Untersuchungen über das Tiefenwachstum der Basaliome. Z Hautkr 64:191–196
5. Breuninger H, Maucher C, Black B, Flad P, Rassner G (1989) Statistische Erfassung des Wachstumsmusters von Basaliomen. Akt Dermatol 15:37–40
6. Breuninger H (1991) Warum mikrographische Chirurgie des Basalioms und welche Technik? Arbeitsgemeinschaft dermatologische Onkologie in der DDG, 1. Tagung, Kassel, 31. Mai–2. Juni 1991; Zbl Haut 158:947
7. Büchner S (1991) Kryochirurgie: Grundsätzliches zur Technilk und Indikation. Vereinigung für operative und onkologische Dermatologie, 14. Jahrestagung, Würzburg, 10–12 Mai 1991. Zbl Haut 158:859
8. Chilla R, Opaitz M (1980) Kryochirurgische Behandlung von Basaliomen und Karzinomen im Gesichtsbereich. Dt Ärztebl 88:1759–1763
9. Chilla R, Evers K (1982) Rezidivierende Hauttumoren nach Strahlenschaden. Eine Indikation zur Kryotherapie. Laryng Rhinol Otol 61:618–621
10. Dachow-Siwiec E (1989) Kryochirurgische Therapie des Basalioms. In: Breuninger H, Rassner G (Hrsg). Operationsplanung und Erfolgskontrolle. Fortschritte der operativen Dermatologie, Bd. 5, S 152–156. Springer-Verlag, Berlin Heidelberg
11. Dawber RPR (1988) Some Indications and Contraindications for Cryosurgery in the Treatment of Facial Malignacy. In: Dermatology in Five Continents. Proceedings of the XVII. World Congress of Dermatology. Berlin, May 24–29, 1987, S 1070–1072. Springer-Verlag, Berlin Heidelberg New York London Paris Tokyo

12. Goldberg LH, Rubin HA (1989) Management of basal cell carcinoma. Which option is best? Postgrad Med 85:57–63
13. Graham GF (1988) Short Term and Long Term Follow up of Facial Malignancies Treated by Cryosurgery. In: Dermatology in Five Continents. Proceedings of the XVII. World Congress of Dermatology. Berlin, Mai 24–29, 1987, S 1072–1078. Springer-Verlag, Berlin Heidelberg New York Tokyo
14. Hundeiker M, Baier U, Krause W (1973) Wachstumsformen der Basaliome. Arch Derm Forsch 247:319–327
15. Hundeiker M, Bonczkowitz H, Albohn H (1978) Kryotherapie beim Cyclindrom-Syndrom. Z Hautkr 53:375–379
16. Hundeiker M (1983) Die Basaliome aus der Sicht der Histologie. Zbl Haut 149:227–237
17. Hundeiker M, Ernst K (1988) Behandlungsmöglichkeiten bei multiplen Hauttumoren. In: Haneke E (Hrsg). Gegenwärtiger Stand der operativen Dermatologie. Fortschritte der operativen Dermatologie, Bd. 4, S 100–107. Springer Verlag, Berlin Heidelberg New York London Paris Tokyo
18. Kohl PK, Schmitt M, Hartschuh W (1990) Das Basaliomrezidiv. Die Häufigkeit und begünstigende Faktoren. Akt Dermatol 16:152–155
19. Konz B (1991) Das Rezidivbasaliom – Klinik und Therapie. Arbeitsgemeinschaft dermatologische Onkologie in der DDG, Kassel, 31. Mai–2. Juni 1991; Zbl Haut 158:944
20. Luther H, Banas J, Daweke-Pickardt G, Hoffmann K, Fabry H, Altmeyer P (1989) Die Kryochirurgie des Basalioms. Z Hautkr 64:748–755
21. Pesch M, Breuninger H (1991) Rezidivhäufigkeit bei inkomplett excidierten Basaliomen. Vereinigung für operative und onkologische Dermatologie. 14. Jahrestagung, Würzburg, 10.–12. Mai 1991. Zbl Haut 158:875
22. Randall K, Roenigk MD, Ratz JL, Bailin PL, Wheeland RG (1986) Trends in the Presentation and Treatment of Basal-cell-carcinomas. J Dermatol Surg Oncol 12:860–865
23. Schüer R, Breuninger H (1989) Ergebnisse der dreidimensionalen histologischen Untersuchung von Hauttumorexcisaten aus dermatologischen Praxen. 12. Jahrestagung der Vereinigung für operative Dermatologie, Hamburg, 15.–17. September 1989. Zbl Haut 156:580
24. Stücker M, Hoffmann K, Winkler K, Luther H, Daweke-Pickardt G, Altmeyer P (1991) Kryochirurgie des Basalioms. Arbeitsgemeinschaft dermatologische Onkologie in der DDG, 1. Tagung, Kassel, 31. Mai–2. Juni 1991; Zbl Haut 158:955
25. Zacarian SA (1985) Cryosurgery for cancer of the skin. In: Zacarias SA (ed.) Cryosurgery for skin cancer and cutaneous Disorders. C. V. Mosby Comp., St. Louis Toronto Princeton, 96–162

Chemotherapie beim Basaliom?

R. Kaufmann

Die operative Entfernung, in entsprechenden Problemfällen (Rezidivbasaliome, kritische Lokalisation, sklerodermiformer Typ) als mikroskopisch kontrollierte Chirurgie, gilt heute als zuverlässigste Standardmethode zur Behandlung des Basalioms mit einer Heilungsquote von über 95%.

Die Frage nach alternativen Techniken stellt sich jedoch beim inoperablem Patienten (z. B. Antikoagulation), bei sehr superfiziellen Varianten (z. B. Rumpfhautbasaliome), bei Patienten mit multiplen Basaliomen (z. B. Basalzellnävussyndrom), bei fortgeschrittenen, inoperablen Lokalbefunden oder beim extrem seltenen metastasierenden Basaliom (Tabelle 1). Hierbei können im Einzelfall durchaus unterschiedliche chemotherapeutische Optionen genutzt werden (Tabelle 2), teilweise auch in Kombination mit einer partiellen operativen Entfernung oder einer Radiatio [3, 31].

Bei den oberflächlichen oder multiplen Formen wurden in solchen Fällen neben verschiedenen Techniken (Chemokaustik, Kryotherapie, Laservapori-

Tabelle 1. Mögliche Indikationen zur Chemotherapie des Basalioms

1. inoperabler Patient (z. B. Antikoagulation)
2. fortgeschrittener, inoperabler Lokalbefund
3. multiple Basaliome (z. B. Basalzellnävussyndrom)
4. metastasierendes Basaliom

Tabelle 2. Chemotherapeutische Möglichkeiten beim Basaliom

Lokal:
- Zytostatika
  extern (z. B. 5-Fluorouracil)
  intraläsional (z. B. Bleomycin)
- Interferon (α, β) intrafokal
- photodynamische Lasertherapie

Systemisch:
- Zytostatika (bevorzugt Cis-Platin-haltige
  Kombinationen oder Monotherapie)
- Aromatische Retinoide

sation, Elektrodessikation, Radiatio) auch lokale antiproliferativ wirksame Substanzen als Externa oder aber intraläsional mit unterschiedlichen Erfolgen eingesetzt. Bei metastasierendem Verlauf oder lokaler Inoperabilität hingegen stellt sich die Ausnahmeindikation zur systemischen Chemotherapie.

Externe Chemotherapie

Neben den Bemühungen um eine lokale chemokaustische [38] oder chemochirurgische [22] Destruktion des Basaliomgewebes stand bereits früh der faszinierende Gedanke, Hauttumoren durch lokal applizierbare antiproliferative Präparate auf nichtoperativem Wege elegant beseitigen zu können. So wurden zu diesem Zwecke bereits im vergangenen Jahrhundert Substanzen wie Colchizin oder Podophyllin eingesetzt. Neben extern oder intraläsional applizierten Zytostatika wird auch versucht, die antiproliferative Wirkung der Interferone zu nutzen, ferner die potentiellen Möglichkeiten einer topischen Photochemotherapie, wie sie als lokale photodynamische Therapie in klinischen Pilotstudien bereits beim Basaliom Anwendung fand.

Lokale Zytostatika

Bis heute hat sich unter den zahlreichen zur topischen Basaliombehandlung erprobten Substanzen (Trenimon, Methotrexat, N-Lost, Cytosinarabinosid, Demecolcin, Chlorcolchizin, Tretinoin u.a.) insbesondere das 5-Fluorouracil (Abb. 1) für superfizielle multiple Basaliome aufgrund seiner weitgehend tumorselektiven Wirkung als potentielle Alternative zur operativen Entfernung behaupten können [20, 21].

Der Pyrimidin-Antimetabolit 5-FU ist als 5% Salbe zur Lokaltherapie im Handel. Die Behandlungsdauer beträgt i.A. 4 Wochen und geht mit einer zunehmenden erosiven Dermatitis einher (nach ca. 10 bis 14 Tagen, unter Okklusion früher). Zur Vermeidung resorptiver systemischer Nebenwirkungen sollte die behandelte Fläche bei dieser Konzentration 500 cm^2 nicht überschreiten. Eine Erhöhung des Lokaleffektes kann durch den Zusatz von Penetrationsvermittlern (Salizylsäure, DMSO, Vitamin-A-säure), durch die Applikation unter Okklusion oder durch eine prätherapeutische Kurettage angestrebt werden. Dennoch bleibt das Problem einer limitierten Tiefenpenetration (in Abhängigkeit der Körperregion und Zusatzmaßnahme maximal ca. 6 mm) und damit die potentielle Gefahr einer unvollständigen Tumorelimination mit Ausbildung „gedeckter Rezidive" [18, 43]. Reyman konstatierte bei 21,4% seiner 56 Patienten Lokalrezidive nach 10-jähriger Nachbeobachtung [30].

Unter den intraläsional injizierten zytostatisch wirksamen Substanzen sei das aus Kulturen von Treptomyces verticillus gewonnene Antibiotikum Bleomycin erwähnt. Pfister z.B. injizierte 15 mg in 2 ml phys. NaCl-Lösung intra- und periläsional, teilweise in 2 Sitzungen mit ca. einwöchigem Intervall, gefolgt von einer lokalen Tumornekrose nach ca. 8–10 Tagen [28].

Chemotherapie beim Basaliom?

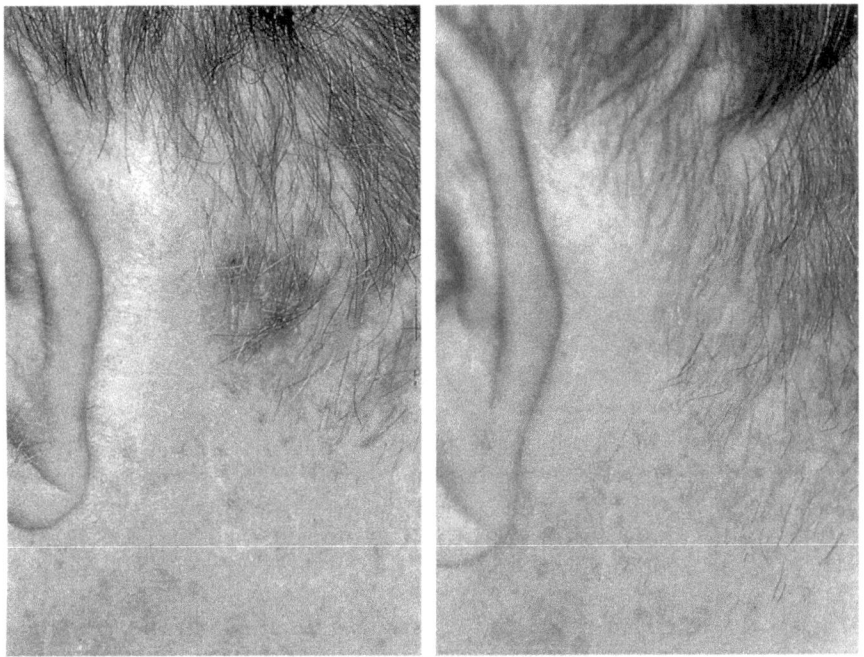

Abb. 1a, b. 69-jähriger Patient mit multiplen aktinischen Keratosen und histologisch gesicherten superfiziellen Basaliomen der Kopfhaut. Ein sklerodermiformes Basaliom der Wange wurde mikroskopisch kontrolliert mehrzeitig exzidiert und durch Nahlappenplastik gedeckt, die Tumoren am Kapillitium mit 5-Fluorouracil (5%ige Salbe) therapiert. **a** Zustand retroaurikulär prätherapeutisch. **b** Zustand 3 Monate nach 4-wöchiger 5-Fluorouracil-Therapie. Klinisch waren keine basaliomsuspekten Läsionen mehr nachweisbar

Lokale Interferone

Interferone aus allen drei Substanzgruppen (α-Interferone = Leukozyteninterferone, β-Interferone = Fibroblasteninterferone, γ-Interferone = Immuninterferone) wurden inzwischen therapeutisch bei Basaliompatienten versuchsweise intraläsional appliziert. Infolge der intratumoralen Instillation kann die Gesamtdosis pro Injektion bei relativ hoher Lokalkonzentration niedrig gehalten werden, so daß die bei systemischer Applikation üblichen Nebenwirkungen (vor allem grippale Symptome) weitgehend vermeidbar sind. Zur Behandlung wird üblicherweise repetitiv über mehrere Wochen 3 × wöchentlich injiziert, wobei optimale Dosierungsschemata ebenso wie die minimal notwendige Einzel- und Gesamtdosis noch ermittelt werden müssen [12, 13, 29]. Trotz einer aufgrund der höheren antiproliferativen in-vitro Eigenschaften des γ-Interferons zu erwartenden Überlegenheit hat gerade dieses beim Basaliom enttäuscht [10]. Demgegenüber ist bei Gabe von Interferon-α (α 2a, α 2b) oder auch Interferon-β in Fällen von superfiziellen oder kleineren nodulären Basaliomen mit einer Remissionsquote von ca. 80% der behandelten Tumore zu rechnen [12, 13, 29]. Langzeiterfolgsbeurteilungen bleiben allerdings noch abzuwarten.

Lokale photodynamische Therapie

Nach enttäuschenden Ergebnissen mit einer systemischen photodynamischen Therapie unter Einsatz von HPD (Hämatoporphyrinderivat) und aufgrund des damit verbundenen Aufwandes und der potentiellen Nebenwirkungen (z. B. langanhaltende Photosensibilisierungen) [2, 26] wurde auch der topische Einsatz dieser Methode beim Basaliom erprobt. Zu diesem Zwecke diente bei superfiziellen Basaliomen als Photosensibilisator das Phorphyrinderivat $TPPS_4$ (Tetraphenylporphyrinsulfonat, Hersteller: Porphyrin Products, Logan, Utah; 2%ig, ca. 0,1 ml/cm² Hautoberfläche, 24 und 6 Stunden prätherapeutisch appliziert). Eine verbesserte selektive Tumoranreicherung ist zukünftig allerdings eher von den Phtalocyaninen zu erhoffen [11]. Die Anregung erfolgt über einen im Rotbereich (645 nm) emittierenden Farbstofflaser (ca. 120–150 J/cm²) [32, 35]. Theoretisch wäre hierzu aber auch eine polychromatische Lichtquelle mit Emissionsmaximum in diesem Wellenlängenbereich ausreichend. Die bewirkte phototoxische Reaktion führt innerhalb von ca. 24 Stunden zur Tumornekrose mit anschließender Heilungsdauer von etwa einem Monat, vergleichbar also beispielsweise zur Laservaporisation oder Kryotherapie. Limitieren ist ähnlich wie bei der topischen Zytostatikaapplikation die mangelhafte Tiefenpenetration des Photosensibilisators, so daß mit Remissionen nur bei oberflächlichen Basaliomen zu rechnen ist. Santoro et al. [35] erzielten eine komplette Remission in 218 von 233 (93,6%) bestrahlten superfiziellen Basaliomen mit < 1,5 mm Tumordicke. Nachteilig ist die schwache Leistung der zur Bestrahlung verfügbaren Farbstofflaser, die eine lange Applikationsdauer bei ohnehin kleinen Applikationsflächen erforderlich machen.

Systemische Chemotherapie

Hier wurde ebenfalls der Einsatz von Retinoiden und Interferonen aufgrund ihrer antiproliferativen Wirkung erprobt. Bei fortgeschrittenen oder metastasierenden Fällen schließlich kann die Zytostatikatherapie indiziert sein. Die versuchsweise erprobte systemische photodynamische Therapie hat bei inoperablen oder ausgedehnteren Lokalbefunden hingegen versagt.

Systemische Retinoidtherapie

In den letzten 10 Jahren wurde die potentielle klinische Wirksamkeit aromatischer Retinoide in der Behandlung und Chemoprävention epithelialer Hauttumoren intensiv untersucht [24]. Seit einer ersten Arbeit von Vigliogla im Jahre 1980 [40] erschienen verschiedene Publikationen zum Einsatz von Etretinat bei Patienten mit multiplen spontanen oder arseninduzierten Basaliomen und mit Basalzellnävus-Syndrom (BZNS). Während Vigliogla [40] und auch Schnitzler [37] kein Ansprechen der Tumore vermerkten, beobachteten z. B. Hodak [16] Remissionen bei 75% und Cristofolini bei 85% [8] der Läsionen ihrer Patienten mit BNZS. Für einen erfolgreichen therapeutischen Effekt erscheinen allerdings Dosierungen von >0,5 mg/kgKG erforderlich [15, 16, 34]. Eine Chemoprävention zur Verhinderung neuentstehender Basaliome macht nach bisherigen Beobachtungen die kontinuierliche Langzeitbehandlung, möglicherweise sogar als Dauermedikation mit Dosierungen von 0,5–1,0 mg/kgKG notwendig [25]. Die antineoplastische Wirkungsmechanismen von Etretinate beim BZNS bleibt weitgehend unklar. Diskutiert werden vor allem Modulationen im epidermalen Differenzierungsprozess, der eine normale Reifung der Keratinozyten möglicherweise über eine Inhibition eines gestörten Pentose-Phosphat-Shunts (Reduktion der G6PD in läsionaler Haut) favorisiert [15].

Systemische Zytostatikatherapie

Die systemische Zytostatikatherapie muß bei nicht kurativ operablen aggressiven Primärtumoren oder bei metastasierendem Verlauf in Erwägung gezogen werden. Metastasierende Basaliome sind extrem selten und betreffen weniger als 1 Promille aller Fälle [7, 23]. Filiae in regionale Lymphknoten, Knochen, Lunge oder Leber stehen im Vordergrund. Die Prognose wird als ernst eingestuft mit einer mittleren Überlebenszeit von 10–14 Monaten nach Auftreten der Metastasen [1, 6, 36]. Erfahrungen mit systemischen Cytostatika sind aufgrund dieser seltenen Fälle gering und in der Literatur meist auf Einzelbeschreibungen limitiert. Generell werden Basaliome als relativ resistent gegenüber Chemotherapeutika angesehen [19].

Von 28 Fällen aus der Literatur, die mit nicht cis-Platinhaltigen Mono- oder Kombinationschemotherapien (Methotrexat, N-Lost, 5-Fluorouracil, Cyclophosphamid, Chlorambucil, Bleomycin, Vinblastin, Doxorubicin) behandelt wurden [1, 5, 6, 14, 17, 39, 41, 42], zeigte nur ein einziger Methotrexattherapierter Patient eine partielle Remission gemäß WHO-Kriterien [39]. Komplette Remissionen wurden nicht mitgeteilt.

Demgegenüber berichten Pfeiffer und Rose [27] in einer 1990 publizierten Literaturrecherche unter Berücksichtigung eines eigenen Patienten über 26 weitere metastasierte Basaliomfälle, die Cis-Platin als Mono- oder Kombinationstherapie (zumeist in Zweierkombination mit Doxorubicin) erhielten. Hierbei kam es immerhin zu einer Ansprechrate von ca. 75%. Komplette

Remissionen mit einer mittleren Überlebensdauer von > 2 Jahren wurden in 45% aller Fälle beobachtet. Dickie und Pratt [9] berichten über einen weiteren, wegen Lungen-Ca mit einer Cis-Platin-haltigen Kombination (plus Etoposid, Vincristin, Doxorubicin und Cyclophosphamid) behandelten Fall, bei dem sich zwei nebenbefundlich bestehende, histologisch gesicherte exophytische Basaliome am Rücken zurückbildeten, eines davon (6 cm Durchmesser) mit kompletter Remission. Somit scheint nach den bisher zytostatisch therapierten Fällen cis-Platin das effektivste cytotoxische Agenz gegen Basaliome darzustellen [4, 27, 33] und muß für solche Ausnahmefälle als Zytostatikum erster Wahl, evtl. auch in Kombination (vor allem mit Doxorubicin [9, 14]) angesehen werden.

Literatur

1. Briggs RM, Pestana I (1979) Long-term survival in basal cell carcinoma metastatic to bone: a case report. Ann Plast Surg 3:549–554
2. Carruth JAS, McKenzie AL (1985) Preliminary report of a pilot study of photoradiation therapy for the treatment of superficial malignancies of the skin, head and neck. Eur J Surg Oncol 11:47–50
3. Cieplinski W (1984) Combination chemotherapy for the treatment of metastatic basal cell carcinoma of the scrotum. A case report. Clin Oncol 10:267–272
4. Chawla SP, Benjamin RS, Ayala AG et al. (1989) Advanced basal cell carcinoma and successful treatment with chemotherapy. J Surg Oncol 40:68–72
5. Coker DD, Elias EG, Viravathana T, McCrea E, Hafiz M (1983) Chemotherapy for metastatic basal cell carcinoma. Arch Dermatol 119:44–50
6. Costanza ME, Dayal YT, Binder S, Nathanson L (1974) Metastatic basal cell carcinoma: review, report of a case and chemotherapy. Cancer 34:230–235
7. Cotran RS (1961) Metastasizing basal cell carcinomas. Cancer 14:1036–1040
8. Cristofolini M, Zuminani G, Scapinni A et al. (1984) Aromatic retinoid chemoprevention of the progression of nevoid basal cell carcinoma syndrome. J Dermatol Surg Oncol 10:778–781
9. Dickie GJ, Pratt GR (1988) Basal cell carcinoma of the skin responding completely to chemotherapy [letter]. Arch Dermatol 124:494
10. Edwards L, Whiting D, Rogers D, Luck K, Smiles K (1990) The effect of intralesional interferon gamma on basal cell carcinomas. J Am Acad Dermatol 22:496–500
11. Glassberg E, Lewandowski L, Lask G, Uitto J (1990) Laser-induced photodynamic therapy with aluminium phtalocyanine tetrasulfonate as the photosensitizer: differential phototoxicity in normal and malignant human cells in vitro. J Invest Dermatol 94:604–610
12. Greenway HT, Cornell RC, Tanner DJ, Peets E, Bordin GM, Nagi C (1986) Treatment of basal cell carcinoma with intralesional interferon. J Am Acad Dermatol 15:437–443
13. Grob JJ, Collet AM, Munoz MH, Bonderandi JJ (1988) Treatment of large basal-cell carcinomas with intralesional interferon-alpha-2a. Lancet ii:878–879
14. Guthrie TH, McElveen LJ, Porubsky ES, Harmon JD (1985) Cisplatin and doxorubicin. An effective chemotherapy combination in the treatment of advanced basal cell and squamous carcinoma of the skin. Cancer 55:1629–1632
15. Hughes BR, Marks R, Pearse A, Gaskell SA: Clinical response and tissue effects of etretinate treatment of patients with solar keratoses and basal cell carcinoma. J Am Acad Dermatol 18:522–529

16. Hodak E, Ginzburg A, David M, Sandbank M (1987) Etretinate treatment of the nevoid basal cell carcinoma syndrome. Int J Dermatol 26:606–609
17. Jagar RM, Weiner LJ, Howell RS (1977) Basal cell carcinoma with bony metastases producing myelofibrosis. Arch Dermatol 113:1288–1289
18. Klostermann GF (1970) Effects of 5-FU Ointment on normal and diseased skin, histological findings and deep action. Dermatologica 140:Supp I, 47–54
19. Kord JP, Cottel WI, Proper S (1982) Metastatic basal cell carcinoma. J Dermatol Surg Oncol 8:604–608
20. Landes E (1981) Lokale Chemotherapie der Basaliome. In: Eichmann F, Schnyder UW (Hrsg) Das Basaliom – Der häufigste Tumor der Haut. Springer, Berlin Heidelberg, S 129–134
21. Landes E (1970) Über die Behandlung von Karzinomen und Präkanzerosen mit 5-Fluoro-Uracil. Arch Klin Exp Dermatol 237:237–240
22. Mohs FE (1976) Chemosurgery for skin cancer: fixed and fresh tissue techniques. Arch Dermatol 112:211–215
23. Paver K, Poyzer K, Burry N et al. (1973) The incidence of basal cell carcinoma and their metastases in Australia and New Zealand. Australas J Dermatol 14:53
24. Peck GL (1985) Retinoids and cancer. J Invest Dermatol 85:87–88
25. Peck GL (1987) Long-term retinoid therapy is needed for maintenance of cancer chemopreventive effect. Dermatologica 175 (Suppl 1):138–144
26. Pennington DG, Waner M, Knox A (1988) Photodynamic therapy for multiple skin cancer. Plast Reconstr Surg 82:1067–1071
27. Pfeiffer P, Hansen O, Rose C (1990) Systemic cytotoxic therapy of basal cell carcinoma. A review of the literature. Eur J Cancer 26:73–77
28. Pfister R (1977) Antibiotische Behandlung maligner epithelialer Tumoren. Fortschr Med 12:784–787
29. Remy W, Schober C (1991) Intratumorale Applikation von Interferon bei Basaliomen. Zbl Haut 158:854
30. Reyman F (1979) Treatment of basal cell carcinoma of the skin with 5-Fluorouracil Ointment. A 10-year follow-up study. Dermatologica 158:368–372
31. Robinson JK (1987) Use of a combination of chemotherapy and radiation therapy in the management of advanced basal cell carcinoma of the head and neck. J Am Acad Dermatol 17:770–774
32. Sacchini V, Melloni E, Marchesini R, Luini A, Bandieramonte G, Spinelli P, Cascinelli N (1987) Preliminary clinical studies with PDT by topical TPPS administration in neoplastic skin lesions. Las Surg Med 7:6–11
33. Salem P, Hall SW, Benjamin RS, Murphy WK, Wharton JT, Bodey GP (1978) Clinical phase I–II study of cis-dichlorodiammineplatinum (II) given by continuous i.v. infusion. Cancer Treat Rep 62:1553–1555
34. Sanchez-Conejo-Mir J: Nevoid basal cell carcinoma syndrome: combined etretinate and surgical treatment. J Dermatol Surg Oncol 15:868–871
35. Santoro O, Bandieramonte G, Melloni E, Marchesini R, Zunino F, Lepera P, DePalo G (1990) Photodynamic therapy by topical meso-tetraphenylporphyrine-sulfonate tetrasodium salt administration in superficial basal cell carcinomas. Cancer Res 50:4501–4503
36. Scanlon EF, Volkmer DD, Oviedo MA, Khandekar JD, Victor TA (1980) Metastatic basal cell carcinoma. J Surg Oncol 15:171–180
37. Schnitzler L, Schubert B, Verret JL (1980) Evaluation of oral retinoid preventive action on human cutaneous epitheliomas. Ann Dermatol Venereol 107:657–663
38. Schreus HT (1951) Chlorzinkschnellätzung des Epithelioms. Hautarzt 2:317–319
39. Van Scott EJ, Shaw RK, Crounse RG, Condit PT (1960) Effects of methotrexate on basal-cell carcinomas. Arch Dermatol 82:762–771
40. Vigliolia PA (1980) Therapeutic evaluation of the oral retinoid Ro 10-9359 in several non-psoriatic dermatoses. Br J Dermatol 103:483–487

41. Wieman TJ, Shively EH, Woodcock TM (1983) Responsiveness of metastatic basal-cell carcinoma to chemotherapy. A case report. Cancer 52:1583–1585
42. Woods RL, Stewart JF (1980) Metastatic basal cell carcinoma: report of a case responding to chemotherapy. Postgrad Med J 56:272–273
43. Zala A (1972) Histologische Befunde bei Behandlung von Hautneoplasien mit 5-Fluorouracil-Salbe. Dermatologica 145:326–333

Intraläsionale Therapie von Basaliomen mit rekombiniertem Beta-Interferon

L. Kowalzick, U. Manske, U. Weyer, J. Brzoska, W. Kimmig, H. Mensing und J. Ring

Einleitung

In mehreren Studien wurde die Wirksamkeit von intraläsionalen Injektionen von rekombiniertem Alpha-Interferon 2b (Intron-A®) bei der Behandlung des Basalioms gezeigt [1–6]. Von den insgesamt 316 behandelten Tumoren heilten 68,4% komplett (CR) ab. In einer Dosis-Findungsstudie wurde als optimales Behandlungsschema die Gabe von je 1,5 Mio U dreimal wöchentlich über drei Wochen ermittelt (CR 85%). Beispielsweise führte die Verteilung der gleichen Gesamtdosis von 13,5 Mio U auf weniger Injektionen zu einem deutlichen Rückgang der Abheilungsrate (CR 38%) [1, 4]. Ein Ansatz, die notwendige Zahl der Injektionen zu vermindern bestand in der Verwendung eines Alpha-Interferon 2b-Zinkchelat-Komplexes zur intraläsionalen Injektion (CR 80%). Allerdings war hier die verabreichte Einzeldosis mit 10,0 Mio U sehr hoch, so daß bei 83% systemische Nebenwirkungen (grippeartige Symptome) auftraten [6]. Aber auch bei der niedrigeren Dosis von 1,5 Mio U pro Injektion traten systemische Nebenwirkungen bei 77% der Patienten auf [1, 2, 4, 6].

Sowohl die hohe Zahl der Injektionen als auch die auftretenden systemischen Nebenwirkungen sind in der Interferontherapie des Basalioms gegenüber herkömmlichen Behandlungsverfahren, wie Chirurgie, Kryotherapie und Röntgenweichstrahltherapie teilweise nachteilig. Demgegenüber steht das narbenfreie gute kosmetische Resultat [4].

Beta-Interferon mit einem, verglichen mit Alpha-Interferon 2, höheren Anteil an hydrophoben Aminosäuren, besitzt nach intratumoraler Injektion eine stärkere Gewebsständigkeit, d.h. im Tumor verbleiben längere Zeit höhere Wirkstoffspiegel, und systemisch werden geringere Wirkstoffmengen nachweisbar [7] (Abb. 1). Daher wäre es ein weiterer Ansatz, den oben genannten Nachteilen der Interferontherapie des Basalioms zu begegnen, statt mit Alpha-Interferon mit Beta-Interferon zu therapieren. Mit diesem Interferontyp könnte ggf. die notwendige Gesamtdosis verringert werden, die Zahl der Einzelinjektionen reduziert und das Auftreten von systemischen Nebenwirkungen verringert werden. Prinzipiell wurde die Wirksamkeit von natürlichem Beta-Interferon (Fiblaferon®) beim Basaliom schon gezeigt [8].

Natürliches Beta-Interferon ist jedoch relativ teuer, da es aus in Monolayern wachsenden stimulierten menschlichen Fibroblasten gewonnen wird.

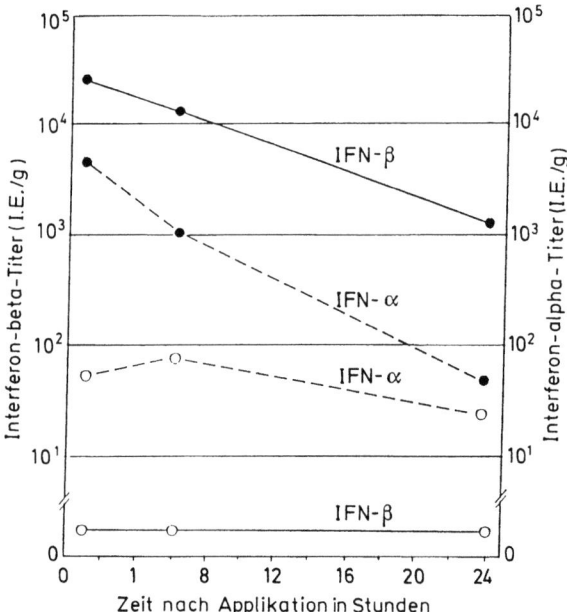

Abb. 1. Mittlere Gewebe- (●) und Serum- (o) Konzentration von Interferon nach intratumoraler Applikation einer Einzeldosis von 6 Mio U Alpha-Interferon bzw. 1 Mio U Beta-Interferon. Nach [7]

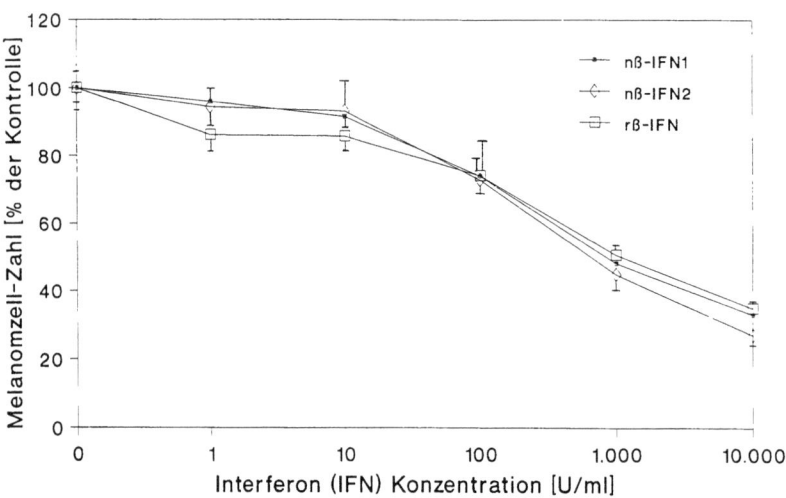

Abb. 2. Melanomzell-(BC-PT1) Zahl in Kultur 72 Stunden nach Zugabe angegebener Konzentrationen von verschiedenen Beta-Interferonen in Prozent unbehandelter Kontrollkulturen. nβ-IFN [2] steht für natürliches Beta-Interferon (Fiblaferon[R]), nβ-IFN [1] für natürliches Beta-Interferon (Interferon Beta hr[R]) und rβ-IFN für rekombiniertes Beta-Interferon (Betaferon hr[R]). Mittelwerte und Standardabweichung von jeweils vier Bestimmungen sind gezeigt

Herkömmliche rekombinierte Beta-Interferon Präparationen aus E. coli-Zellen haben den Nachteil, wegen einer veränderten Aminosäuresequenz und fehlender Glykosilierung u.a. gegen sie gerichtete Antikörper zu induzieren [9]. Mit dem rekombinierten Beta-Interferon aus eukaryonten (Chineese hamster ovary, CHO) Zellen (Betaferon hr®) steht nunmehr ein mit dem natürlichen humanen Fibroblasteninterferon proteinchemisch identisches Produkt zur Verfügung. In der Melanomzellkultur zeigte es die gleiche antiproliferative Wirksamkeit wie das natürliche Beta-Interferon (Abb. 2) [10].

Methodik

Wir führen daher eine offene Phase II – Studie zur Therapie des Basalioms mit rekombiniertem (CHO) Beta-Interferon durch. Aufgenommen wurden Patienten mit klinisch oder histologisch gesicherten Basaliomen die entweder multipel auftraten oder anatomisch problematisch lokalisiert waren. Die Tumoren sollten 0,5 bis 2,0 cm durchmessen, sklerodermiforme Basaliome wurden ausgeschlossen. Weitere Ausschlußkriterien waren Alter unter 18 Jahren, Schwangerschaft, Zweitmalignome sowie manifeste hämatologische, cardiale, Leber- und Nierenerkrankungen.

Wir berichten hier über sieben Patienten, die im Rahmen der Studie behandelt wurden. Es handelt sich um 2 Frauen und 5 Männer, Altersschnitt 69,2 (62–77) Jahre. 5 Basaliome waren vom soliden nodulären, 2 vom Rumpfhauttyp.

Wir behandelten zunächst mit dreimal wöchentlich 0,5 Mio U rekombiniertem (CHO) Beta-Interferon (Betaferon hr®, Bioferon, 7958 Laupheim) über 3 Wochen. Die Substanz wurde jeweils in 0,5–1 ml Meavarin® 1%ig aufgelöst und intraläsional injiziert. Vor Beginn der Therapie, nach 1 Woche und nach Abschluß der Behandlung sowie nach 12 Wochen, wurden Blutbild, Leber- und Nierenwerte kontrolliert. Nach 12 Wochen wurde das Behandlungsergebnis klinisch beurteilt, komplette Abheilungen wurden bioptisch gesichert.

Resultate

Fünf von sieben behandelten Patienten (71%) zeigten nach 12 Wochen weder klinisch noch histologisch einen Anhalt für verbliebenes Basaliom-Gewebe und wurden als komplette Remission beurteilt. Die anderen beiden Patienten, von denen einer ein Rezidivbasaliom nach Radiatio hatte, zeigten kein Ansprechen.

Alle Patienten, die abheilten zeigten eine lokale Erythemreaktion am Ort der Injektionen, die zumeist in der zweiten Behandlungswoche auftrat. Ein Patient mit bekannter Psoriasis vulgaris entwickelte hieraus einen Psoriasis-Herd [11]. Die mittlere Leukozytenzahl nahm um 400 ± 105 µl während der Behandlung ab, ein Patient klagte über Kopfschmerzen. Andere systemische Nebenwirkungen traten nicht auf.

Diskussion

Das vorgelegte Ergebnis zeigt mit 71% kompletten Abheilungen von Basaliomen nach intraläsionaler Injektion von rekombiniertem (CHO) Beta-Interferon in der Tendenz ein ähnliches Resultat wie bei der Therapie mit rekombiniertem Alpha-Interferon beschrieben (79%) [1, 2, 4, 6]. Hierfür wurde jedoch nur ein Drittel der Interferon-Dosis (9 × 0,5 statt 9 × 1,5 Mio U) benötigt. Infolgedessen wurden nur bei 14% der mit Beta-Interferon behandelten Patienten systemische Nebenwirkungen beobachtet, verglichen mit 77%, die mit Alpha-Interferon berichtet wurden [1, 2, 4, 6]. Insofern erscheint es als sinnvoll, weitere Therapieschemata mit Beta-Interferon zu erproben, mit der Absicht, eine Reduktion der Zahl der erforderlichen Injektionen bei erhaltener Behandlungseffektivität ohne vermehrte Nebenwirkungen zu erreichen.

Literatur

1. Greenway HT, Cornell RC, Tanner DJ, Peets E, Bordin GM, Nagi C (1986) Treatment of basal cell carcinoma with intralesional interferon. J Am Acad Dermatol 15:437–443
2. Boneschi V, Brambilla L, Mozzanica N, Cattaneo A, Finzi AF (1989) Treatment of basal cell carcinoma with intralesional alpha 2b recombinant interferon. J Invest Dermatol 93:542–543
3. Reitamo S, Komulainen M, Lilius P, Gröhn P (1989) Treatment of basal cell carcinomas with intralesional interferon alpha-2b. J Invest Dermatol 93:572
4. Cornell RC, Greenway HT, Tucker SB, Edwards L, Ashworth S, Vance JC, Tanner DJ, Taylor EL, Smiles KA, Peets EA (1990) Intralesional interferon therapy for basal cell carcinoma. J Am Acad Dermatol 23:694–700
5. Edwards L, Tucker SB, Perednia D, Smiles KA, Taylor EL, Tanner DJ, Peets E (1990) The effect of an intralesional sustained-release formulation of interferon alpha-2b on basal cell carcinomas. Arch Dermatol 126:1029–1032
6. Thestrup-Petersen K, Jacobsen IA, Frentz G (1990) Intralesional interferon-alpha 2b treatment of basal cell carcinoma. Acta Derm Venerol (Stockh) 70:512–514
7. Hündgen M (1988) Pharmakologie der Interferone -alpha, -beta und -gamma. In: Schmoll HJ, Schöpf E (Eds.) Lokale und systemische Tumortherapie mit Interferonen. Zuckschwerdt, München, pp 5–16
8. Remy W, Demmler M (1988) Örtliche/intratumorale Interferon-Behandlung von Basaliomen. In: Hohschneider PH (Ed.) Ergebnisse der Beta-Interferon-Therapie bei chronisch-aktiver Hepatitis B, Multipler Sklerose und Krebserkrankungen. Zuckschwerdt, München pp 83–86
9. Hawkins M, Horning S, Konrad M, Anderson S, Sielaff K, Rosno S, Schiesel J, Davis Th, DeMets D, Merigan Th, Borden E (1985) Phase I evaluation of a synthetic mutant of beta-interferon. Cancer Research 45:5914–5920
10. Kowalzick L, Hughes BJ, Weyer U, Breitbart EW (1992) Antiproliferative effects of natural and recombinant interferon beta on human melanoma cell lines in vitro. Dermatol Monschr 178:179–181
11. Kowalzick L, Weyer U (1990) Psoriasis induced at the injection site of recombinant interferons. Arch Dermatol 126, 1515–1516

Sachverzeichnis

A
Adhäsionsmoleküle 29
Adnexkarzinome 27
Afterloading-(HDR-)Theapie 193
Aktinfilamente 87
Albinismus 59
Alpha-Interferon 221
Altersprädilektion 19
Amblyopie 50
Ameloblastom 49, 60
Amyloidablagerungen 86
Apoptose 82
Arachidonsäurestoffwechsel 67
Aromatische Retinoide 23, 51
Arsen 19
Arsenbasaliomatose 134, 146
Arsenexposition 59
Arseninduziertes Basaliom 85
A-Scan 116
Aspirations-Metastasen 28
Atrophodermia follicularis 44

B
Basaliom 3, 49, 63, 81, 92
Basaliom-Inzidenz 3
Basaliomklassifikation 8
Basaliom-Metastasen 29
Basaliom-Mutterzelle 13
Basaliomrezidive 141
Basaliomsyndrom 10
Basaliomtherapie 9
Basalzellkarzinome 31, 97
Basalzellkarzinomrezidive 38
Basalzellkrebs 155
Basalzellnaevus-Syndrom 4, 26, 49, 59, 133, 146, 200, 217
Basosquamöses Karzinom 27
Bazex-Syndrom 85
Beta-Interferon 221
Bilobed flap 147, 176
Bindegewebszellen 81
Bleomycin 51, 217
Blockwirbel 49

Brückenlappen 177
B-scan 116

C
Chemochirurgie 22, 50
Chemoprävention 217
Chemotherapeutika 51
Chemotherapie 213
Chlorcolchizin 214
Chlorzink-Ätzung 50
Chromosomenbruchsyndrome 62
Chronische Hautschädigung 59
Cis-Platin 51, 217
CO_2-Laser 21, 199
Colchizin 214
Composite grafts 152, 185
Converse Lappen 149
Corpus callosum 49
Cylindrom-Syndrom 210
Cytosinarabinosid 214

D
Defektdeckung 146
Defektrekonstruktion 169
Dehnungsplastik 140, 169, 175, 182
Demecolcin 214
Dermabrasion 50
Dermale melanozytäre Naevi 44
Dermatoskopie 127
Dermoepidermale Interaktionen 63
Desmoplastisches Trichoepitheliom 45
DNA-Photoprodukte 60
DNA-Reparatur 59
DNA-Reparaturenzymdefekte 59
Doppellappenplastik 147
Doxorubicin 217

E
Eintrittsecho 116, 120
Eisberg-Phänomen 143
Ekkrine Syringofibroadenom 45
Elektrodesikkation 22
Entzündliche Stromareaktion 93
Epidermiszysten 49

Epidermotropes muzinöses Karzinom 44
Epithelioma calcifcans 53
Erstmanifestation 135
erythematoides Basaliom 4
Etretinat 217
Excision 55
Exzision 20
Exzision im Gesunden 46

F
Farbstoff-Laser 201, 216
Fibroblasten 65, 71
Fibroepitheliom (Pinkus) 4, 41, 133
Fibrofollikulom 45
Fibrosarkom 60
5-Fluorouracil 22, 214, 217
Fraktionierungsschema 190
Freie Hauttransplantate 140, 145, 151, 175

G
Gabelrippe 49
Gendefekt 50
Gestielte regionale Lappenplastik 182
Gleitlappen 171
Glykosaminoglykansynthese 87
Gorlin-Goltz-Syndrom 49
Granularzellbasaliom 85

H
Halsrippe 49
Hamartom 84
Harnstoffinjektionen 73
Hautersatzmaterial 134
Hautmetastasen 27, 38
Helixrandverschiebung 185
Heterozygotie 50
High risk-Basaliom 6
Histiozytom 44
Histografisch kontrollierte Chirurgie 140
Hochauflösende Sonographie 99
Hochfrequente Scanner 116
Hochfrequente Sonographie 115
Homozygotie 50
Horrifying basal cell carcinoma 26
Hydrozephalus 61
Hypertelorismus 50, 60

I
Immunmodulierende Therapien 23
Infiltrierende Basaliome 8
Inhibitionsversuche 78
Insellappen 148
In-situ-Hybridisierung 64
Interferon α 23
Interferon β 23
Interferonbehandlung 79

Interferone 23, 214, 216
Interferontherapie 221
Intermediärtyp 92
Intraepidermales Epitheliom 133
Intrakanalikuläre Fibroadenome der
 Mamma 44
Inversion-recovery-Sequenz 104
Ionisierende Strahlen 59
Iriskolobome 50

K
Kalkeinlagerungen 54
Keilexzision 185
Keloidneigung 211
Keratinozyten 64, 71
Keratinozytenwachstumsfaktor 81
Kernpolymorphie 39
Kernresonanzsignal 103
Kernspinmikroskopie 100
Kieferzysten 49
Knochenmetastasen 28
Knorpeltransplantate 153
Knotiges Basaliom 4
Knotig-ulzerierendes Basaliom 4
Koagulationszone 21
Kollagenase 87
Kollisionstumor 27, 85
Kombinationsplastiken 140
Kombinierte Plastik 182
Kryochirurgie 46, 124, 203, 207
Kryostatschnitt 165, 166
Kryotherapie 21, 50, 221
Kürettage 50
Kutane chronische Erythematodes 19

L
Laser-Therapie 21, 50, 199
Limberg-Lappen 148
Lineäres ekkrines Porom 44
Lipoxygenase 71
Lokale Lappenplastiken 140, 182
Low risk-Basaliom 6
Lungenmetastasen 33, 38
Lymphknotenmetastasen 25, 38

M
M. Bowen 19
M. Paget 19
Maligne Melanome 16, 122
Mamma-Karzinom 44
Mediane Stirnlappen 148
Medulloblastome 49, 50, 60, 61
Melanin-Pigmentierung 15
Melaninpigmentierung 59
Meningiome 50
Merkelzelltumor 27

Sachverzeichnis

Meso-Tetraphenylporphyrin Sulfonat 201
Metastasenchirurgie 39
Metastasierende Basaliome 10, 25, 32, 93
Metatypische Epitheliome 27, 32
Metatypisches Basaliom 8, 36, 87, 91
Methotrexat 214, 217
Mikrografische Chirurgie 9, 124, 157
Mikroskopisch kontrollierte Schnittrand-
  kontrolle 30
Milien 49
Mitosenreichtum 87
Morbus Cowden 83
Morphea-artige Basaliome 8
MR-Spektroskopie 101
Mucinbildung 86
Multifokale Basaliome 8
Multiple Basaliome 10

N
Naevobasaliom-Syndrom 210
Nävus sebaceus 85
Nahlappen 175
Nasenflügeldefekte 170
Nelaton-Lappen 149
Neodym-Yag Laser 21, 199
Neutrophil-activating-peptide/Interleukin-8 64
N-Lost 214
NMR Mikroskopie 99
Nukleäre Anaplasie 95

O
Oberflächenmikroskopie 127
oberflächlich-vernarbendes Basaliom 4
Oligodendrogliome 50
Onkogene 59

P
Palisadenstellung 19
Papulo-noduläres Basaliom 8
Paraffintechnik 166
Peanut Agglutinin 46
Pentose-Phosphat-Shunts 217
Photodynamische Tumor-Therapie 199
Phtalocyanine 216
Pigmentiertes Basaliom 13
Pilomatricome 28, 53
Pits 49
Plaquestadium 42
Plasmid DNA Reparatur Assay 61
Plastik nach SCHMID 175
Plattenepithelkarzinom 43, 93, 123
Plexus chorioideus 49
Podophyllin 214
Polyurethanschaum-Folien 134
Prämalignes Fibroepitheliom 41
Präoperatives Staging 112

Primär-Basaliome 4
primärer Wundverschluß 147
Problem-Basaliome 143
Prostanoiden 67
Proteasen 78
Proteasen-Aktivierung 73
Pseudohaarpapillen 63
Pseudokanzeröse Epidermishyperplasie 44
Pseudorezidive 28
Psoriasis 19, 64

R
Radioderm 41
Radiotherapie 21, 189
Regionale Lappenplastiken 140, 145, 147
Relaxed-skin-tension-lines 135
Remissionsquote 216
Resektionsabstand 177
Retinoide 216
Rezidivbasaliome 165, 209
Rezidive 31
Rezidivquote 31, 146, 163, 190, 204
Rezidivrisiko 8
Rezivid-Basaliome 10
Rhomboid flap 148
RIEGER-Plastik 170, 175
Riesenzellen 54
Risikobasaliome 7
Risikolokalisationen 208
Röntgenstrahlen 124
Röntgentherapie 46, 189, 221
Rotationslappen 136, 147, 185
Rumpfhautbasaliom 19

S
Satellitenmetastase 36, 38
Saure Mukopolysaccharide 82
Schallabschwächung 120
Schallschatten 120
Schattenzellformationen 54
Schnellschnittdiagnose 146
Schwenklappen 170, 185
Seborrhoische Keratosen 44
Sicherheitsabstand 9, 17, 134, 163
Sklerodermiformes Basaliom 4, 86, 121
Solides Basaliom 67
Sonometrie 120
Spina bifida occulta 49
Spitz-Naevus 128
Spontanregression 79, 165
Stirnlappen 149
Strabismus 50
Strahlentherapie 55
Subkutan gestielter Gleitlappen 150
Superfizielle Basaliome 44, 67

T
Tentorium 49
Teratome 60
Tetraphenylporphyrinsulfonat 216
Therapie-Strategien 134
β-Thromboglobulin-Supergen 64
Thromboxan 67
Thymin Dimer 60
Thymom 50
Transplantat 182
Trenimon 214
Tretinoin 214
Trichoepitheliom 84
Trichoepitheliomatöses Basaliom 28
Trichoepitheliom-Syndrom 210
Trichomatricom 53
Tubuläre Syringoadenom 45
Tumor-Mimikry 15, 16
Tumorolyse 73
Tumorparenchym 81
Tumorstroma 81
Tumorsuppressorgene 59

U
U-Lappen 149, 170
Ulcus rodens 15, 25
Ulcus terebrans 4, 16

V
UV-Exposition 5
UV-Schaden 59

V
Vaporisationszone 21
Variantenreichtum 3
Vegetierendes Basaliom 4
Verhornendes Basaliom 28
Verruköses Karzinom 43
Verschiebeplastik 138
Verwilderte Basaliome 25, 27, 32, 209
Vollhauttransplantat 171, 185
VY-Plastik 148, 176, 182

W
Wangenrotation 136, 151, 171

X
Xeroderma pigmentosum 59, 85

Z
Zellpolymorphie 87
Zelluläre Anaplasie 95
Zyklooxygenase 71
Zytokeratin 32
Zytostatika 22

MIX
Papier aus verantwortungsvollen Quellen
Paper from responsible sources
FSC® C105338

If you have any concerns about our products,
you can contact us on
ProductSafety@springernature.com

In case Publisher is established outside the EU,
the EU authorized representative is:
Springer Nature Customer Service Center GmbH
Europaplatz 3, 69115 Heidelberg, Germany

Printed by Libri Plureos GmbH
in Hamburg, Germany